イラスト図解

病院のしくみ

木村憲洋＋川越 満

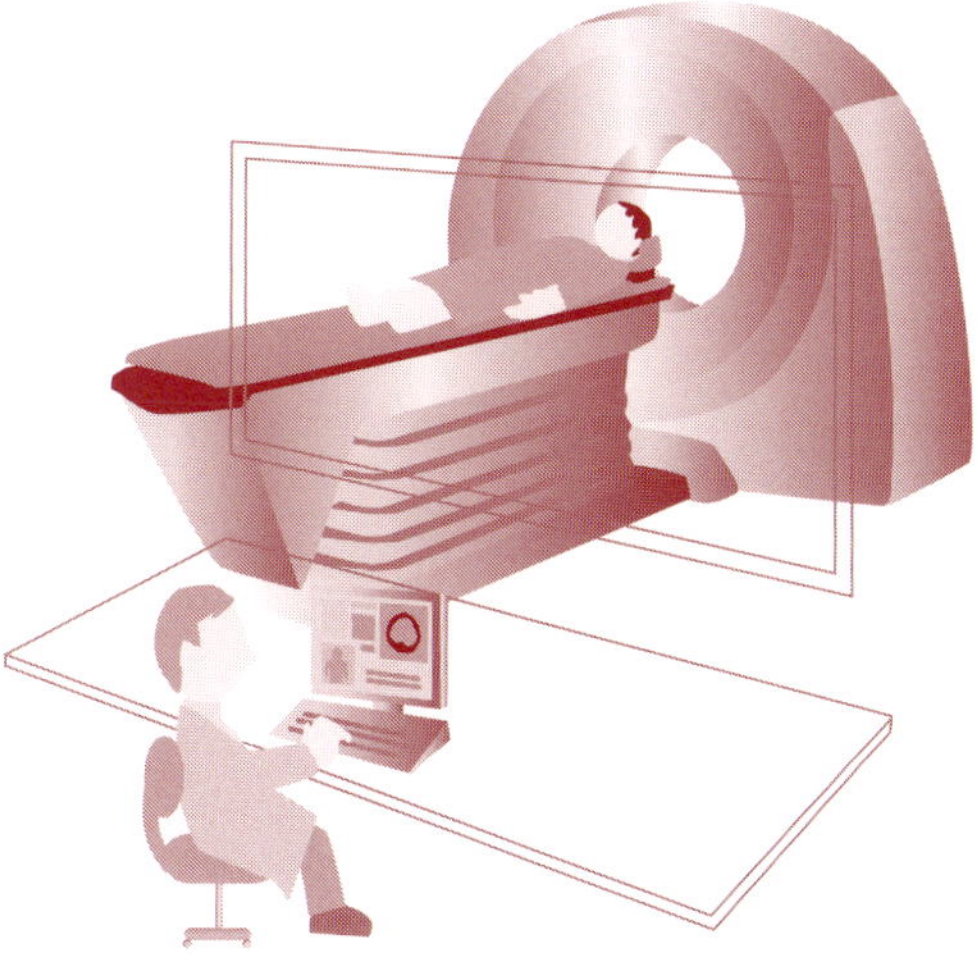

日本実業出版社

はじめに

情報の提供者側と受け手の間で、情報の量と質・理解力に多大な差が生じること――これを経済用語では、「情報の非対称性」といいます。一昔前までは、金融、不動産、医療が「情報の非対称性」の象徴としてあげられていました。

それが、情報化の流れにより、株式投資はプロと素人の情報格差が急速に縮まっています。また、不動産についても、消費者側に立ったコンサルティング会社が急成長しているほか、不動産に関する正しい情報へのアクセスが容易になりました。しかし、医療に関しては、一般の人たちが目にするのは医療事故のニュースか病院のランキング系の情報ばかりで、情報の非対称性が改善される気配はまったくありません。

一方、がんやアレルギー患者に対する民間療法が近年、話題になっています。本当に患者のためになるものであればよいのですが、なかにはいかがわしいものもあります。実際に私の知人が、がんを宣告された直後に民間療法に走り、それから亡くなるまでの半年間に２０００万円を奪われました。のちに、被害者たちが告訴するというニュースを目にして、いたたまれない気持ちになりました。信じられないことですが、知人の家族は「一生懸命に、やることはすべてやってあげた」と納得しているのです。彼らは当時、他人の意見に耳を貸すような状況ではありませんでした。

国立病院四国がんセンター（現・国立病院機構四国がんセンター）が１９９９年に、同センターに入院するがん患者２８４名を対象に、民間療法（代替療法）に関する実態調査を実施したところ（有効回答２１９名）、がん患者の32％が民間療法を受け、利用者は比較的若年で高学歴の人が多かったそうです。注目すべきは、「利用に際し医療者とのコミュニケーションは極めて乏しい現状が示された」と指摘されていることです。何と、患者の約６割が医師に民間療法のことを知らせていなかったのです。

このような問題は、医療提供者側、患者側のどちらにも責任があると思います。医療提供者側はこれまで、患者に情報をあまり提供していませんでした。インフォームド・コンセント（説明と同意）というキーワードばかりが先行していますが、「説明」と「同意」の間に、「情報開示」→「選択肢の提示」→「自己決定」→「納得」という4つのステップがあることは、あまり知られていません。

今日のように、医療に関する報道が毎日のようにマスコミを賑わしているにもかかわらず、「病院のしくみ」という本がこれまで出版されなかったのは、なぜでしょうか。ここに、医療提供者が、患者に向けて情報を発信する難しさが隠されています。本文の中でご紹介しているように、病院は約30の職種が集まる専門職の集団です。彼らの全体像を捉え、経営のことも含めて情報をまとめられる人物は、なかなか存在しないと言っても言いすぎではないでしょう。そのため、「病院のしくみ」を執筆するにあたっては、数多くの方にご協力いただきました。心から感謝しております。

〝患者が変われば医療は変わる〟――そう信じています。本書がたくさんの人に読まれ、一般の人たちが病院のことを理解すれば、情報の非対称性が改善され、病院も変わらざるを得なくなるでしょう。

また、本書は、すでに医療界で働いている方たちの「教科書」にもなります。新人研修などには最適です。ほかにも、成長が期待されるヘルスケア産業への参入を考えている異業種企業のビジネスパーソンは、本書を読むことにより、顧客の状況を理解しやすくなるはずです。製薬会社、医療機器メーカーなどを志望している学生にも、ぜひ読んでいただきたく思います。

本書をきっかけとして、医療界にもっと興味を持っていただければ幸いです。一人ひとりが興味を持つことにより、医療は変わります。明日の医療を変えるのは、あなたです。

２００５年２月

木村 憲洋
川越 満

※本書の内容は２０１６年４月現在の法令・情報等に基づいています。

Contents

イラスト図解

病院のしくみ

病院のしくみ Information

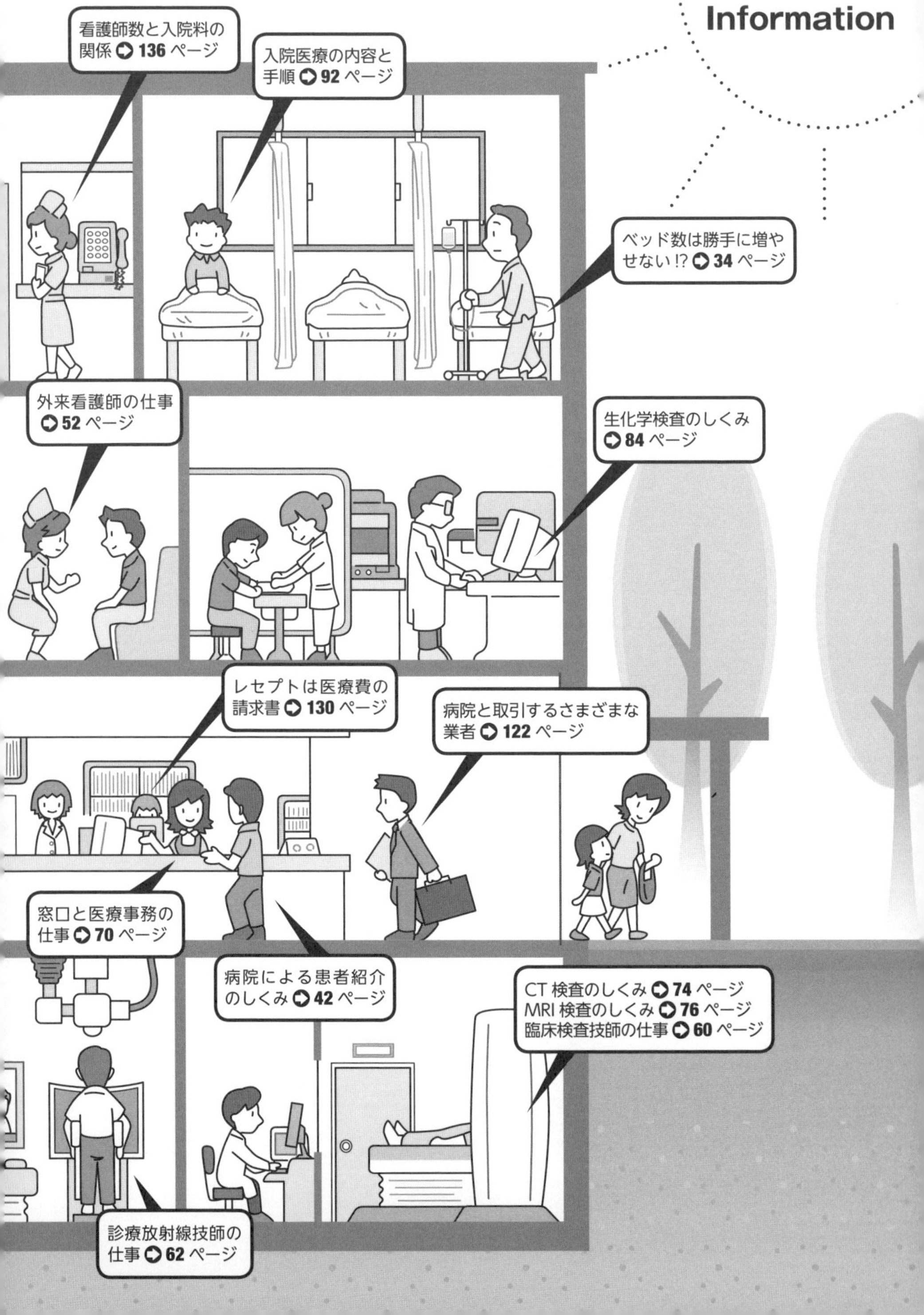

看護師数と入院料の関係 ➡ 136 ページ
入院医療の内容と手順 ➡ 92 ページ
ベッド数は勝手に増やせない!? ➡ 34 ページ
外来看護師の仕事 ➡ 52 ページ
生化学検査のしくみ ➡ 84 ページ
レセプトは医療費の請求書 ➡ 130 ページ
病院と取引するさまざまな業者 ➡ 122 ページ
窓口と医療事務の仕事 ➡ 70 ページ
病院による患者紹介のしくみ ➡ 42 ページ
CT 検査のしくみ ➡ 74 ページ
MRI 検査のしくみ ➡ 76 ページ
臨床検査技師の仕事 ➡ 60 ページ
診療放射線技師の仕事 ➡ 62 ページ

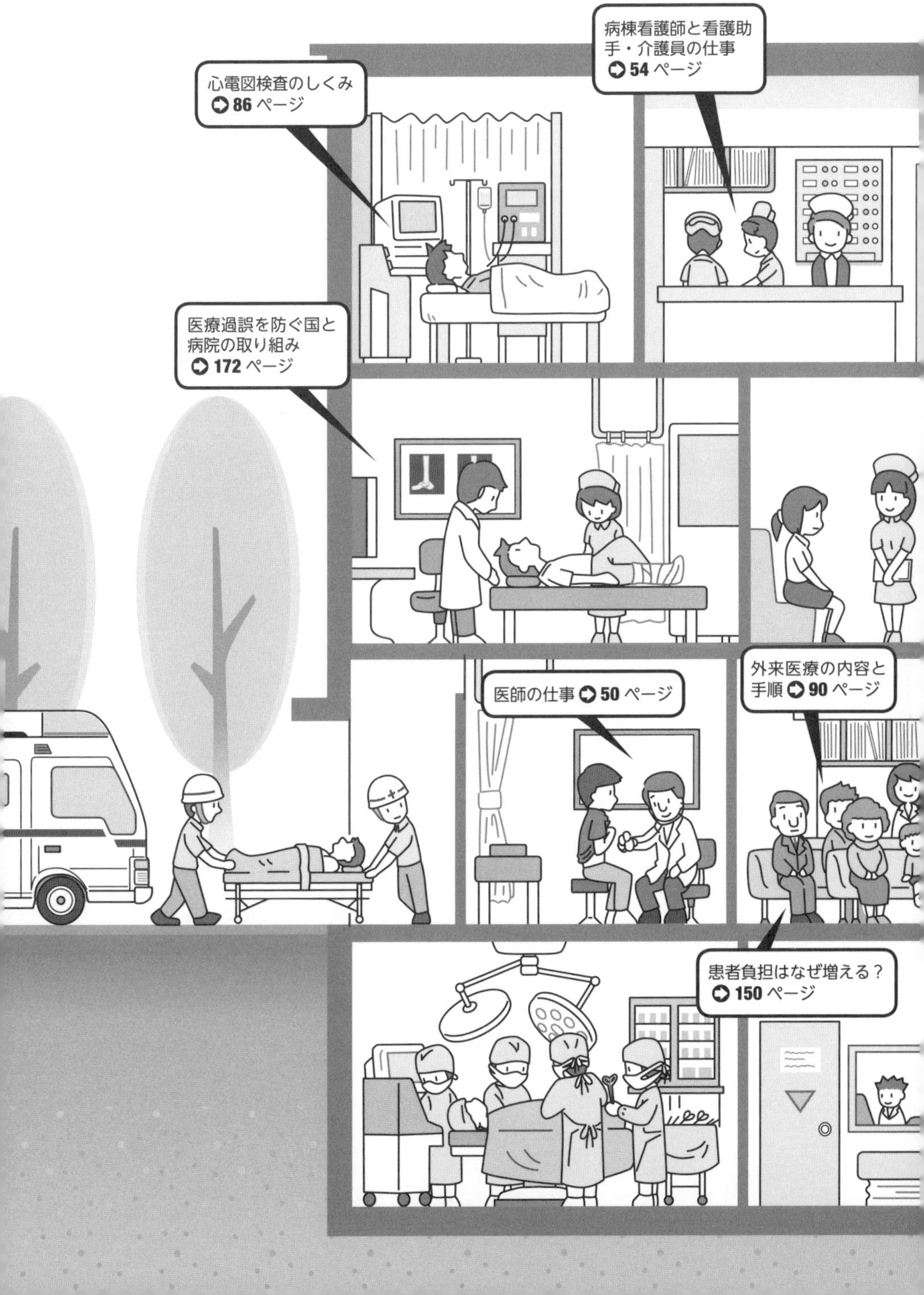
心電図検査のしくみ ➡ 86 ページ
病棟看護師と看護助手・介護員の仕事 ➡ 54 ページ
医療過誤を防ぐ国と病院の取り組み ➡ 172 ページ
医師の仕事 ➡ 50 ページ
外来医療の内容と手順 ➡ 90 ページ
患者負担はなぜ増える？ ➡ 150 ページ

はじめに

序章 病院とは何か

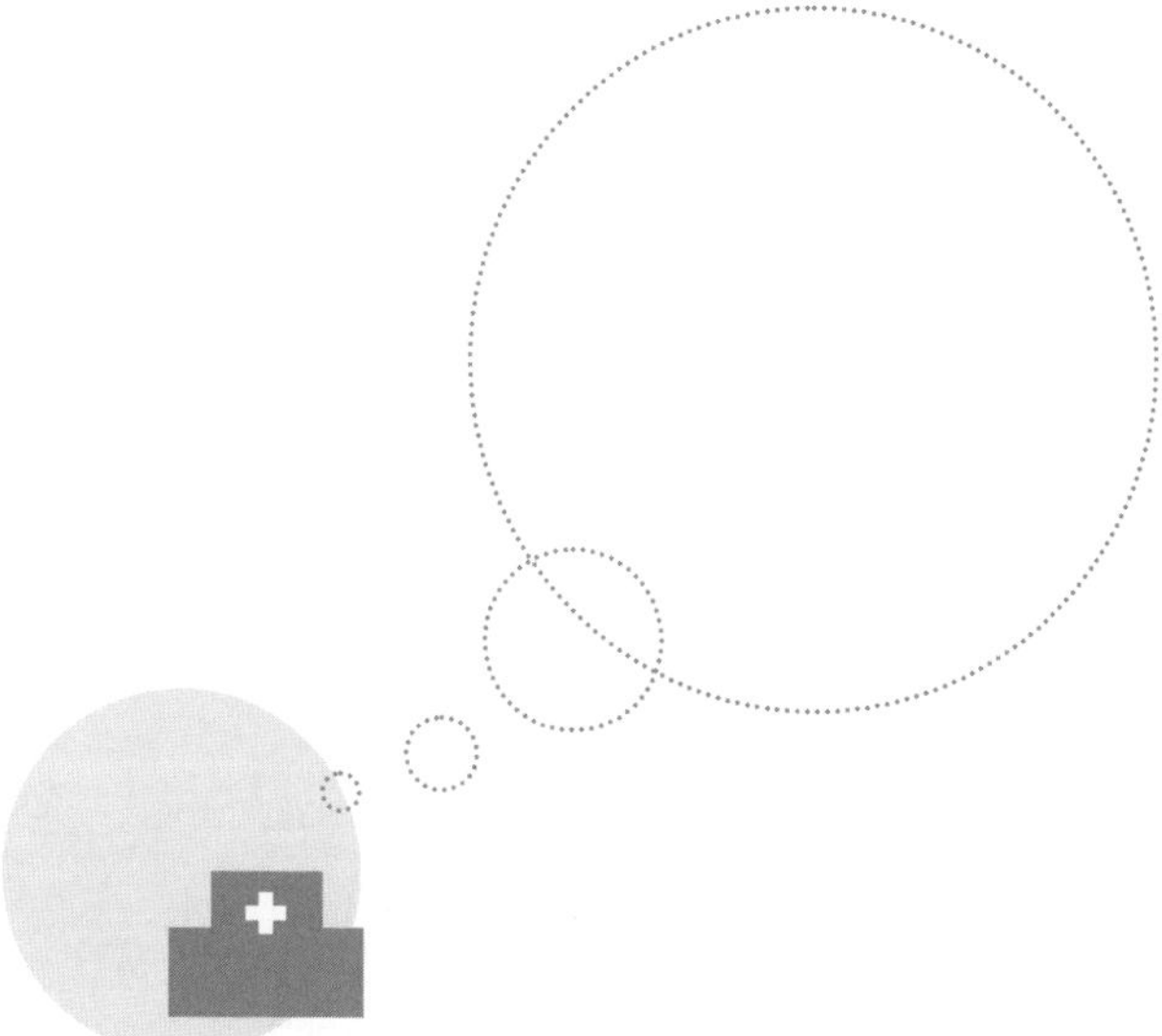

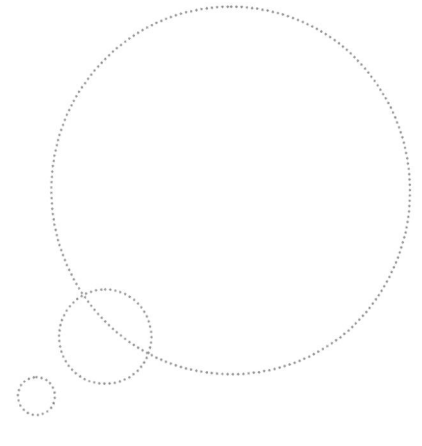

1章 病院の基礎知識と内部事情

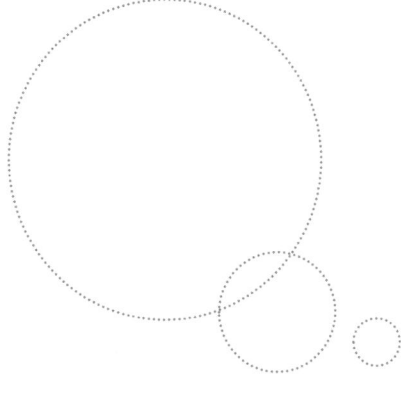

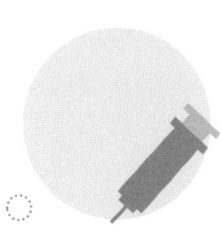

2章 病院の各現場担当者の1日

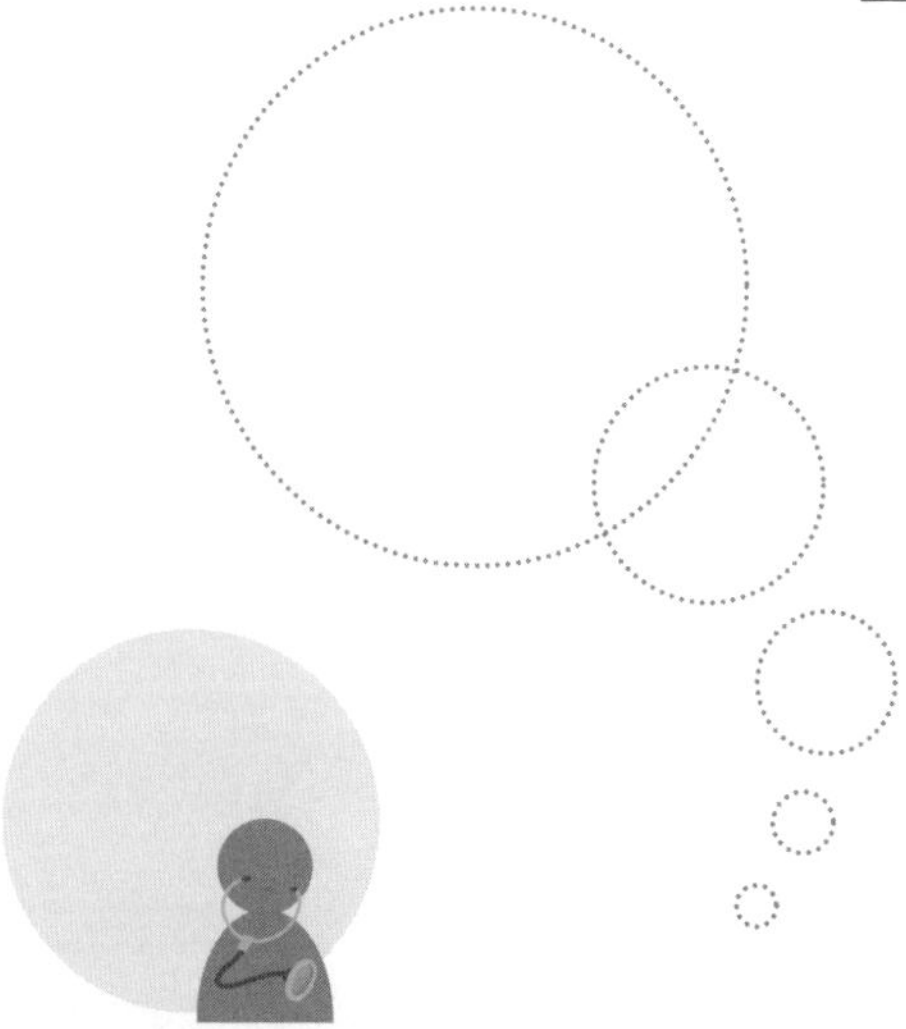

3章 検査のしくみと最新医療技術

4章 治療のしくみと患者の症状ステージ

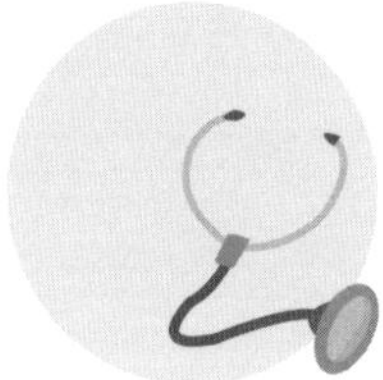

5章 病院運営のアウトライン

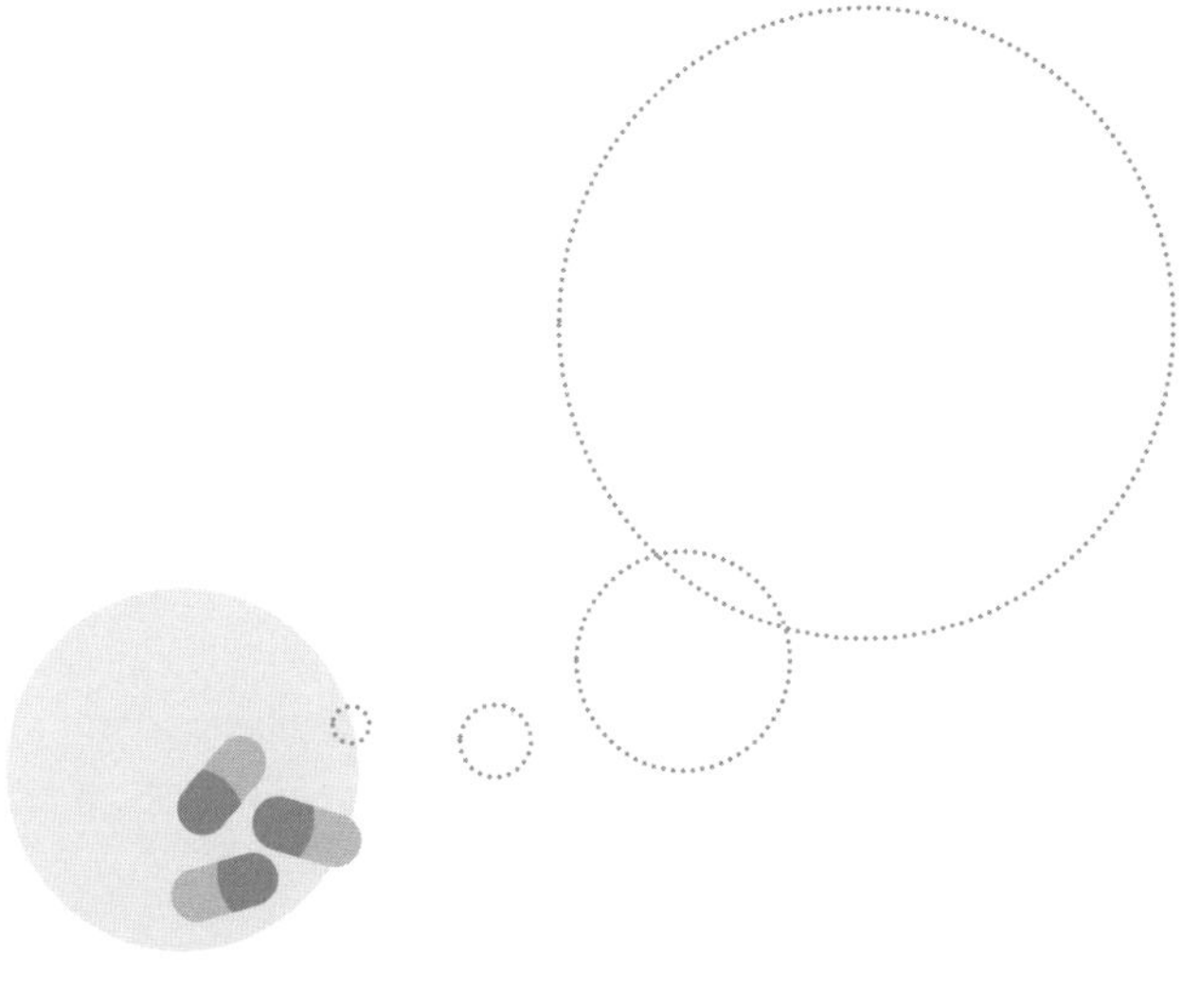

6章 病院とお金——診療報酬のしくみ

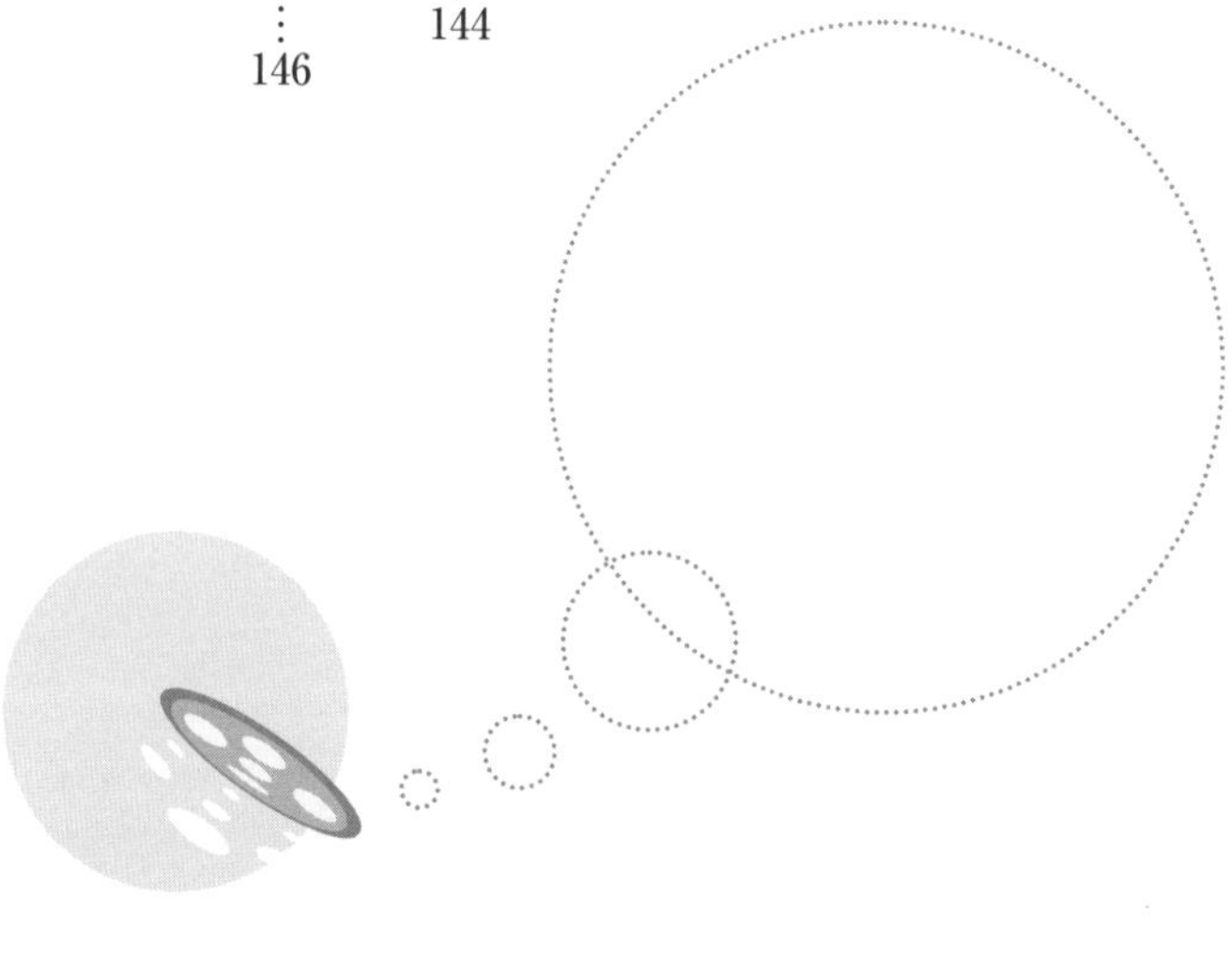

7章 医療政策と病院経営のかかわり

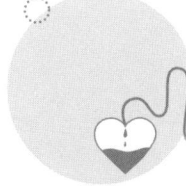

8章 病院・医療ビジネスの最新トレンド

カバー・本文デザイン◎新田由起子
本文イラスト◎清正／黒子光子／ムーブ
本文DTP◎ムーブ

序章

病院とは何か

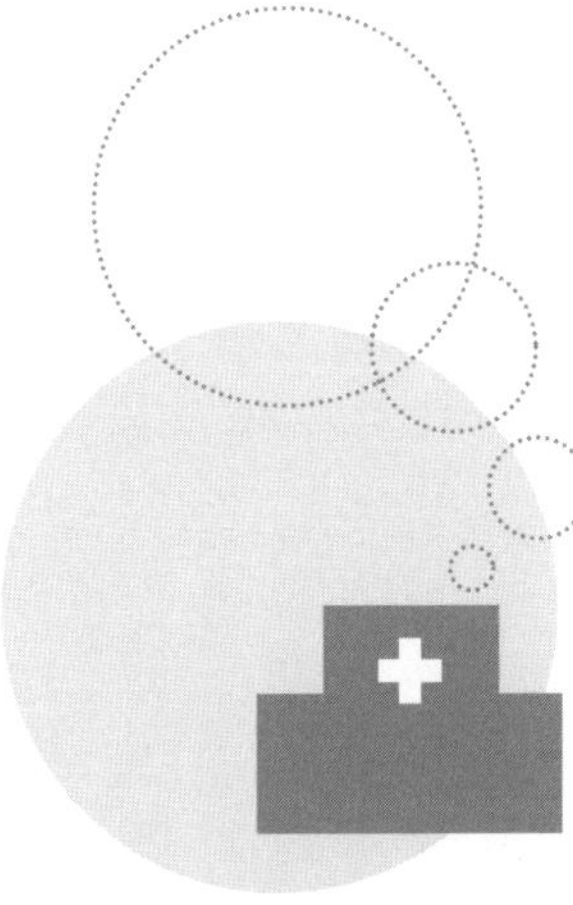

Hospital 0-1

医療業界の全体像をみる

病院自体は非営利であることが求められますが、ビジネスとしての市場規模は非常に大きなものです。

医療業界の全体像を眺める前に、日本の医療の特徴を把握しておきましょう。よく挙げられるのは、次の4つです。

①国民皆保険

すべての国民は、健康保険に強制加入。

②フリーアクセス

保険証1枚あれば、日本全国どの医療機関でも保険診療を受けることができる。

③自由開業医制

病院の開設には制限があるが、診療所にはない。

④出来高払いが中心の診療報酬制度

すべての医療行為について、国により価格が決められており、各医療行為の総額を診療報酬として支払うしくみになっている。最近では、医療費や過剰診療を抑制するために、疾患ごとに金額が決められている包括支払いの導入が進んでいる。

40兆円を超える医療保険市場

先に挙げた4つの特徴の中で、最も影響が大きいのが「国民皆保険」制度です。医療をとりまく企業の多くが、この保険の枠組みの中でビジネスを展開しています。

保険の市場は、「国民医療費」という数値によって毎年、厚生労働省から発表されています。

2013年度の国民医療費は40兆610億円です。ちなみに、外食産業の市場規模が約24兆円、パチンコ産業が約19兆円ですから、保険診療だけをみても、医療の産業規模が非常に大きいことがわかります。

病院は非営利、周辺ビジネスは営利

医療は非営利性が求められているため、営利企業が病院や診療所を経営することはできません。しかし、病院をターゲットとする〝周辺ビジネス〟については、営利企業が中心となっています。

たとえば、代表的なのは製薬、医薬品卸です。また、調剤薬局も営利企業です。この3つで医療用医薬品市場の約10兆円の市場を分け合っています。

そのほかにも、次ページ下図のような医療関連サービスがあり、医療機関をサポートしています。

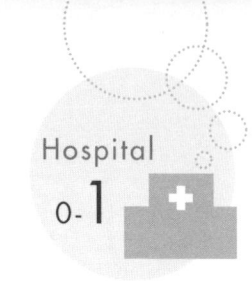

国民医療費の範囲

医療提供機関等	提供されるサービス 国民医療費に含まれるもの	 国民医療費に含まれないもの
病院 一般診療所 歯科診療所	診療費 医科診療 入院 入院外 歯科診療 入院時食事医療費	正常な妊娠・分娩産じょくの費用 集団検診費 個別的検診費 人間ドック等 室料差額 歯科材料差額 美容整形費 短期入所療養介護等介護保険法における居宅サービス 介護療養型医療施設における施設サービス その他
介護老人保健施設		介護療養型医療施設における施設サービス
訪問看護事業所	訪問看護医療費 訪問看護療養費 老人訪問看護療養費 基本利用料	介護保険法における訪問看護費 基本利用料以外のその他の利用料等の費用
助産所		正常な妊娠・分娩・産じょくの費用
薬局	調剤費（医療保険・公費・老人保健制度分）	買薬の費用
あん摩・はり・きゅうの施術業・接骨院等	柔道整復師・はり師による治療費（健保適用部分）	医師の指示以外によるあん摩・マッサージ等（健保適用外部分）
その他	移送費（健保適用部分） 補装具（健保適用部分）	間接治療費 交通費・物品費 補装具めがね等（健保適用外部分）

（出所）厚生労働省「国民医療費」

医療関連サービスの例

- 検体検査
- 滅菌・消毒
- 患者給食
- 患者搬送
- 院内医療機器保守点検・修理
- 医療用ガス供給設備保守点検
- 寝具類洗濯・賃貸
- 院内清掃
- 医療廃棄物処理
- 医療事務
- 院内情報コンピュータ・システム
- 医療情報サービス
- 院内物品管理
- 医業経営コンサルティング
- 在宅酸素供給装置保守点検
- 在宅医療サポート

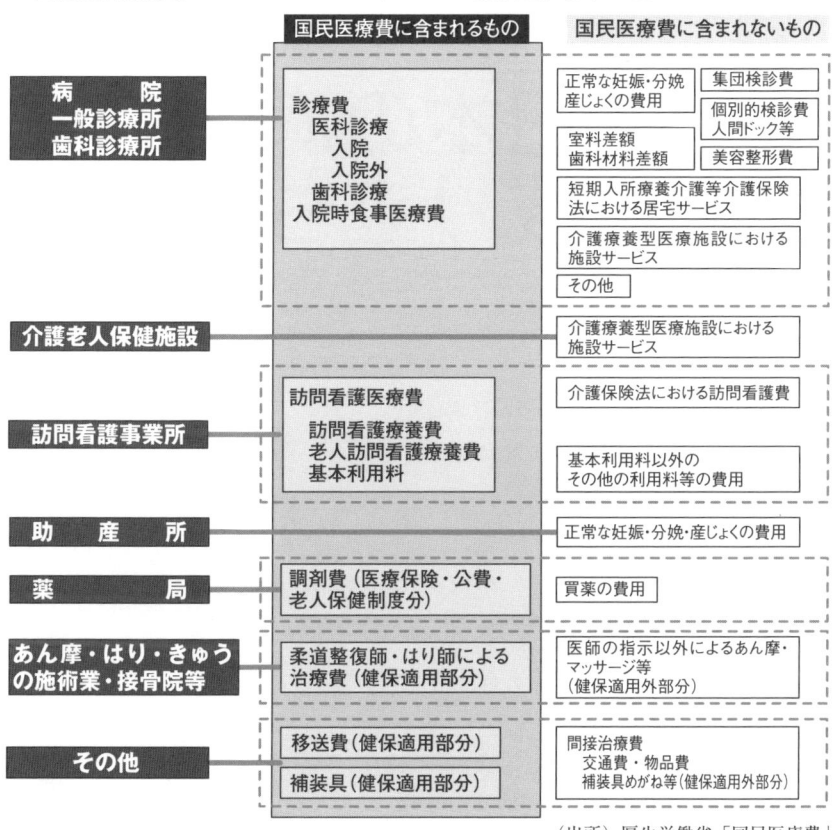

Hospital 0-2

日本の病院の成り立ち

**日本の病院は民間主導で形成されてきました。
その歴史から現在の病院の分類・区分がわかります。**

「病院」という言葉は、広く一般的に使われていますが、医療法によれば、病院とは「20人以上の患者を入院させるための施設を有するもの」と定義されています。

また、マタニティークリニックや内科医院などは、医療法では「診療所」と定義されています。マタニティークリニックなどの19床以下の病床を有する診療所は「有床診療所」と呼ばれ、ベッドを持たない診療所については「無床診療所」と呼ばれています。

病院の進化の歴史

日本における病院の成り立ちは、ヨーロッパとは異なり民間主導で進行してきました。病院の生い立ちは診療所からはじまって有床診療所、小病院、中病院、総合病院（大病院）と進化させていくことが病院経営のセオリーでした。病院を拡大するには資金と人材によるところが大きく、リーダーシップやカリスマ性を備えた経営者の率いる病院は、規模を拡大していきました。

一方、公立病院などは、地域に病院の設立が遅れた地方や、採算が合いにくく民間が積極的に行なわない診療（がん、小児、循環器、精神など）を中心に病院を設立していきました。がんセンターや小児医療センターなどに国公立病院が多いのはこのためです。

病院の分類と今後の形態

病院は以下のように分類できます。

①地域中核型病院

全国に１２００程度ある、いわゆる総合病院[※1]で、地域医療の中核的役割を担う病院です。救急にも力を入れています。平均在院日数[※2]は短く、20日以内の病院が一般的です。

②専門病院

がんセンターや小児医療センターなど専門分野に特化した病院です。総合病院のような高度な医療機器を備えていますが、がんなど専門分野の医療機器が充実しているのが特徴です。

③未分化型病院

日本の病院の中で一番数をしめる病院です。病床規制のため規模も拡大できず、かつ急性期医療も捨てきれないポジショニングができない病院です。

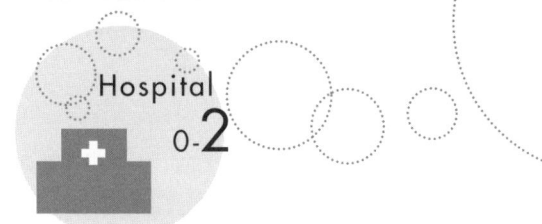

病院の進化

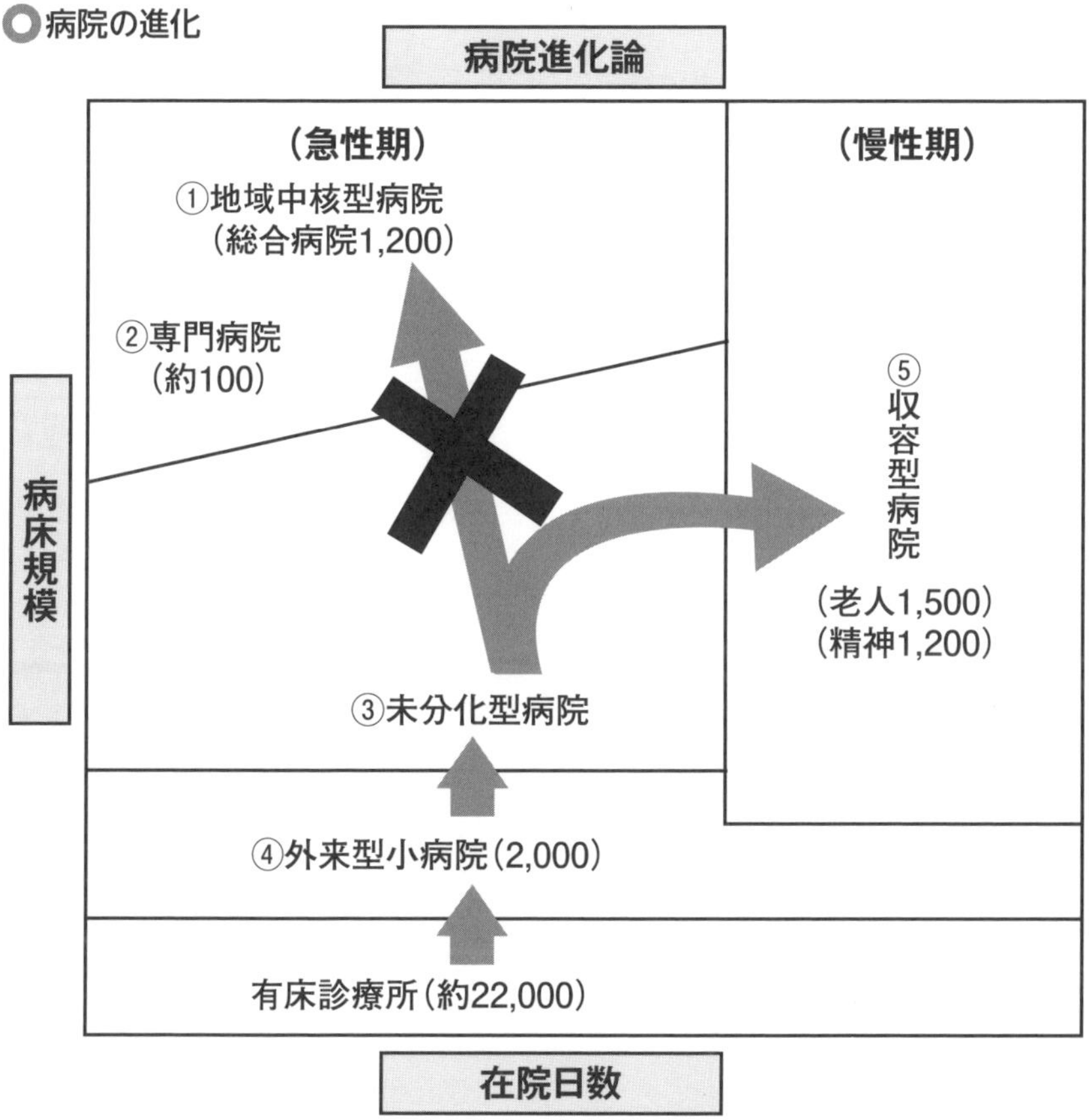

（出所）長谷川敏彦「病院経営戦略」（医学書院）

④外来型小病院

小規模な眼科病院や整形外科病院を中心とする地域密着型の病院です。入院病床は50床以下になっています。

⑤収容型病院

収容型病院は、精神病院と老人病院に分けられます。精神病院はそれぞれに異なりますが、老人病院は65歳以上の患者を中心として入院期間が１８０日以上となる病院です。一般的には、外来もほとんど行なっていないため、医療機器も軽装備で医師や看護師の数は少なめです。

現在、各病院は過渡期にあり、自院のポジショニングを迫られています。地域中核型病院や専門病院を目指すのは一朝一夕では難しく、未分化病院は収容型病院へと転換を図っています。

※1　総合病院は以前は医療法により定義されていたが、現在は概念的なものとなっている。
※2　平均在院日数とは、入院から退院までの患者の入院期間の平均を表わす。

Hospital 0-3

病院はこれからどうなるのか

医療政策の方向性と病院の未来予想図を探ると、生き残る病院と消える病院がみえてきます。

日本と欧米の医療提供体制を比較すると、今後、厚生労働省がどのような改革を行なっていくのかが予測できます。日本の医療体制の特徴は次に挙げる3つです。

①人口あたりの病床（ベッド）数が多いためマンパワーが分散されている
②外来の受診率が異常に高い
③平均在院日数が長い

この3つの問題を解決するには、病院の病床を削減（リストラ）し、医師・看護師の配置を手厚くすることが最重要課題になります。

次に、軽症の患者さんを中心とした、外来診療の抑制を進める方法が考えられます。

量から質の整備への転換

医療に限らず、国の政策は、はじめに「量」を整備し、あとで「質」を確保するという流れです。

現在、病院の数については十分であるため、今後はいかに質を確保するかというステージに入ります。とくに急性期病院（4章-2-1参照）については、現在の3分の1程度の病床が削減されることになるかもしれません。

厚生労働省としては、今後のさらなる高齢化に備えて在宅医療、さらには、介護保険の適用となるような施設を増やしたいとしています。急性期のふるいから落とされた病院は、こうした病床へ転換しなければ、生き残ることはできません。

また、近年では大病院が外来の患者をたくさん受け入れると、採算が悪くなるようなシステムになっています。そのため、多くの大病院が外来診療の抑制に苦慮しています。

こうした動きは、今後ますます加速するでしょう。病院は「入院」、診療所は「外来」を中心に診療を行なわなければ、経営が難しくなっていきます。最近、大病院が別にクリニックを開設するケースが多いのは、これが理由です。

また、専門的な病院については、今後、評価が高くなることが予想されるので、得意分野を持たない病院の生き残りは難しくなります。

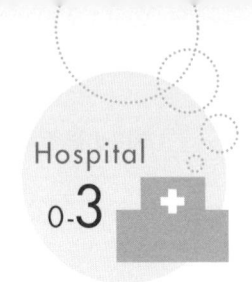

将来像に向けての医療・介護機能強化の方向性イメージ

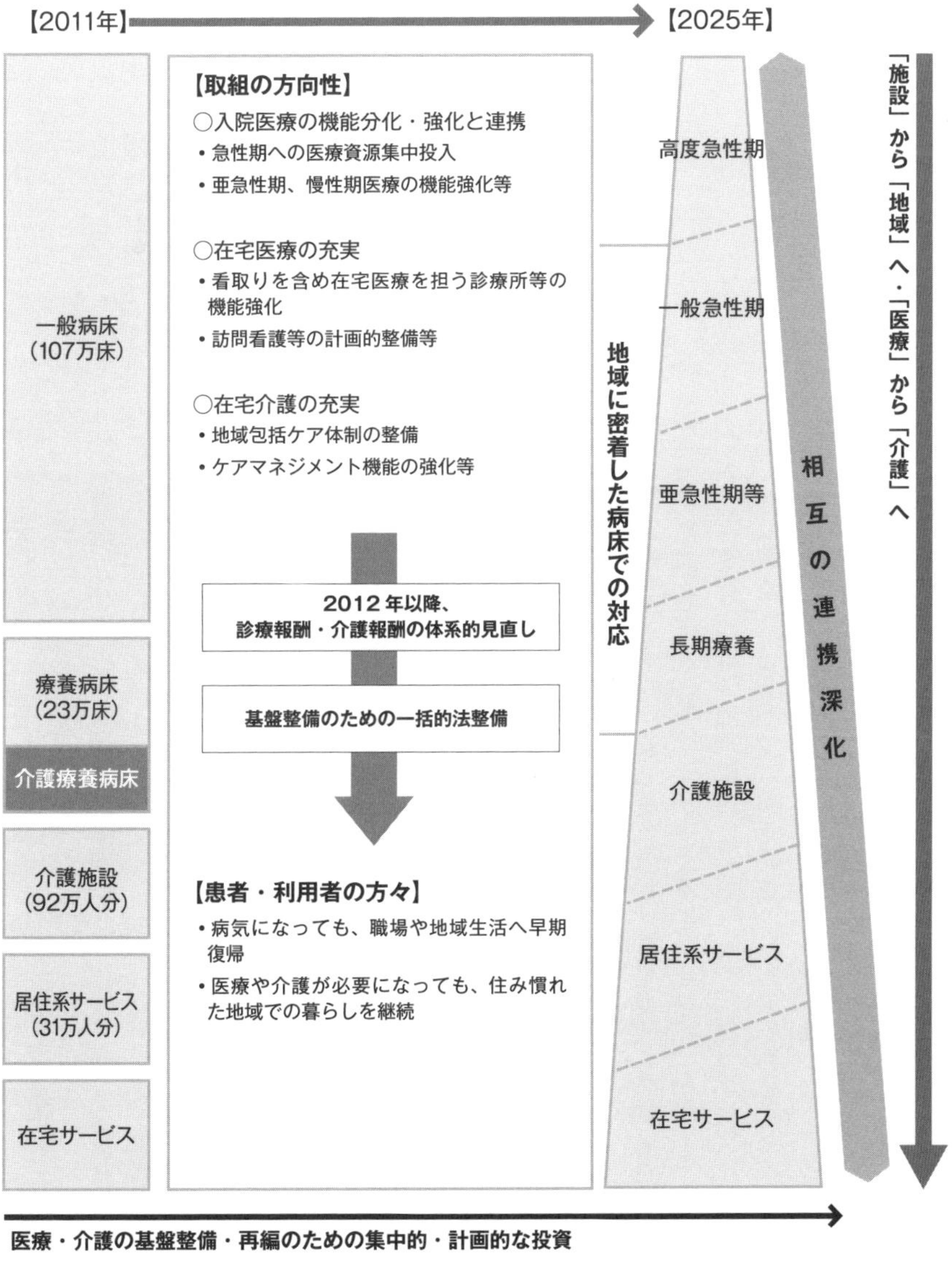

（出所）厚生労働省

Hospital 0-4

治療の一般的な流れ

病院のしくみを理解する際、病気の発症から治癒までの医療サービスの流れをつかむことが重要です。

治療はPDCA

病院における治療は、患者に病気が発症し、病院に来院するところからはじまります。来院すると受付をすませて診察を待ちます。診察時に医師から問診※1を受け、触診や聴診器などで体の状態を調べます。ここで確定診断ができる場合、検査をせず処方などを行ない診察終了となります。

しかし一般的には、診察のときに血液検査などの一般検査やレントゲンを撮ります。検査の結果が出たらもう一度診察を行ない、薬の処方や処置、点滴・注射などの治療をします。治療が終わり治癒した段階で、医療サービスの提供が終了します。

実は、治療のサイクルは「PDCA」のデミングサイクルと似ています。診察時にアセスメント※2を行ない、病気についての仮説を立て、検査を行ない、治療の計画（Plan）を立てます。そのあと、実行（Do）段階にあたる治療に移ります。再来院の際、病気の改善が進んでいるかを検査（Check）し、問題がなければ治療を続行し、問題があれば新たな薬を増やすなどの処置（Action）をとります。

ベテラン医師と新人医師との違い

ベテラン医師と新人医師では、治療に大きな差が生じます。

経験豊かなベテラン医師は、患者を診察したときの仮説がしっかりしているため、ピンポイントの検査により仮説の検証が可能となります。

ところが、経験の少ない新人医師は、仮説があいまいなため検査を多く行なわないと自分の仮説を検証することができません。ヘタをすると再検査をする必要も生じます。

しかし、新人医師もこの失敗を繰り返すわけではありません。新人医師は経験として知識を蓄えていくことになります。

医療サービスは、人命がかかるサービスであるため、慎重なサービスの提供が社会的に要請されています。

※1 診療の合理化のため、簡単な問診は受付で聞かれる場合が多い。
※2 状態の理解や評価など。

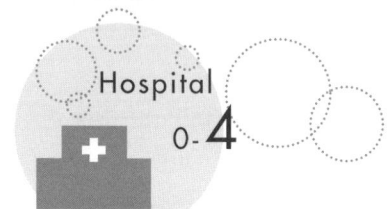

一般的な治療の流れ

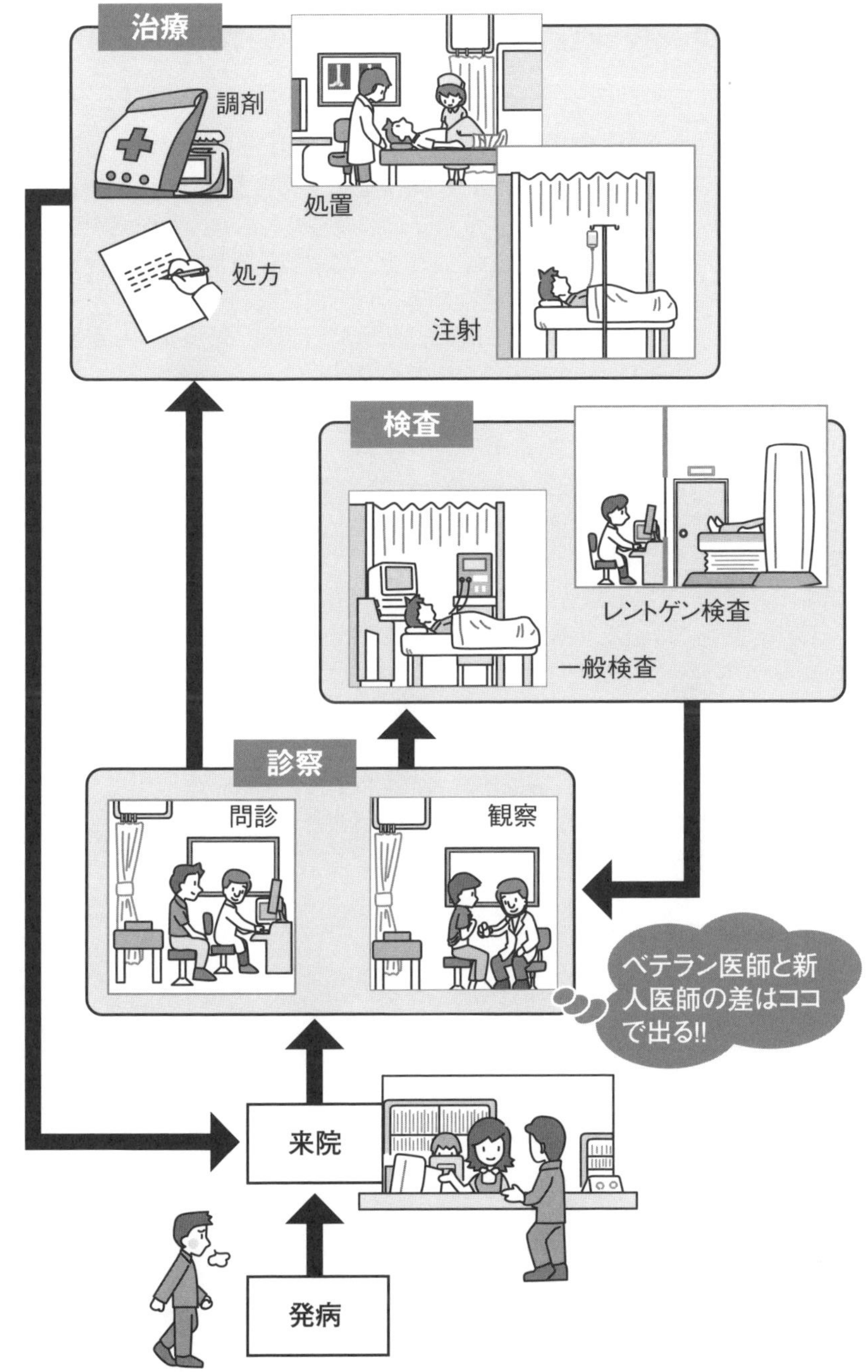
治療
調剤
処置
処方
注射
検査
レントゲン検査
一般検査
診察
問診
観察
ベテラン医師と新人医師の差はココで出る!!
来院
発病

Column 0

「ランキング本」と患者がほしい情報のズレ

病院に関する「ランキング本」がベストセラーになっています。しかし、医療界に詳しい人に聞けば聞くほど、「私が尊敬する先生のうち、ランキング本に登場していたのは、たったの1人だけだった」といった意見が返ってきます。また、2004年5月には、ライターによる情報のねつ造も発覚し(※)、ランキング本の信頼性に疑問が投げかけられています。

それでも、ランキング本が売れ続ける要因は、「患者は医療機関を選択する基準を持っていない」からです。これまで医療に関する情報が少なかったところに、雪崩のような勢いでランキング本が出てきたため、何十万部というベストセラーになったのでしょう。

そもそも、人間は感情で物事を判断しがちです。「買いたい！」と思ったら、色々と理由をつけ、「買うのが当然だ！」という状況を自らつくり出してしまいます。世の人がブランド品を買いあさるように、患者がランキング本に掲載されている病院を受診しているような気がしてなりません。

しかし最近では、ランキング本の内容に不安を持ちはじめた患者も出てきたようで、「いい病院ではなく、行ってはいけない病院、悪い病院を教えてほしい」という要望がランキング本の編集部に届いているそうです。

少し前に、『買ってはいけない』（週刊金曜日・1999年）という本がベストセラーになり、これを契機に各方面で論争が巻き起こりましたが、もし『行ってはいけない病院ランキング』が発売されたら、ミリオンセラー達成は確実でしょう。

※2004年5月11日付朝日新聞『薦めてません「いい医者・病院」本　患者団体、宝島社に抗議』記事より

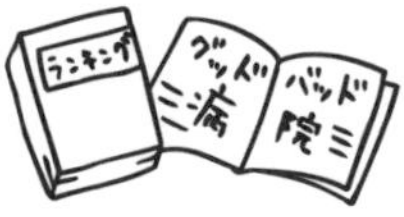

1章

病院の基礎知識と内部事情

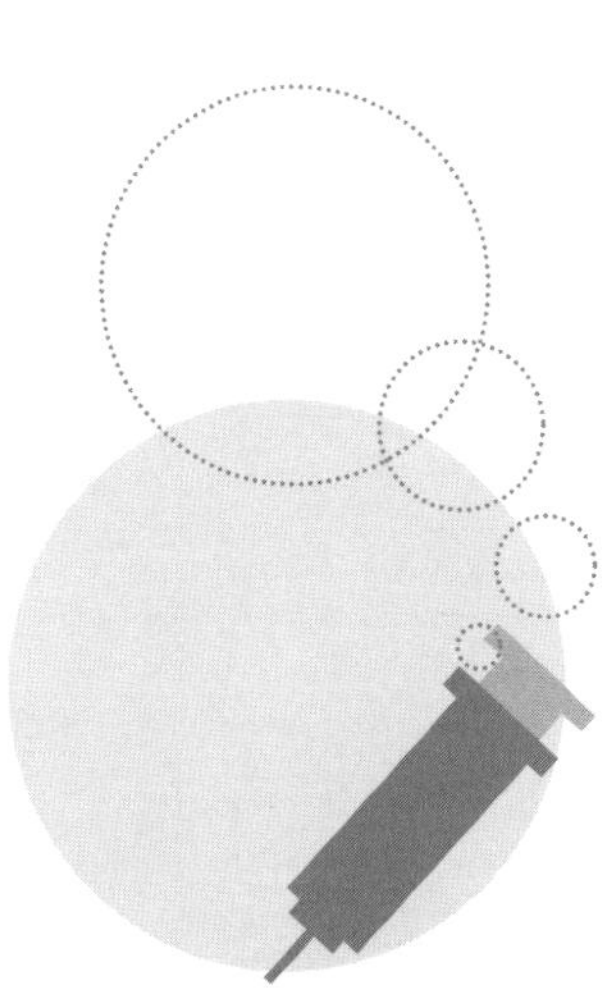

Hospital 1-1

日本の病院数の推移とこれから

１９９０年をピークに減少カーブを描いている日本の病院数。これは何を意味するのか、また今後はどうなるのでしょうか?

これまで、病院の数が最も多かった年は、１９９０年（平成2年）の1万96施設です。

その後、病院数は減少カーブを描き、厚生労働省の「医療施設（動態）調査・病院報告の概況」によると、２０１６年1月1日現在の病院数は８４７１施設（対前年比25減）でした。つまり、ピークから１５００以上の病院が減少しているのです。

老人医療費無料化の影響

１９７３年（昭和48年）に実施された「老人医療費の無料化」により、老人医療の需要が拡大しました。この流れを受けて無秩序な病床の増設が全国規模で行なわれ、１９８０年（昭和55年）には、1年間でなんと5万７８７床もの病床が増加しました。

この時期に明るみになった「富士見産婦人科医院事件」が影響したかどうかは定かではありませんが、5年後の１９８５年（昭和60年）に第1次医療法改正が行なわれました。

病床数の規制と今後のゆくえ

この第一次医療法改正において、病床数の増加を規制する「医療計画」が制度化されました。

この計画を簡単に説明すると、たとえば、「この地域では１０００床までを限度として、それ以上は増やすことができない」というような内容です。

この制度が導入されたことにより、まだ病床数に空きがあった地域では、〝駆け込み増床〟をする病院が続出し、１９８６年（昭和61年）には、1年間で6万８６２３床の増床申請がありました。

そのため、病院数は１９９０年まで増え続けました。この年に、日常生活圏である「二次医療圏」（1章・8参照）ごとに医療計画を策定・推進することが決定したこともあり、その後の医療の提供体制は、少しずつ計画的になりました。

次ページ上表は、病床の規模別にみた施設数ですが、50〜99床の中小病院が全体の4分の1程度を占めていることがわかります。いま、最も経営的に厳しいのが中小病院ですから、今後、この規模の病院数は減る可能性が高いと指摘されています。

病床の規模別にみた施設数

（各年10月１日現在）

	施設数		構成割合（%）	
	1990年	2014年	1990年	2014年
病 院	10,096	8,493	100.0	100.0
20～49床	2,015	945	20.0	11.1
50～99	2,524	2,147	25.0	25.3
100～149	1,608	1,421	15.9	16.7
150～199	1,026	1,336	10.2	15.7
200～299	1,361	1,116	13.5	13.1
300～399	721	711	7.1	8.4
400～499	352	380	3.5	4.5
500～599	189	190	1.9	2.2
600～699	119	107	1.2	1.3
700～799	73	54	0.7	0.6
800～899	36	30	0.4	0.4
900床以上	72	56	0.7	0.7

中小病院が全体の約４分の１を占める

（出所）厚生労働省

中小病院の生きる道

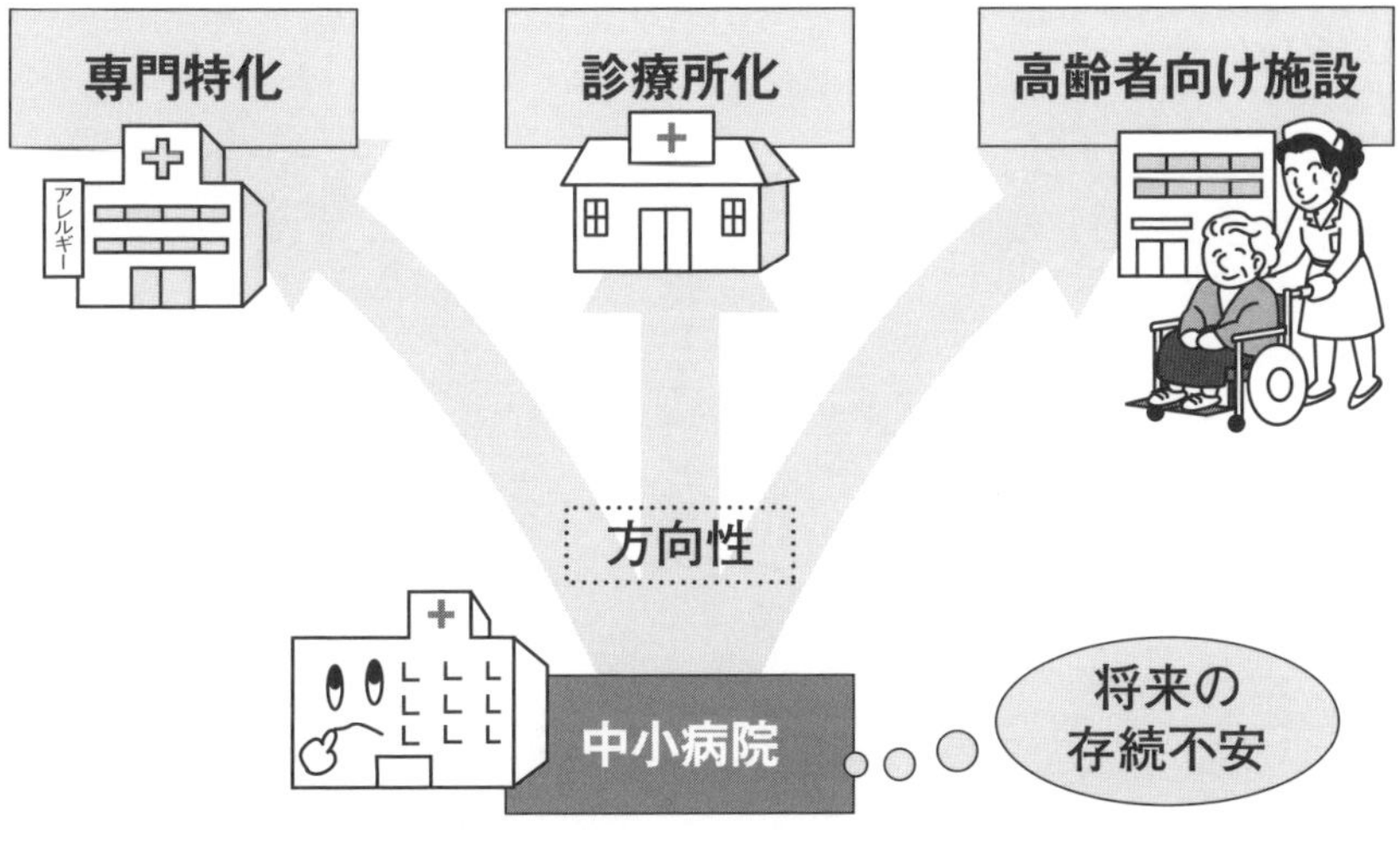

Hospital 1-2

専門特化により増える診療科

**診療科は数多くあり
2008年度から広告できる範囲も拡大しました。**

現在、医療施設には数多くの診療科がありますが、診療科の中には、広告ができるものとできないものに分けられています。

広告ができるものは、患者が主体的に適切な医療機関を選択できる情報の範囲を守りながら、少しずつ規制が緩和されてきています。

２００８年度からは、「内科」と「外科」は、単独で診療科名として広告することが可能であるとともに、それまで診療科名として認められなかった①身体や臓器の名称、②患者の年齢・性別等の特性、③診療方法の名称、④患者の症状、疾患の名称――についても、「内科」「外科」と組み合わせることによって、新しい診療科名として広告することが可能になりました（次ページ上表参照）。

また、「血液・腫瘍内科」「糖尿病・代謝内科」「小児腫瘍外科」「老年心療内科」「老年・呼吸器内科」「女性乳腺外科」など、複数の事項を組み合わせた診療科も可能になりました。逆に、呼吸器科、消化器科、胃腸科、循環器科など、馴染みの深い診療科名は08年度以降、広告することが認められなくなりました。

すでに、02年度からは専門医資格について、また、07年度からは薬剤師、看護師その他の専門性についても、厚生労働大臣に届出がなされた団体の認定する資格名が広告できるようになっています。たとえば、看護師の専門性資格では、「がん看護専門看護師」「精神看護専門看護師」「乳がん看護認定看護師」「認知症看護認定看護師」など27種類あります。

専門特化していく診療

08年度から実施された改正により、「どの症状のときに、どの診療科を受診すればよいのか」という迷いは、かなり払拭されました。しかし、病気は日を追うごとに多様化しているため、診療科は、今後も細分化されていくことになるでしょう。

新しい〝専門中の専門〟の診療科は広告に制限があるため、テレビ局や地域のマスコミなどを活用したプロモーション戦略が重要になってきます。

広告するにあたって通常考えられる診療科名の例示（医科）

内科、呼吸器内科、循環器内科、消化器内科、心臓内科、血液内科、気管食道内科、胃腸内科、腫瘍内科、糖尿病内科、代謝内科、内分泌内科、脂質代謝内科、腎臓内科、神経内科、心療内科、感染症内科、漢方内科、老年内科、女性内科、新生児内科、性感染症内科、内視鏡内科、人工透析内科、疼痛緩和内科、ペインクリニック内科、アレルギー疾患内科、内科（ペインクリニック）、内科（循環器）、内科（薬物療法）、内科（感染症）、内科（骨髄移植）、外科、呼吸器外科、心臓血管外科、心臓外科、消化器外科、乳腺外科、小児外科、気管食道外科、肛門外科、整形外科、脳神経外科、形成外科、美容外科、腫瘍外科、移植外科、頭頸部外科、胸部外科、腹部外科、肝臓外科、膵臓外科、胆のう外科、食道外科、胃外科、大腸外科、内視鏡外科、ペインクリニック外科、外科（内視鏡）、外科（癌）、精神科、アレルギー科、リウマチ科、小児科、皮膚科、泌尿器科、産婦人科、産科、婦人科、眼科、耳鼻咽喉科、リハビリテーション科、放射線科、放射線診断科、放射線治療科、病理診断科、臨床検査科、救急科、児童精神科、老年精神科、小児眼科、小児耳鼻咽喉科、小児皮膚科、気管食道・耳鼻咽喉科、腫瘍放射線科、男性泌尿器科、神経泌尿器科、小児泌尿器科、小児科（新生児）、泌尿器科（不妊治療）、泌尿器科（人工透析）、産婦人科（生殖医療）、美容皮膚科　など

広告が可能な専門医資格（医師）

（2013年5月31日現在）

日本整形外科学会	整形外科専門医	日本血液学会	血液専門医
日本呼吸器学会	呼吸器専門医	日本心臓血管外科学会	神像血管外科専門医
日本皮膚科学会	皮膚科専門医	日本循環器学会	循環器専門医
日本消化器病学会	消化器病専門医	日本胸部外科学会	心臓血管外科専門医
日本麻酔科学会	麻酔科専門医	日本胸部外科学会	呼吸器外科専門医
日本腎臓学会	腎臓専門医	日本呼吸器外科学会	呼吸器外科専門医
日本医学放射線学会	放射線科専門医	日本消化器内視鏡学会	消化器内視鏡専門医
日本小児科学会	小児科専門医	日本小児外科学会	小児外科専門医
日本眼科学会	眼科専門医	日本神経学会	神経内科専門医
日本産科婦人科学会	産婦人科専門医	日本リウマチ学会	リウマチ専門医
日本内分泌学会	内分泌代謝科専門医	日本乳癌学会	乳腺専門医
日本耳鼻咽喉科学会	耳鼻咽喉科専門医	日本人類遺伝学会	臨床遺伝専門医
日本消化器外科学会	消化器外科専門医	日本東洋医学会	漢方専門医
日本泌尿器科学会	泌尿器科専門医	日本レーザー医学会	レーザー専門医
日本超音波医学会	超音波専門医	日本呼吸器内視鏡学会	気管支鏡専門医
日本形成外科学会	形成外科専門医	日本アレルギー学会	アレルギー専門医
日本臨床細胞学会	細胞診専門医	日本核医学会	核医学専門医
日本病理学会	病理専門医	日本気管食道科学会	気管食道化専門医
日本透析医学会	透析専門医	日本大腸肛門病学会	大腸肛門病専門医
日本内科学会	総合内科専門医	日本婦人科腫瘍学会	婦人科腫瘍専門医
日本脳神経外科学会	脳神経外科専門医	日本ペインクリニック学会	ペインクリニック専門医
日本外科学会	外科専門医	日本熱傷学会	熱傷専門医
日本リハビリテーション医学会	リハビリテーション科専門医	日本脳神経血管内治療学会	脳血管内治療専門医
日本糖尿病学会	糖尿病専門医	日本臨床腫瘍学会	がん薬物療法専門医
日本肝臓学会	肝臓専門医	日本周産期・新生児医学会	周産期（新生児）専門医
日本老年医学会	老年病専門医	日本生殖医学会	生殖医療専門医
日本感染症学会	感染症専門医	日本小児神経学会	小児神経専門医
日本救急医学会	救急科専門医	日本心療内科学会	心療内科専門医
日本血管外科学会	心臓血管外科専門医	日本総合病院精神医学会	一般病院連携精神医学専門医
		日本精神神経学会	精神科専門医

Hospital 1-3

病院と診療所はどこが違う？

その違いはベッドのあるなしではなくベッド数の違いで区分されています。

病院と診療所の違いを「ベッドがある＝病院」「ベッドがない＝診療所」と思う人が多いようですが、これは違います。病院と診療所の違いは医療法で明確に決められており、20床以上が病院、19床以下が診療所と区分されています。

病院数は1章－1で紹介したので、ここでは、診療所数を紹介しておきましょう。２０１６年1月1日現在の一般診療所数は10万１１４５施設（病床数は10万５９４０床）、歯科診療所は６万８７３０施設となっています。一般診療所の数は10万軒を超えましたが、そろそろ減少の方向に進むでしょう。

病院は入院、診療所は外来

日本の医療の歴史をひもとくと、大病院の多くが診療所から出発しています（病院の歴史については『日本の医療』池上直己／J・C・キャンベル著、中公新書に詳しい）。そのため、幅広い患者を診察していくなかで規模を広げていった病院が多く、これが、これまで病院の機能分化が進まなかった理由であるという見方があります。

現在進行中の医療改革は、医療の機能を分化してくことが中心です。その第一歩が、「病院は入院中心、診療所は外来中心」という方向づけです。

外来患者の「奪い合い」から「紹介」へ

「病院は入院中心、診療所は外来中心」という流れは、厚生労働省の構想なのですが、10年以上前は病院と診療所が外来患者の奪い合いをしてしまい、連携して患者を紹介し合うということは、あまり行なわれませんでした。

そのため、厚生労働省は１９８５年（昭和60年）から施設間の紹介料（診療情報提供料）を設定し、患者の紹介に経済的インセンティブをつけました。その後、病院と診療所間の連携が進むようになってきています。

診療情報提供料の点数は高く設定されています。

たとえば、大病院が退院後の治療計画や検査、画像診断等の必要な情報を含めて患者を診療所に紹介した場合、４５０点（４５００円）を得ることができます。この点数は、大病院の再診時の報酬である外来診療料73点（７３０円）の６倍以上です。

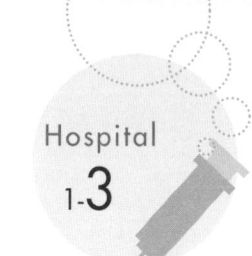

一般病床における病院（20床）と診療所（19床）の人員配置の違い

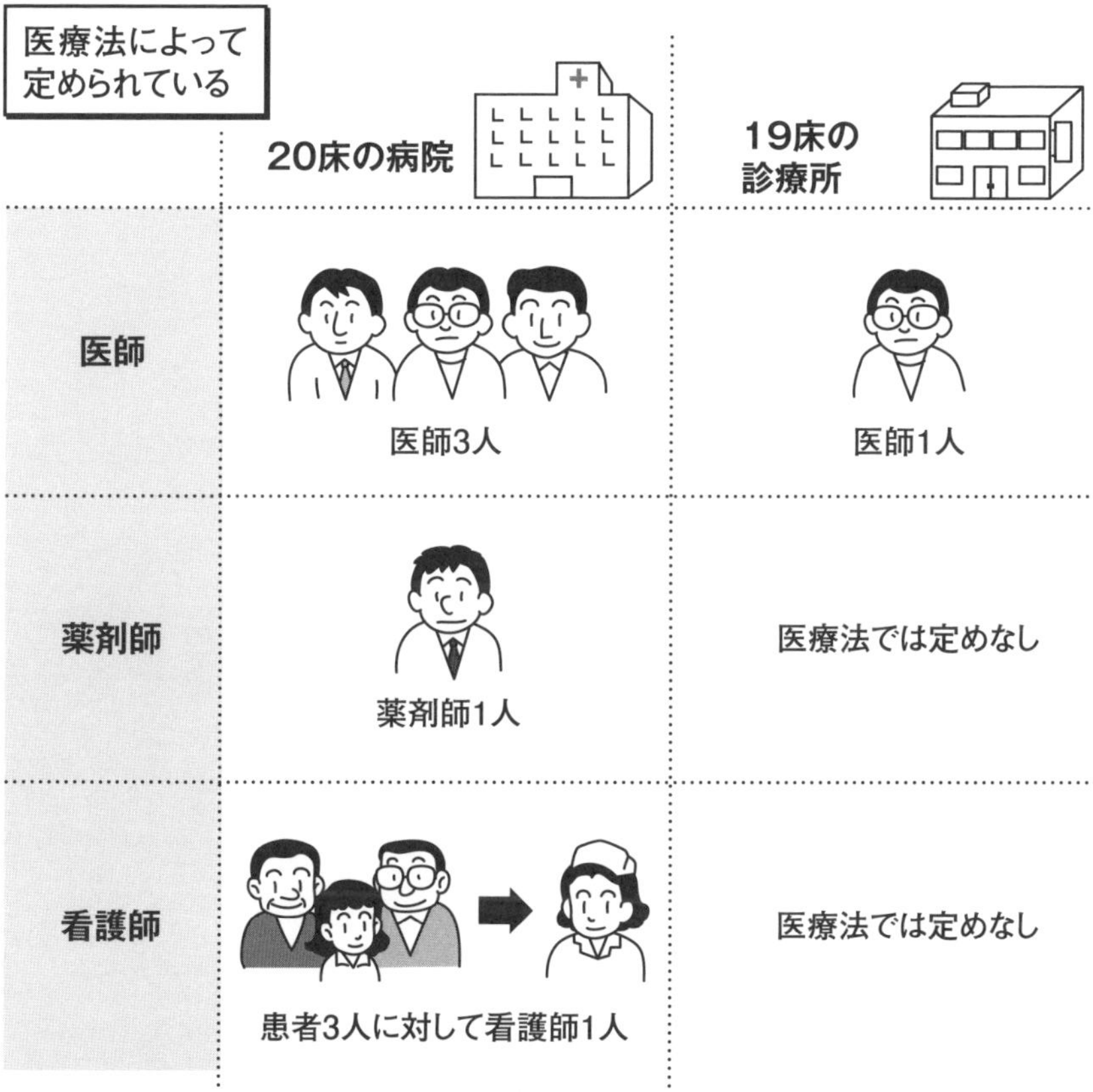

医療法によって定められている	20床の病院	19床の診療所
医師	医師3人	医師1人
薬剤師	薬剤師1人	医療法では定めなし
看護師	患者3人に対して看護師1人	医療法では定めなし

診療情報提供料の点数は大きい

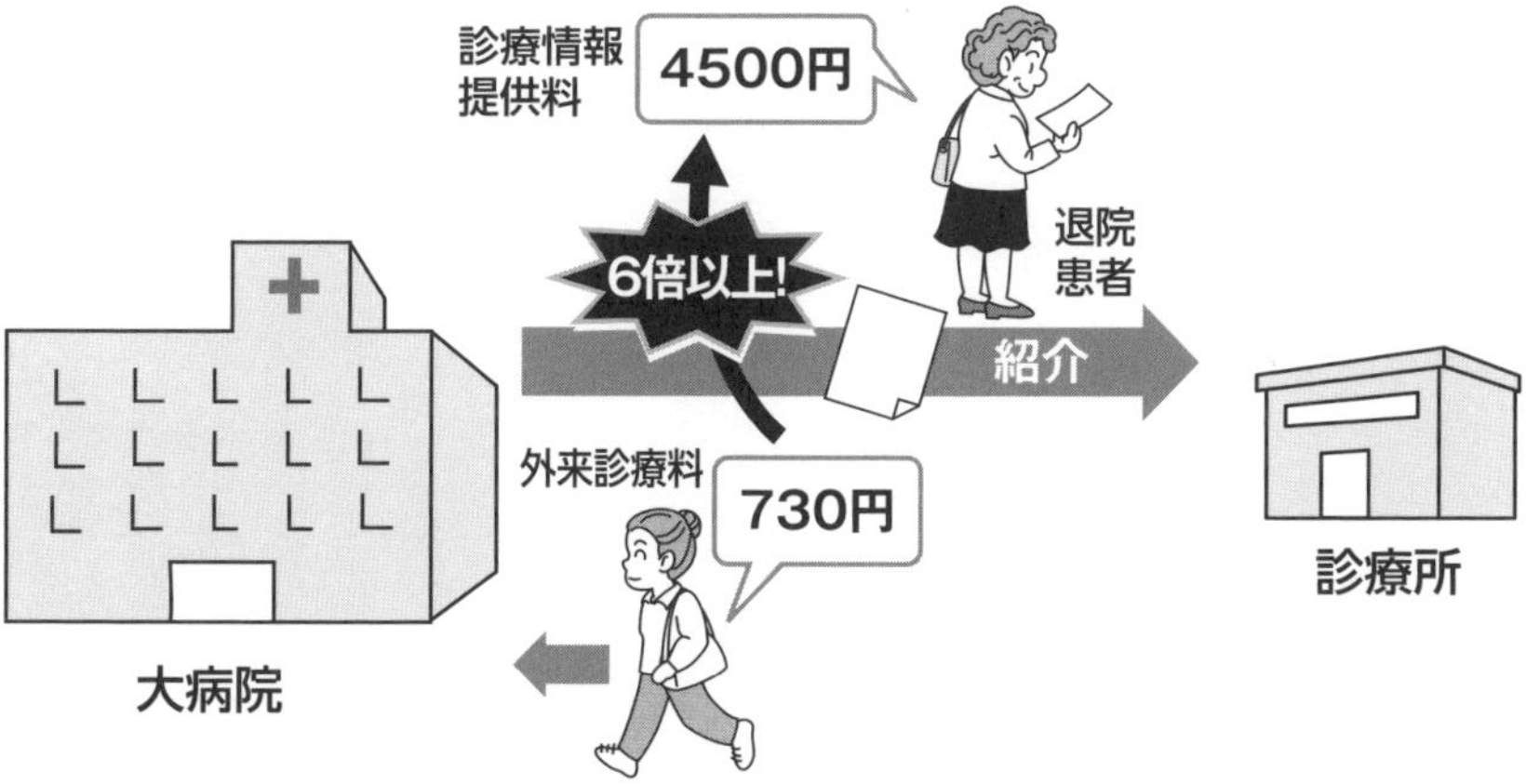

Hospital 1-4

ベッドの種類分け

病院のベッドには、法律的な種類分けと
医療報酬の面からみた種類分けがあります。

医療法からみた病床の分類

病院はその機能により、精神病院、結核病院、一般病院、特定機能病院、地域医療支援病院と種類分けされています。それに対して病床（ベッド）については、医療法により、①精神病床、②結核病床、③感染症病床、④一般病床、⑤療養病床の5つに分けられます。

一般病床と療養病床は、つい最近までは同じ病床として分類されていました。そのため、慢性期の患者が長期間、急性期の病床に入院していたり、社会的入院（入院治療の必要がなくなったにもかかわらず、家庭に介護者がいないなどの理由で退院できない状態）が発生しました。

特定入院料でみた病床の分類

医療法という法律上では、前述のように病床の種類は5つだけですが、診療報酬という考え方のもとでは、医療の機能分化を図るために、病床の種類分けを細かくしています。

たとえば、入院の基本的な点数である「特定入院料」には、次のような23種類があります。

①救命救急入院料
②特定集中治療室管理料
③小児特定集中治療室管理料
④新生児特定集中治療室管理料
⑤総合周産期特定集中治療室管理料
⑥新生児治療回復室入院医療管理料
⑦一類感染症患者入院医療管理料
⑧特殊疾患入院医療管理料
⑨小児入院医療管理料
⑩回復期リハビリテーション病棟入院料
⑪特殊疾患病棟入院料
⑫緩和ケア病棟入院料
⑬精神科救急入院料
⑭精神科急性期治療病棟入院料
⑮精神療養病棟入院料
⑯精神科救急・合併症入院料
⑰認知症治療病棟入院料
⑱ハイケアユニット入院医療管理料
⑲地域包括ケア病棟入院料
⑳脳卒中ケアユニット入院医療管理料
㉑児童・思春期精神科入院医療管理料
㉒特定一般病棟入院料
㉓地域移行機能強化病棟入院料

ベッドの機能でみた役割分担

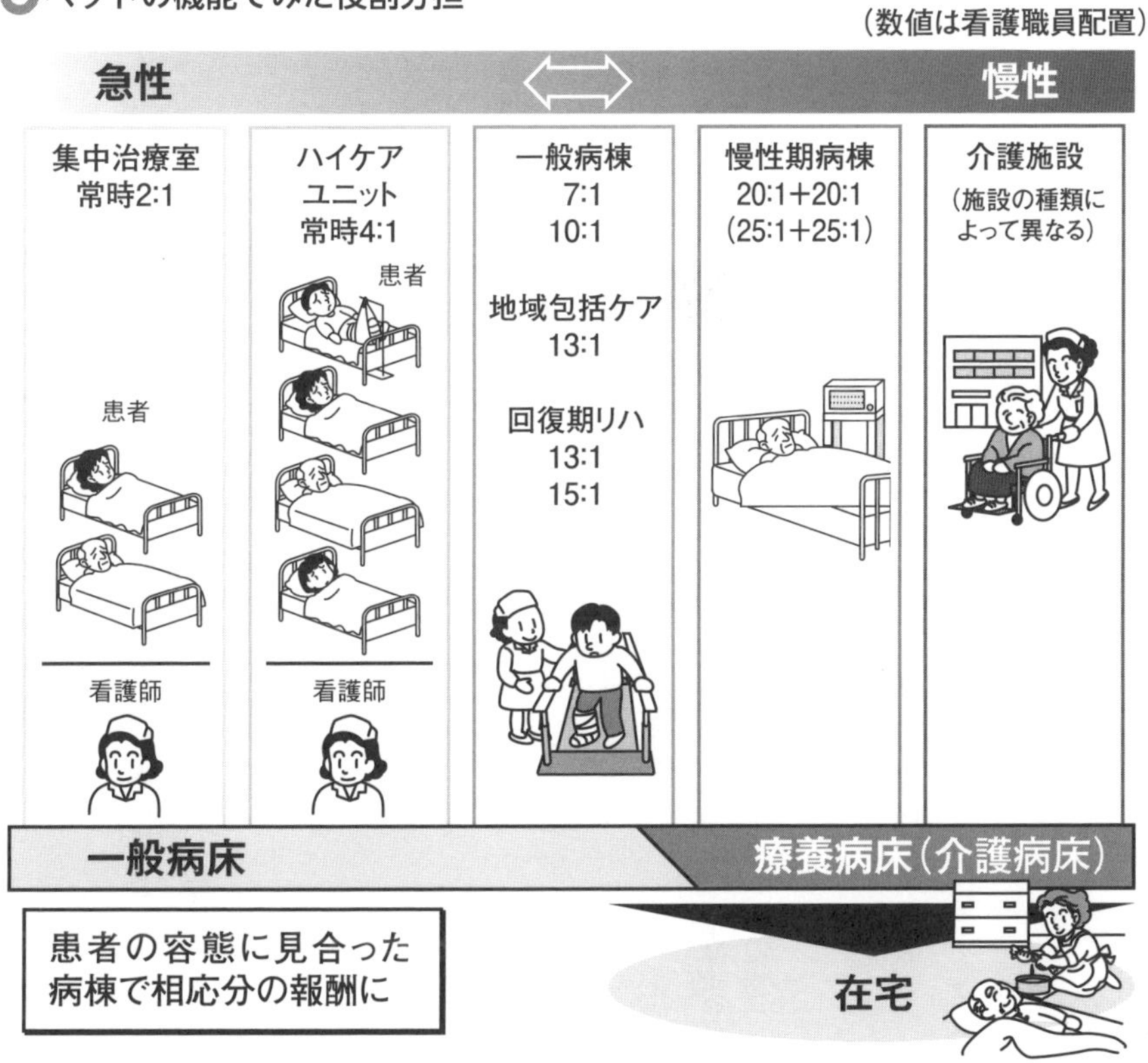
（数値は看護職員配置）
急性
慢性
集中治療室
常時2:1
患者
看護師
ハイケア
ユニット
常時4:1
患者
看護師
一般病棟
7:1
10:1
地域包括ケア
13:1
回復期リハ
13:1
15:1
慢性期病棟
20:1＋20:1
(25:1＋25:1)
介護施設
（施設の種類に
よって異なる）
一般病床
療養病床（介護病床）
患者の容態に見合った
病棟で相応分の報酬に
在宅

病院病床と施設基準

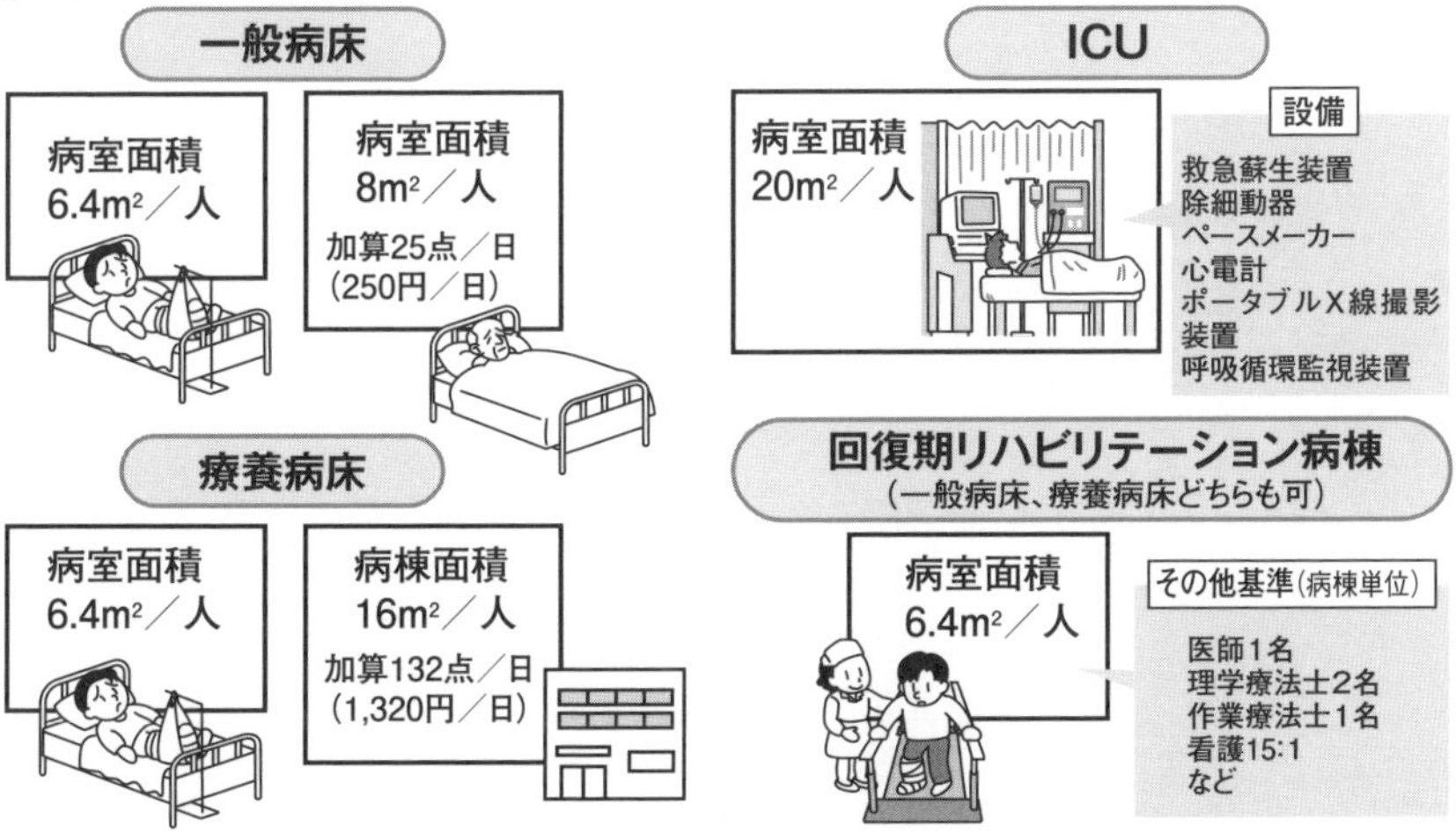
一般病床
病室面積
$6.4m^2$／人
病室面積
$8m^2$／人
加算25点／日
（250円／日）
療養病床
病室面積
$6.4m^2$／人
病棟面積
$16m^2$／人
加算132点／日
（1,320円／日）
ICU
病室面積
$20m^2$／人
設備
救急蘇生装置
除細動器
ペースメーカー
心電計
ポータブルX線撮影
装置
呼吸循環監視装置
回復期リハビリテーション病棟
（一般病床、療養病床どちらも可）
病室面積
$6.4m^2$／人
その他基準（病棟単位）
医師1名
理学療法士2名
作業療法士1名
看護15:1
など

Hospital 1-5

ベッド数は勝手に増やせない!?

需要と供給のバランスを図るため病床数は減らされる傾向にあります。

日本の医療提供体制は、戦後に〝量〟を重視した整備を進めたため、現在では需要と供給のバランスに問題が生じています。このことは、1章-1でも説明しました。

供給を増やす、つまり病床を増やすことに制限を設けないと、医療費はどんどん上昇することになります。

そこで、1985年（昭和60年）の第1次医療法改正で医療計画が制度化され、既存病床数が基準病床数を上回っている地域では、原則として増床はできないことになっています。

具体的には、都道府県内を区切った二次医療圏ごとに一般病床の必要数を、都道府県単位の三次医療圏に精神病床・結核病床の必要数を定めています。

・**一次医療圏**

「かかりつけ医」機能を持った医師の存在する範囲

・**二次医療圏**

主として、一般の病床に入院するときに医療を確保できる範囲であり、病床整備に係る単位

・**三次医療圏**

特殊・専門医療を対象とし、肝臓移植などの高度先進医療や特殊医療機器を使う医療を提供する範囲

今後さらに厳しくなる病床規制

既存病床数が基準病床数をすでにオーバーしている病床過剰地域では、それ以上病床を増やすことができないことになっています。したがって、一般の病床を持つ病院は原則として開設できません。

この「基準病床数」は、2001年に第4次医療法改正が施行される以前は、「必要病床数」という名称でした。第4次医療法改正により基準病床数に変わり、さらに病床数を削減するようなしくみが盛り込まれました。

具体的には、基準病床数の算定式の中に、地域間格差を是正する数値や平均在院日数推移率が盛り込まれました。

この結果、全国的に病床が過剰な地域が目立つことになり、たとえば高知県では、6500床近くの一般および療養病床が〝過剰〟だと示されています。

●都道府県別医療計画における基準病床数及び既存病床数等の状況

(2013年4月1日現在)

番号	区分	公示年月日（平成）	一般病床及び療養病床			精神病床		結核病床		感染症病床	
			二次医療圏数	基準病床数	既存病床数	基準病床数	既存病床数	基準病床数	既存病床数	基準病床数	既存病床数
1	北海道	H25.3.29	21	59,648	77,373	18,967	20,108	143	359	98	94
2	青森県	H25.4.30	6	11,320	13,041	3,870	4,511	60	66	32	20
3	岩手県	H25.3.29	9	11,157	13,889	4,220	4,454	30	137	40	40
4	宮城県	H25.4.1	4	17,174	18,576	5,021	6,388	62	62	28	28
5	秋田県	H25.3.29	8	8,791	11,580	3,839	4,152	38	58	36	30
6	山形県	H25.3.29	4	10,150	11,338	3,373	3,817	34	30	20	18
7	福島県	H25.4.5	7	15,351	20,386	6,478	7,236	60	134	36	36
8	茨城県	H25.4.2	9	17,890	25,216	5,770	7,444	60	128	48	48
9	栃木県	H25.3.29	6	12,140	16,195	4,779	5,224	65	115	32	26
10	群馬県	H25.3.29	10	16,998	18,841	4,419	5,207	66	69	48	48
11	埼玉県	H25.3.29	10	42,707	47,910	13,345	14,495	137	191	85	40
12	千葉県	H25.5.24	9	48,482	48,325	12,949	12,936	114	218	59	58
13	東京都	H25.4.1	13	95,627	104,140	21,956	23,221	398	563	130	124
14	神奈川県	H25.3.29	11	59,985	60,572	12,958	13,889	166	166	74	74
15	新潟県	H25.4.5	7	21,051	21,863	6,490	6,850	41	100	36	36
16	富山県	H25.3.29	4	10,235	14,339	3,080	3,365	82	86	20	20
17	石川県	H25.4.1	4	9,910	14,608	3,656	3,816	62	92	18	18
18	福井県	H25.3.29	4	6,471	9,001	2,116	2,342	22	48	20	20
19	山梨県	H25.3.28	4	6,144	8,449	2,345	2,468	20	50	20	28
20	長野県	H25.3.28	10	17,801	19,067	4,861	4,977	42	74	46	46
21	岐阜県	H25.3.29	5	14,552	17,094	3,294	4,118	95	137	30	30
22	静岡県	H25.3.29	8	34,126	31,939	6,946	7,021	108	178	48	48
23	愛知県	H25.3.29	12	51,195	54,809	12,554	13,031	218	256	74	70
24	三重県	H25.3.29	4	13,612	15,756	4,120	4,786	60	54	24	24
25	滋賀県	H25.4.1	7	10,279	12,706	2,345	2,373	73	77	34	32
26	京都府	H25.4.2	6	24,786	28,796	5,728	6,376	300	300	38	38
27	大阪府	H25.4.3	8	67,263	88,397	18,318	19,025	514	577	78	78
28	兵庫県	H25.4.1	10	54,082	53,523	10,938	11,411	178	211	58	54
29	奈良県	H25.3.29	5	13,747	13,890	2,800	2,863	50	60	28	13
30	和歌山県	H25.4.16	7	8,496	11,484	1,850	2,336	27	73	32	32
31	鳥取県	H25.4.1	3	5,665	6,813	2,369	2,376	16	33	30	30
32	島根県	H25.3.29	7	7,885	8,443	2,369	2,376	16	33	30	30
33	岡山県	H25.3.29	5	21,172	21,991	5,356	5,674	76	216	26	26
34	広島県	H25.4.1	7	26,284	31,512	8,174	8,984	85	155	36	24
35	山口県	H25.5.31	8	16,585	21,035	5,848	6,068	37	60	40	40
36	徳島県	H25.4.9	3	7,025	11,240	2,772	3,928	37	49	16	16
37	香川県	H25.3.29	5	8,886	11,984	2,943	3,459	35	123	24	18
38	愛媛県	H25.4.5	6	15,165	18,311	4,569	5,160	54	153	28	26
39	高知県	H25.3.29	4	8,403	14,896	2,493	3,721	60	170	11	11
40	福岡県	H25.3.29	13	49,713	65,704	18,469	21,436	191	312	66	56
41	佐賀県	H25.4.1	5	9,187	10,961	4,090	4,239	30	30	24	22
42	長崎県	H25.4.9	8	16,185	19,501	6,844	7,955	70	143	38	38
43	熊本県	H25.4.2	11	19,053	25,476	7,522	8,931	54	231	48	48
44	大分県	H25.3.31	6	11,720	15,183	4,693	5,247	38	50	28	40
45	宮崎県	H25.4.1	7	11,762	13,847	5,370	5,844	26	97	32	30
46	鹿児島県	H25.3.29	9	16,769	25,046	8,683	9,812	183	181	44	44
47	沖縄県	H25.3.29	5	10,002	12,418	5,201	5,430	39	71	26	24
		計	344	1,052,631	1,237,464	310,510	340,470	4,377	6,777	1,899	1,776

(注)基準病床数については、各都道府県における公示年月日時点のものである。
(注)公示年月日は、各都道府県の医療計画の見直し時期により異なる。

Hospital 1-6

かなり緩和された広告規制

公益性が重視される医療分野ですが、現在では広告も重要な情報公開のひとつです。

　医療の世界では、〝情報の非対称性（サービスの提供側と受け手側で情報の量、質、理解力に格差があること）〟を背景に、医師誘発需要（医師主導でサービス内容が決まる）の要素がかなりの部分を占めると指摘されています。

　そのため、少し昔までは、医療情報リテラシーの低い患者を「保護するため」に、広告できる事項を最小限にしてきました。

　しかし近年における「医療情報に対する国民のニーズの高まり」→「患者自らの判断で適切な医療機関を選択するため、情報提供の推進」という流れを受け、第2次医療法改正（1992年）、第3次医療法改正（1998年）、第4次医療法改正（2001年）、第5次医療法改正（2007年）と、徐々に広告の規制が緩和されてきました。

07年度に広告規制大改正

　2007年の第5次医療法改正では、医療における広告規制が大幅に緩和されました。従来の「専門医の認定」や「手術件数」のような〝ポジティブリスト方式〟から、一定の性質を持った項目群ごとにまとめた「包括規定方式」に改められることになりました。

　この改正により、07年4月以降は次のような項目が広告可能になりました。

「ＥＤ治療薬を取り扱っております」

※薬事法等の他法令に抵触しないことが求められるため、「医薬品『バイアグラ錠』を処方できます」とは広告できません。

「当院ではジェネリック医薬品を採用しております」

「日曜・祝日も専用の透析室で、人工透析を行なっています」

　しかし、従来どおり、客観的な事実であっても、次のような〝比較広告〟は認められないことが示されました。

「肝臓がんの治療では、日本有数の実績を有する病院です」

「当院は県内一の医師数を誇ります」

「本グループは全国に展開し、最高の医療を広く国民に提供しております」

　ほかにも、「専門外来」（標榜診療科名と誤認を与える）、「死亡率、術後生存率等」、「未承認医薬品（海外の医薬

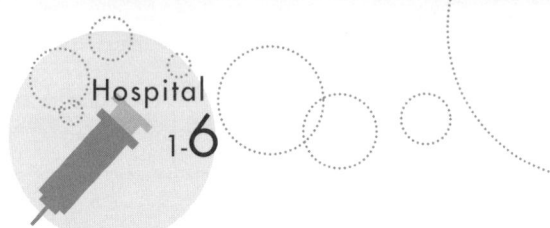

◯広告規制の見直しによる広告可能な事項の拡大（医療法）

広告する内容	改正前の制度	改正の背景・考え方	改正後の制度
広告可能な事項	個別事項を細かく列挙 （例） ・病床数、病室数 ・機能訓練室に関する事項 ・診療録を電子化している旨 ・従業員数、患者数に対する配置割合 など	医療の選択を支援する観点から広告可能な内容を拡大	一定の性質をもった項目に関する客観的事実を規定 （例） その有する施設、設備または人員に関する客観的事実
広告可能な事項以外の内容	直接罰（※）を適用	都道府県は実態として行政指導で対応	・広告の中止命令・是正命令 ・命令違反に対する間接罰（※）を適用
虚偽の内容	直接罰を適用	不適切な広告による不当な誘因から利用者を保護	直接罰を適用

※6か月以下の懲役または30万円以下の罰金

緩和された広告の例

○医療スタッフの略歴、従事者の受けた研修、専門性
○提供している診療、治療内容のわかりやすい提示
○院内感染対策に関する事項
○医療機器に関する事項　など

品やいわゆる健康食品等）による治療の内容」、「著名人も当院で治療を受けております」……などについては広告できないことが示されました。

一方、次のような「治療の方針」については、成功率、治癒率等の治療効果等を説明することなく、広告可能な事項の範囲であれば、記載しても差し支えないとされています。

「術中迅速診断を行ない、可能な限り温存手術を行ないます」

「手術療法のほかに、いくつかの薬物療法の適用があるので、それぞれのメリット・デメリットを御説明し、話し合いのもとで治療方針を決定するようにしております」

なお、インターネット上のホームページは引き続き、原則として広告とは見なされませんが、インターネットの〝検索結果を買っている〟医療機関については、検索結果の表示が広告として取り扱われることとなります。

Hospital 1-7

病院の開設者はどのような母体か

病院の開設者にはさまざまな母体が名を連ねます。いずれも非営利・公益性を掲げています。

病院の開設者には、さまざまな母体があります。次ページの表は、２０１６年１月末時点の「開設者別にみた施設数及び病床数」です。

これをみると、全病院のうち、医療法人が約6割を占めているのがわかります。

表にある「独立行政法人国立病院機構」とは、国立病院・療養所を運営する、国とは独立した法人格をもつ法人で、２００４年４月に１５４施設でスタートしました。再編成を行なうことにより、最終的には１４３施設になりました。

また、会社立が48病院ありますが、これは法改正以前に設立されたもので、現在は営利企業による病院経営は、規制改革の俎上《そじょう》には上るものの、認められていません。

医療法人とは？

医療法人制度は、昭和25年の医療法改正で創設されました。

この制度の主旨は、「医療事業の経営主体が医業の非営利性を損なうことなく法人格を取得することにより、資金の集積を容易にし、医療機関の経営に永続性を与えること」とされています。

つまり、私人としての医療機関経営の困難さを緩和するためにつくられた制度です。

2007年度の医療法人制度改革

しかし、医療法人制度が発足してから50年が経過したこともあり、さまざまな矛盾点が露呈していました。そのため、２００６年6月24日に可決・成立した第5次医療法改正には、医療法人の非営利性を高める改革が盛り込まれました。

具体的には、現行の医療法人を、①非営利性を徹底した医療法人（出資額限度法人）、②公益性の高い認定医療法人（社会医療法人）の2類型に整理したうえで、剰余金および残余財産を特定の個人や団体に帰属させないことが医療法関係法令等に明示されます。

なお、厚生労働省は既存の医療法人が自主的に新制度へ移行できるよう、一定の経過措置期間を設けています。

開設者別にみた施設数および病床数

（2016年1月末現在）

	病院		一般診療所		歯科診療所
	施設数	病床数	施設数	病床数	施設数
総数	8,471	1,564,760	101,099	105,940	68,730
国　厚生労働省	14	5,078	27	-	-
独立行政法人国立病院機構	143	54,683	-	-	-
国立大学法人	47	32,698	144	19	2
独立行政法人労働者健康福祉機構	34	13,065	1	-	-
国立高度専門医療研究センター	9	4,327	2	-	-
独立行政法人地域医療機能推進機構	57	16,191	1	-	-
その他	23	3,392	366	2,210	3
都道府県	199	54,554	259	188	7
市町村	648	136,771	3,010	2,321	269
地方独立行政法人	94	35,260	17	-	-
日赤	92	36,377	214	19	-
済生会	79	21,928	52	-	1
北海道社会事業協会	7	1,785	-	-	-
厚生連	106	33,762	72	64	1
国民健康保険団体連合会	-	-	-	-	-
健康保険組合及びその連合会	9	1,970	318	-	2
共済組合及びその連合会	44	13,932	161	9	5
国民健康保険組合	1	320	16	-	-
公益法人	236	58,689	567	301	119
医療法人	5,739	860,794	40,615	76,936	13,094
私立学校法人	111	55,456	181	65	17
社会福祉法人	202	34,567	9,202	314	30
医療生協	83	13,819	314	267	50
会社	48	10,945	1,909	10	11
その他の法人	187	38,843	699	295	95
個人	259	25,554	42,952	22,922	55,024

病床数は全体の約５割

全病院数の約６割！

Hospital 1-8

医療圏は地域の医療提供体制

各都道府県の医療計画をもとに策定される
二次医療圏についてみてみましょう。

　1章-5でも説明しましたが、病床数は二次医療圏ごとに管理されています。二次医療圏は、都道府県が作成した医療計画において、一般的な疾患で入院が必要な際に医療を確保できる範囲として、広域市町村圏などをもとに受診状況や交通事情の整備状況などを考慮して策定されています。

　各都道府県は3~21の二次医療圏に区分しており、全国に３４４あります（２０１３年4月1日現在）。

神奈川県の二次医療圏は11圏域

　たとえば、神奈川県の二次医療圏は、11圏域あります。そのうちのひとつである「横浜北部」には、鶴見区、神奈川区、港北区、緑区、青葉区、都筑区が含まれています。

「横浜北部」における療養病床及び一般病床の基準病床数は８７２６床、既存病床数は８２３４床（２０１３年3月29日現在）。つまり、この医療圏では、あと４９２床まで療養病床及び一般病床を増やすことができます。

新医療計画の〝5疾病および5事業＋α〟

　13年度に見直された医療計画では、従来の「4疾病5事業」に加えて、新たに精神疾患と在宅医療が追加され、「5疾病5事業及び在宅医療」）に係る医療提供施設相互間の機能の分担及び業務の連携を確保するための体制が盛り込まれることになりました。前回（08年度）の見直しとの大きな違いは、各疾病と事業について、数値目標を設定したうえでＰＤＣＡサイクルを回すことを推進することです。

●5疾病

がん、脳卒中、急性心筋梗塞、糖尿病、精神疾患

●5事業

救急医療、災害医療、へき地医療、小児医療、周産期医療

　5疾病は国民医療費に占める割合が高い疾患であり、急性期から在宅療養という医療の切れ目のない流れを構築することにより、医療費を適正化したいと厚生労働省は考えています。

　新しい医療計画の最大のポイントは、各疾病の医療連携体制について、医療機関・施設の具体的な名称が明記され

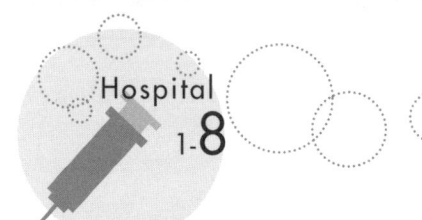

神奈川県の二次医療圏は11エリア

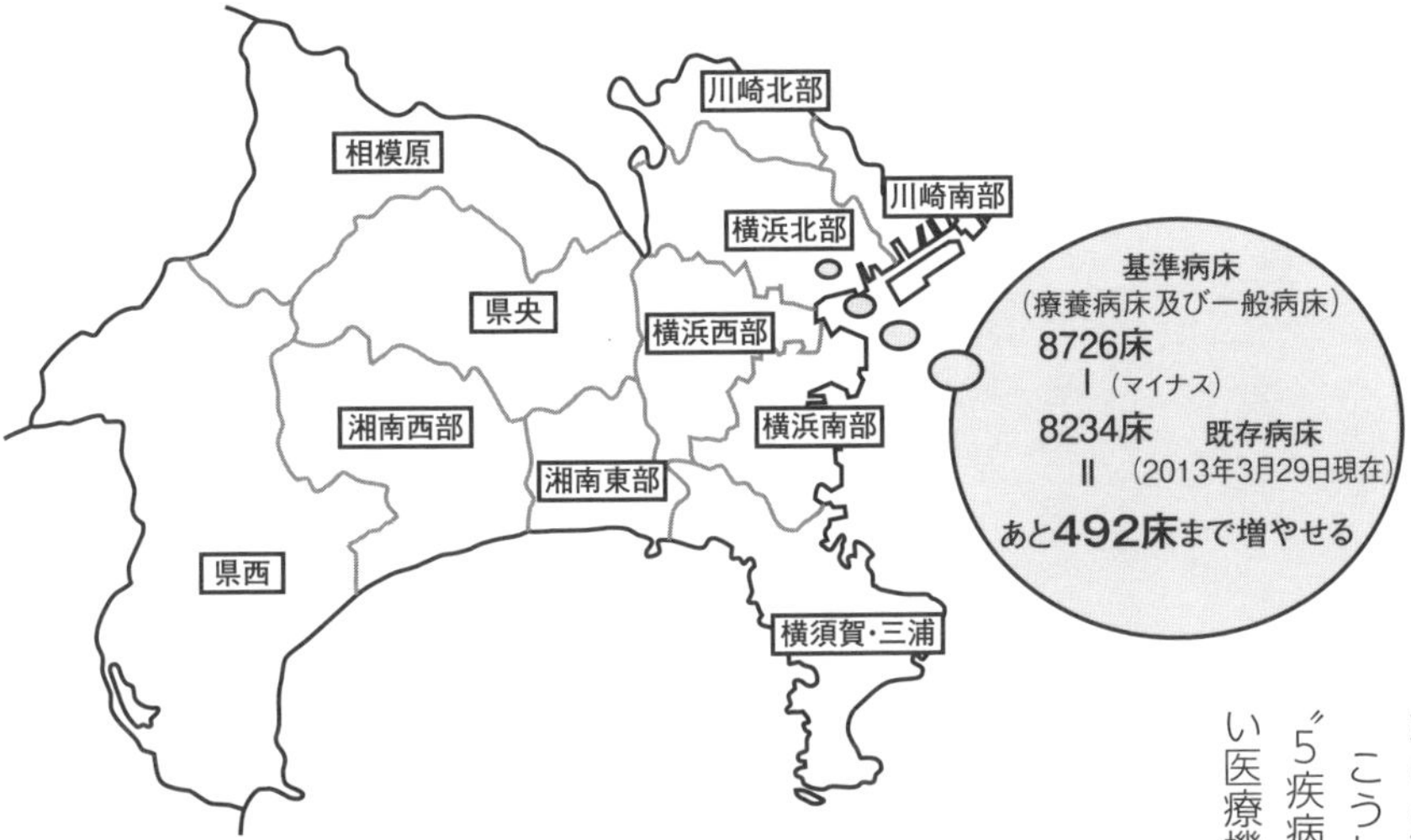

糖尿病の医療機能の連携体制（神奈川県）（2015年5月現在）

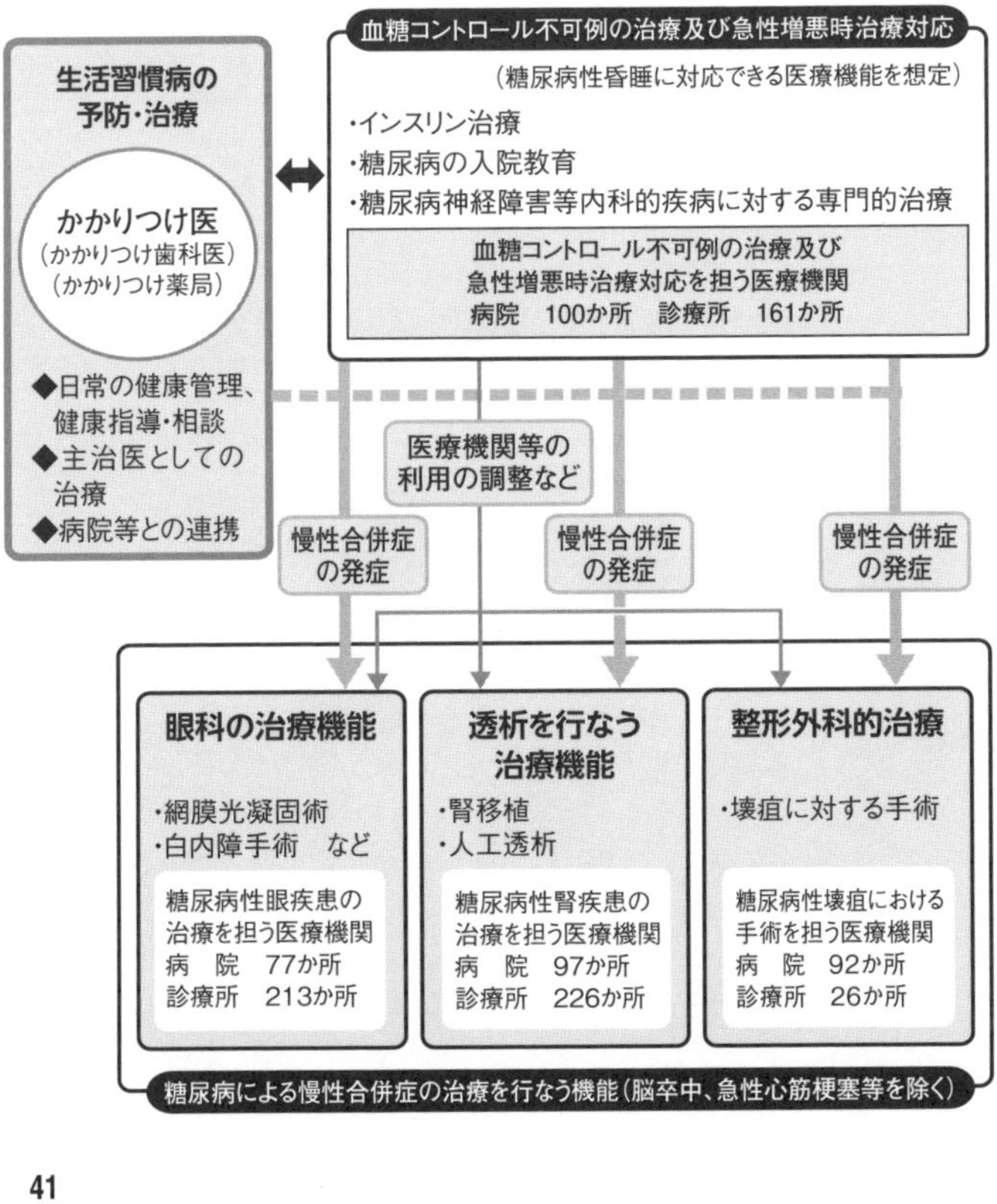

たことです。

こうした情報公開化の流れにより、〝5疾病の連携体制に名前が出てこない医療機関〟は患者から選ばれなくなってくるでしょう。

同様に、地域で連携していた医師たちも、このような情報をもとに、連携先を再考することも考えられます。

Hospital 1-9

病院による患者紹介のしくみ

診察をした医師が別の病院を紹介することがあります。これは、どのようなしくみで行なわれるのでしょうか？

医療施設間において患者紹介が行なわれています。この「紹介」という医療業界独特のシステムは、医療法の医療提供理念に起因します。

医療法によると、「医療提供施設において診療に従事する医師及び歯科医師は、医療提供施設相互間の機能の分担及び業務の連携に資するため、必要に応じ、医療を受ける者を他の医療提供施設に紹介し、…（以下略）」と定義されています。

紹介の3種類の概念

紹介は、「診療科と紹介の関係」と、「医療体制と紹介の関係」、「治療ステージと紹介の関係」の3形態が存在します。

①診療科と紹介

各医師は診療についての専門分野を持っています。大学を卒業して臨床研修が終わり、その後、医師免許を取得してから大学の医局員となる時点で内科、外科などの専門分野を選択します。各診療科には専門分野の範囲があります。その分野を超えるときは、他の診療科へ紹介します。

このようなことから、同一医療機関内でも紹介が行なわれますし、同一医療機関内で対処できないケースでは外部の医療機関へ紹介します。

②医療体制と紹介

病院の規模により、提供できる医療には限りがあります。医療は、一次医療（プライマリーケア）といわれる軽いものから、高度な医療機器や医療技術が必要な三次医療まで存在します。また、入院が必要な患者が無床診療所へ来院した場合は、すぐに入院ができる医療機関へ紹介する必要があります。このような医療の必要レベルに応じて紹介が必要なケースもあります。

③治療ステージと紹介

治療にはステージが存在します。病気の発症状態を「急性期」、やや安定してきた状態を「亜急性期」または「回復期」、病状が安定して治癒をしない状態を「慢性期」といいます（4章参照）。

病院は、急性期の病院、回復期の病院、亜急性期の病院、慢性期の病院に大きく分けられます。急性期の病院では、在院日数が14日程度で退院をすることが一般的とされているため、次の

診療科と紹介のしくみ

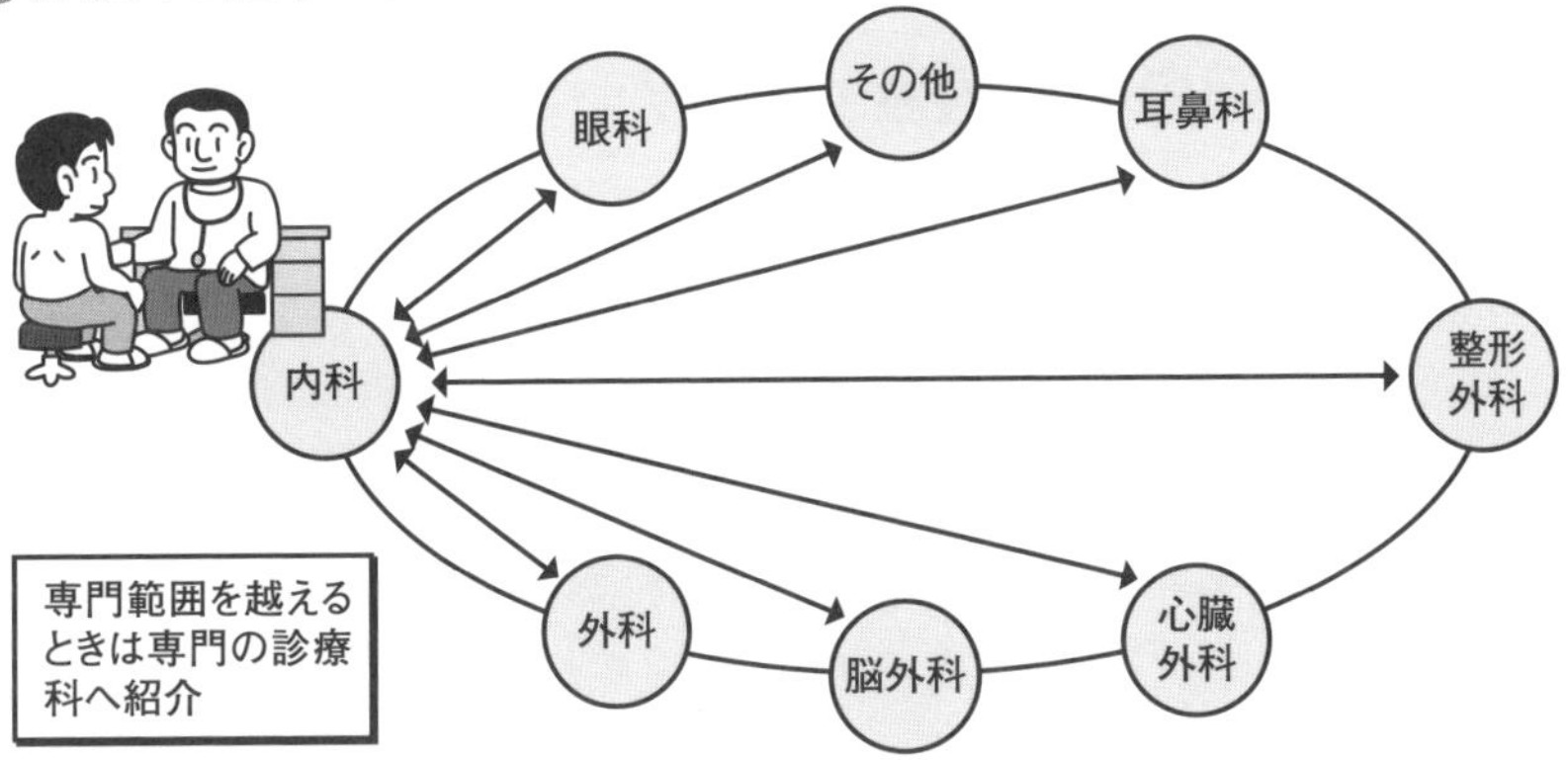

医療体制と紹介のしくみ

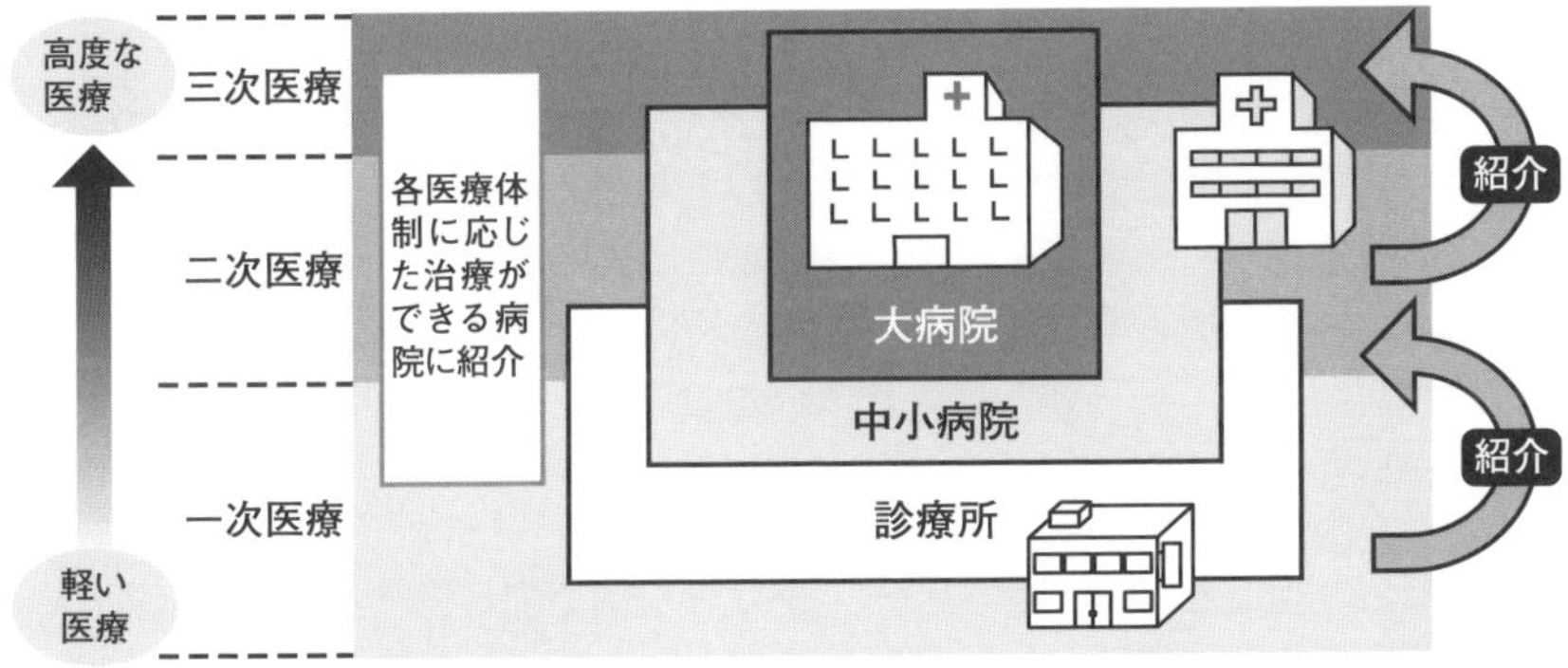

治療ステージと紹介のしくみ

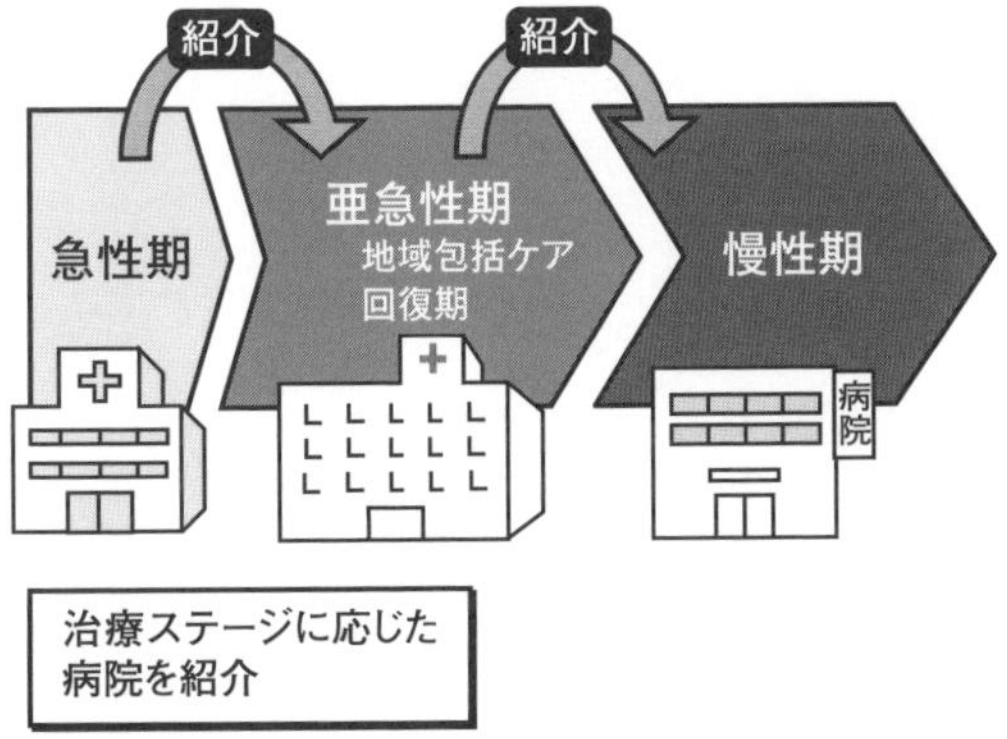

回復期や亜急性期の病院で治療を行なうことになります。こうした理由で、医療施設間で紹介が行なわれる場合もあります。

患者を紹介する前述の①〜③のしくみは、患者に対して最適な医療施設で最善な治療を行なうためであり、医療の質を保証するためのシステムです。

Column 1

「医師の応召義務」とは？

医師法の第19条に「医師の応召義務」というものがあります。それによると、「診療に従事する医師は、診察治療の求めがあった場合には、正当な事由がなければ、これを拒んではならない」と規定されています。

正当な事由については、「正当な事由がある場合とは、医師の不在または病気等により、事実上診療が不可能な場合に限られるのであって、患者の再三の求めにもかかわらず、単に疲労の程度をもって、診療を拒絶することは、医師法第19条違反を構成する」と、旧厚生省通達（昭和30年）で示されています。

つまり、患者は医師を選べても、医師は患者を選べない、拒否できないというわけです。しかし、不思議なことに、現在の医師法には、応召義務に関する罰則規定はありません。

昭和49年に厚生労働省から出された通知では、福岡市長からの「内科、小児科系休日急患診療体制が整備発足したあかつきには、休日急患診療所以外の医療機関に患者が来院し、診察治療を求めた場合、医師が在宅しているが、休日急患診療所が設置されているので休日急患診療所に行くように指示することにより、診察治療をしないことは、正当な理由による診察治療の拒否と解釈してよいか」という照会に対して、「住民に休日急患診療体制が周知徹底されていれば、正当な理由になる」と答えています。

ただし、当たり前のことですが、「症状が重篤である等直ちに必要な応急の措置を施さねば患者の生命、身体に重大な影響が及ぶおそれがある場合においては、医師は診療に応ずる義務がある」と明記されています。

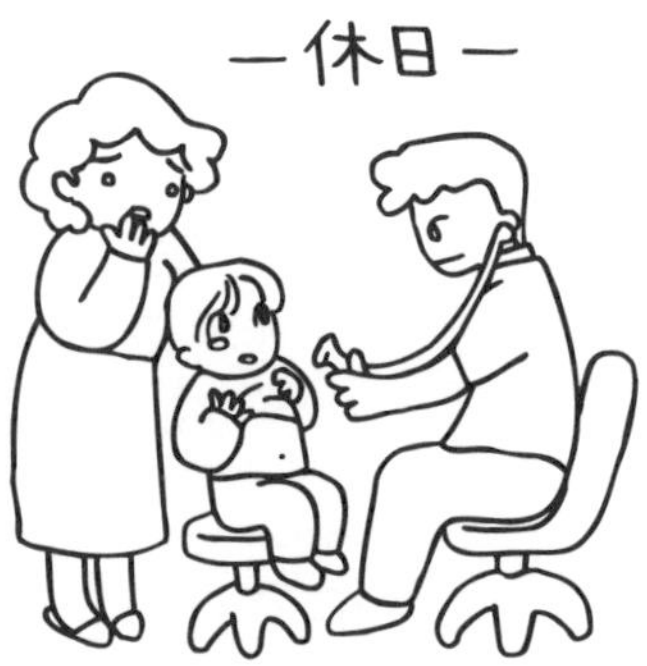

2 章

病院の各現場担当者の1日

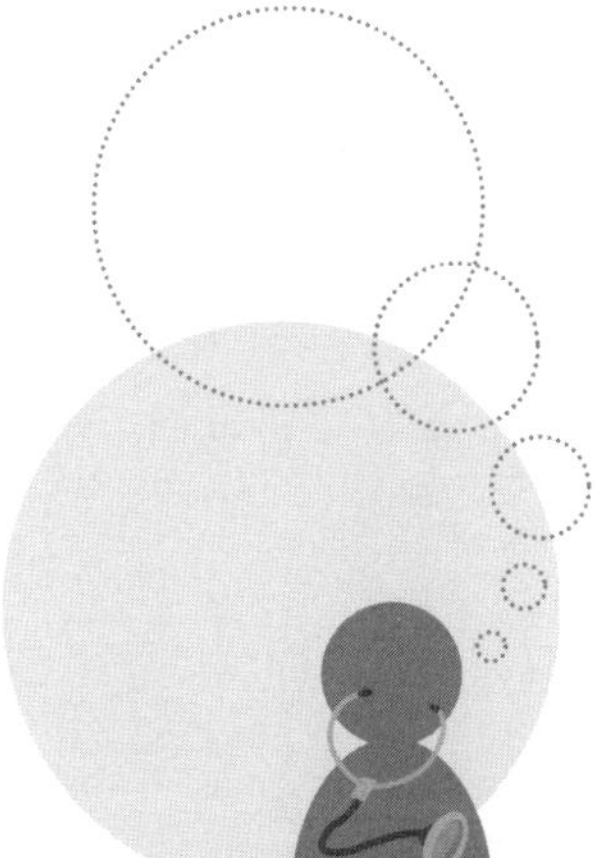

Hospital

2-1

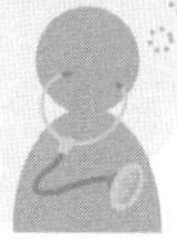

病院内での職種は何種類ある？

病院という組織は多種多様な国家資格・都道府県資格・民間資格を持つ専門職集団の集まりによって構成されています。

さまざまな資格を持った専門集団

病院にはさまざまな資格を持った、多種多様な職種の人が働いています。たとえば、最近話題になっている個人情報保護法（2005年4月施行）に関連した、「守秘義務が法律によって規定されている医療関係の職種」だけでも、次の24職種が挙げられます。

❶医師　❷歯科医師　❸薬剤師
❹保健師　❺助産師　❻看護師
❼准看護師　❽診療放射線技師
❾臨床検査技師　❿衛生検査技師
⓫理学療法士　⓬作業療法士
⓭視能訓練士　⓮臨床工学技士
⓯義肢装具士　⓰救急救命士
⓱言語聴覚士　⓲歯科衛生士
⓳歯科技工士
⓴あん摩マッサージ指圧師
㉑はり師　㉒きゅう師
㉓柔道整復師　㉔精神保健福祉士

このほかにも、社会福祉士、介護支援専門員、管理栄養士、栄養士、健康運動指導士、診療情報管理士などの資格があり、これに医療事務や企画スタッフなどを含めると、30以上の専門職種を持った人が病院で働いていることになるでしょう。

組織は縦割りでピラミッド型

病院の組織はほとんどが専門職で構成されていることもあり、組織は縦割り的で、横のつながりが希薄になりやすいようです。

さらに、医療関係資格者のほとんどが医師の指示、監視がないと医療行為を行なうことができません。そのため、医師を頂点としたピラミッド組織になりがちなのです。

離職率が高い医療職

医療職の離職率は非常に高いとされています。この理由は、異常に高い有効求人倍率といえます。2016年2月の状況（パート除く）をみると、全職種の有効求人倍率1・11に対して、医師、薬剤師等は8・00となっています。

つまり、日本経済のバブル期のような状況が、いまでも医療界では続いているのです。

病院の組織図の例

（東京大学医学部附属病院の運用機能概念図）

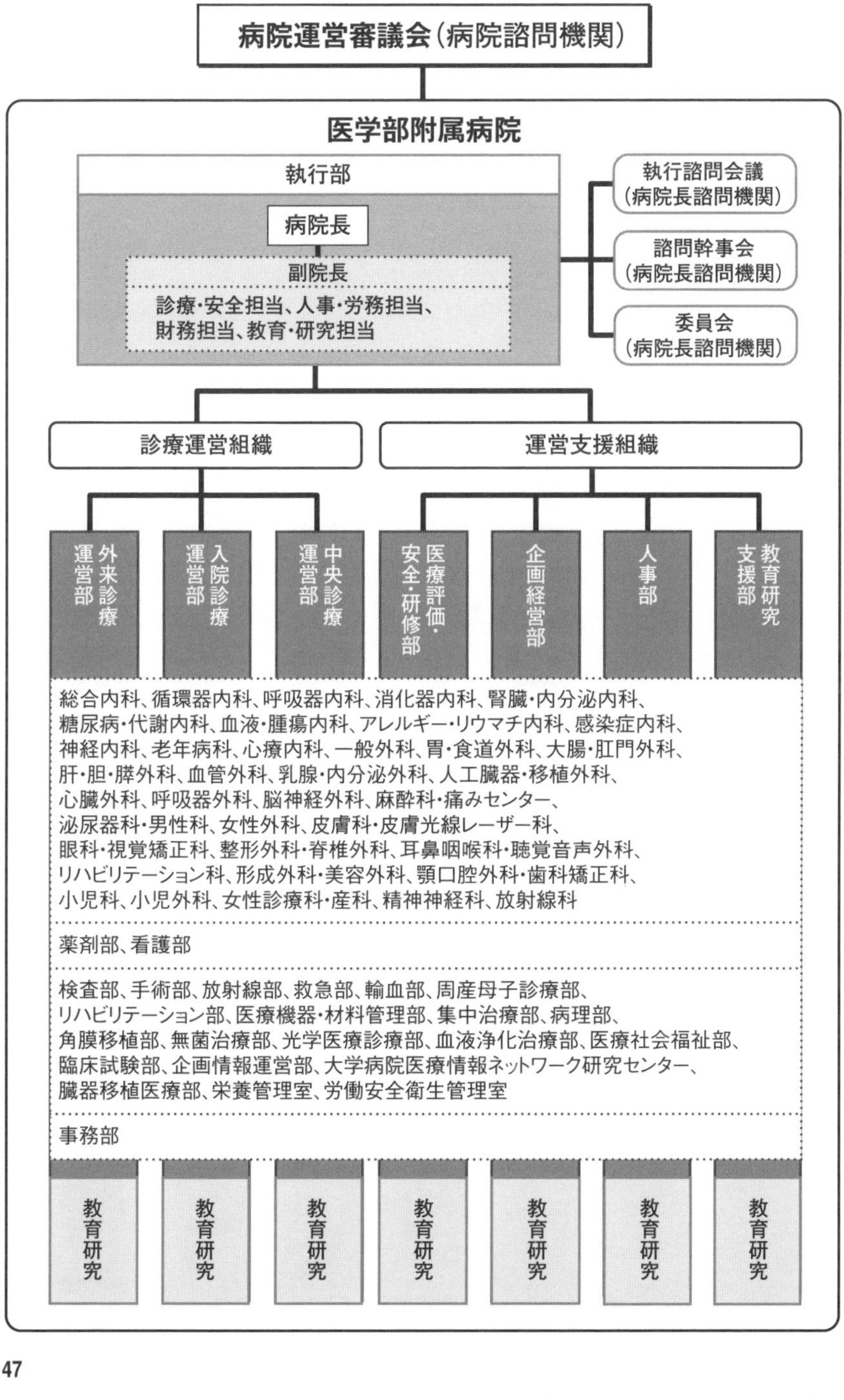
病院運営審議会（病院諮問機関）
医学部附属病院
執行部
病院長
副院長
診療・安全担当、人事・労務担当、財務担当、教育・研究担当
執行諮問会議（病院長諮問機関）
諮問幹事会（病院長諮問機関）
委員会（病院長諮問機関）
診療運営組織
運営支援組織
外来診療運営部
入院診療運営部
中央診療運営部
医療評価・安全・研修部
企画経営部
人事部
教育研究支援部
総合内科、循環器内科、呼吸器内科、消化器内科、腎臓・内分泌内科、糖尿病・代謝内科、血液・腫瘍内科、アレルギー・リウマチ内科、感染症内科、神経内科、老年病科、心療内科、一般外科、胃・食道外科、大腸・肛門外科、肝・胆・膵外科、血管外科、乳腺・内分泌外科、人工臓器・移植外科、心臓外科、呼吸器外科、脳神経外科、麻酔科・痛みセンター、泌尿器科・男性科、女性外科、皮膚科・皮膚光線レーザー科、眼科・視覚矯正科、整形外科・脊椎外科、耳鼻咽喉科・聴覚音声外科、リハビリテーション科、形成外科・美容外科、顎口腔外科・歯科矯正科、小児科、小児外科、女性診療科・産科、精神神経科、放射線科
薬剤部、看護部
検査部、手術部、放射線部、救急部、輸血部、周産母子診療部、リハビリテーション部、医療機器・材料管理部、集中治療部、病理部、角膜移植部、無菌治療部、光学医療診療部、血液浄化治療部、医療社会福祉部、臨床試験部、企画情報運営部、大学病院医療情報ネットワーク研究センター、臓器移植医療部、栄養管理室、労働安全衛生管理室
事務部
教育研究
教育研究
教育研究
教育研究
教育研究
教育研究
教育研究

Hospital 2-2

院長の仕事

総合病院A病院・A院長の1日

ひとくちに院長[※1]といっても、病院の規模や特徴によって仕事内容は異なります。ここでは、某地方都市にあるA病院の院長の仕事をみてみます。
病院の経営と診療の質は院長の実力次第。病院の中では一番忙しい人だといえるでしょう。

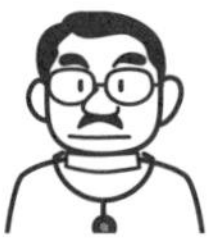

A病院は総合病院ですが、消化器内科と消化器外科が看板です。入院患者数は約300人、全体では1日に約600ほどの外来患者が訪れます。A院長はこの病院の内科医です。

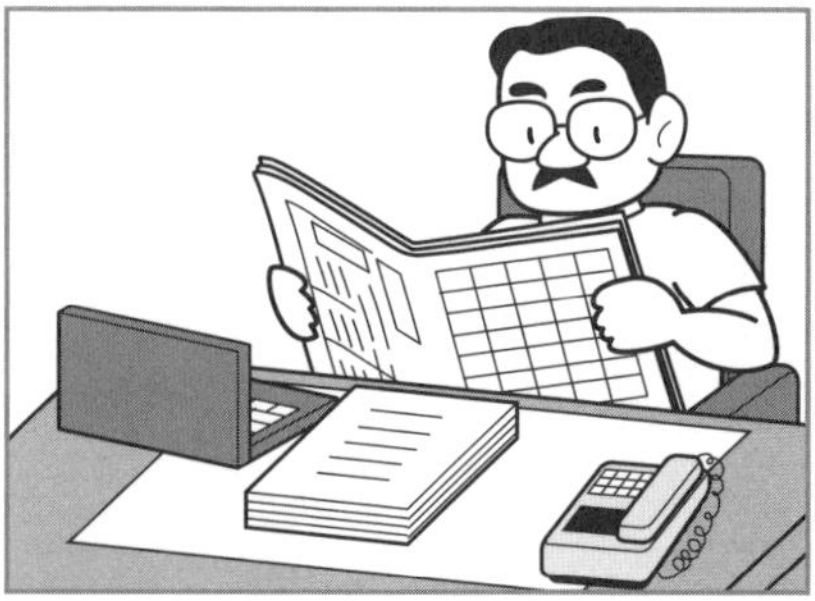

A院長は職員の誰よりも早く、毎朝6時に出勤しています。出勤してからまず最初に新聞に目を通し、昨日、上がってきた稟議書など院内の書類に目を通します。その後、7時に医局の早朝カンファレンスに出席し、症例検討を行なってから、症例についてのコメントをします。

院長室へ戻ると、秘書と本日のスケジュールを確認します。事務部長、看護部長が昨日の業務報告のために院長室に訪れます。

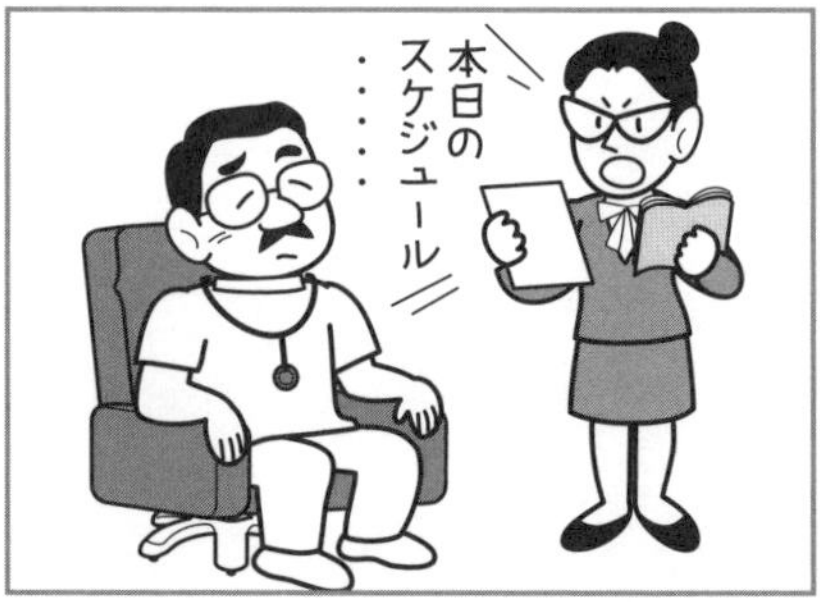

9時から外来診察がはじまります。A院長は糖尿病の専門医のため、外来で糖尿病の専門診察を行ないます。院長診察は予約制なので、診察はいつも30人と決められています。予約が入れられない患者から不満の声も出てきていますが、これ以上の人数はスケジュール的に無理なのです。診察が長引いたため、午後1時を過ぎて院長室に戻

り、急いで昼食をとりました。

午後1時半から病院経営会議が行なわれます。出席者は、院長、副院長、事務部長、看護部長です。

一般的な院長の1か月

一般的な院長は、外来診療もしますし、病棟回診も行ないます。また、病院経営や運営についての指揮もとるので、医療※2訴訟などが起こると弁護士との打ち合わせなども行ないます。

また、医局会、薬事会、感染症委員会、安全管理委員会などの委員会へも出席します。対外的な活動としては、医師会や病院会、ロータリークラブやライオンズクラブ、市区町村の保健所の仕事、大学病院の医局訪問など、さまざまな仕事や会へ出席しなければなりません。

どの病院の院長も朝早く夜遅くまで仕事をしているのが一般的です。テレビドラマに出てくるような、「高級クラブを毎夜飲み歩いている」ような院長が務まるほど、病院経営は甘いものではありません。

本日のテーマは、「診療報酬改定と各部門の影響」。事務部長から、今度の診療報酬改定は病院にとって厳しい事態との報告がありました。院長は、「増収対策と経費削減」について、次回の会議までに考えてくるよう出席者に伝えて会議を終えました。

午後3時、秘書から50通もの郵便物やFAXを受け取りました。急いでこれらに目を通し、その後、地元の新聞社から糖尿病についての取材を受けました。

午後4時に医師会へ出向き、医師会の運営について話し合ったあと、午後6時に病院へ戻りました。

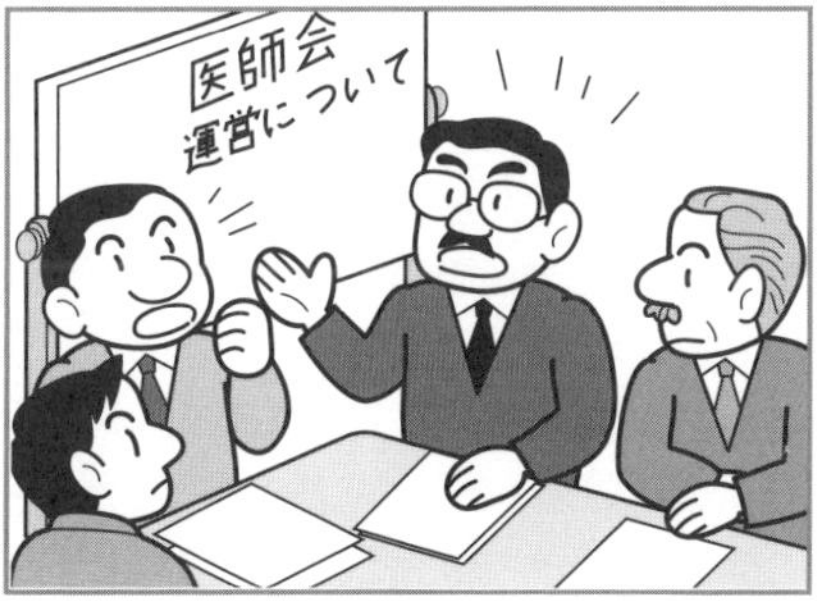

戻るや否や医局会に出席し、購入計画を進めている最新式のCTについて、業者からのプレゼンテーションを聞きました。

本日は、ふだんより少し早く、午後8時に帰宅となりました。

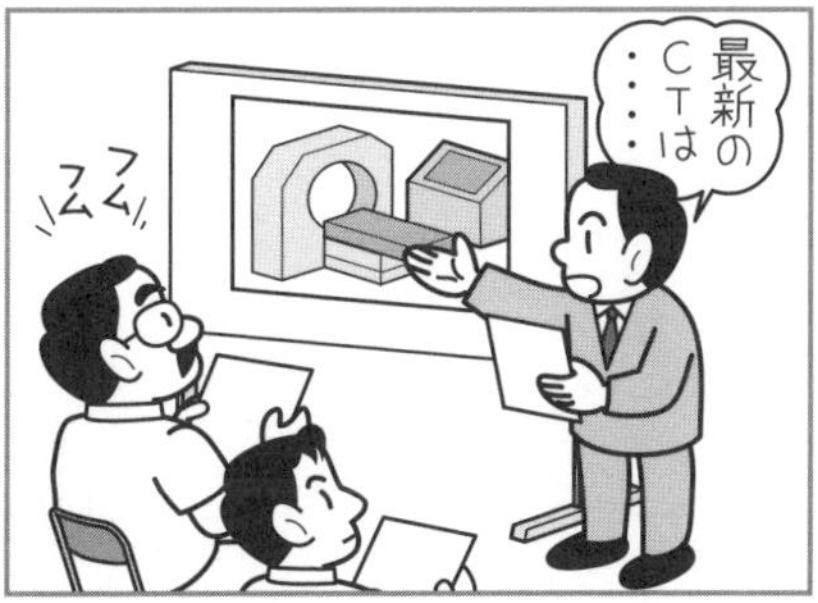

※1　院長については、医療法第10条「病院又は診療所の開設者は、その病院又は診療所が医業をなすものである場合は医師に、歯科医業をなすものである場合は歯科医師に、これを管理させなければならない」と定められている。

※2　医療訴訟は、どの病院でも1件は抱えているもの。症例が多くなればなるほど、訴えられる数が多くなる傾向にある。

Hospital 2-3

医師の仕事

消化器外科Ｂ医師、眼科Ｃ医師、整形外科Ｄ医師の１日

医師は、体力、知力、精神力を併せ持っていなければ務まりません。最近では、医療訴訟と隣り合わせという状況下で仕事をしなければなりません。

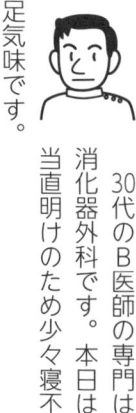

30代のB医師の専門は消化器外科です。本日は、当直明けのため少々寝不足気味です。

今日は朝から外来診察があり、午前中で15人を診察しました。B医師の専門は消化器外科なのですが、外来診察では包丁で手を切った患者の傷口の縫合や、簡単な切開なども行ないます。

午後は、大腸がんの手術を外科部長立会いのもとで行ないます。本日の患者は50代の男性です。どこまでがんが浸潤しているのか、切ってみないとわかりません。

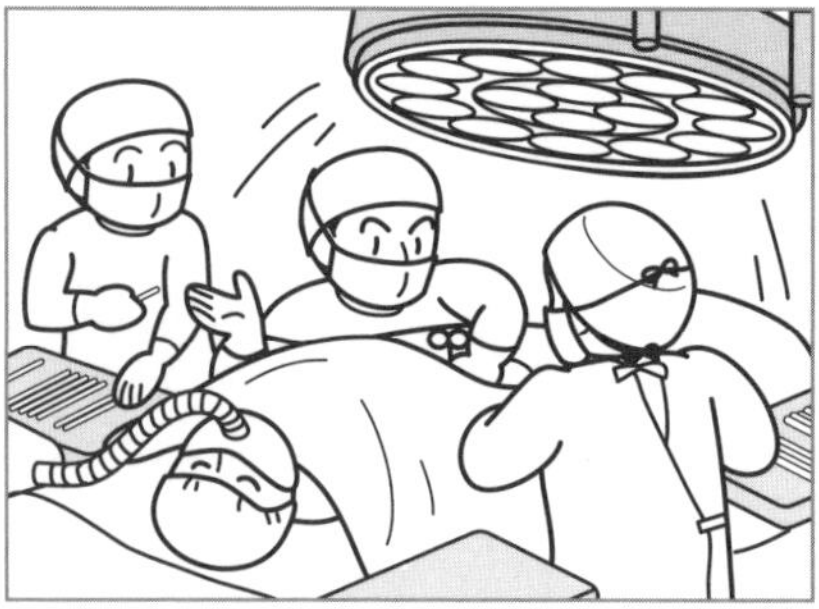

午後2時、手術室に患者が運び込まれてきました。予定の時刻にすべての準備が整ったところで手術開始です。開腹し、がんの位置が確認され、大腸の大部分と肝臓の一部を切除し、手術は終了しました。終わってみれば5時

一般的な医師の仕事

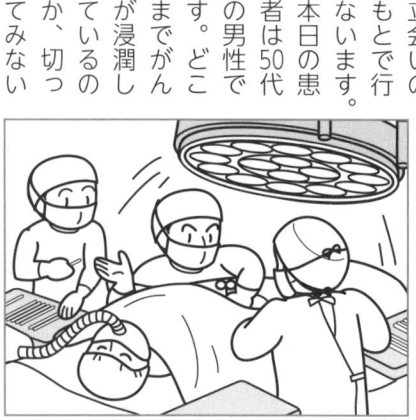

一般的な医師の勤務は、「4日の勤務日と1日の研究日[※1]、2日の休日」という1週間のスケジュールが一般的です。そのほかに当直があり、当直明けの日は勤務となっています。

医師は一生勉強を続けなければなりません。学会の論文作成や学術誌に投稿するための研究、さらには新薬や病気の治療法についてのレクチャーを受けたり、診察が終わってからや休日に行なっています。

このように医師はみな、患者が早く治癒・回復することに全力を尽くしているのです。

間の大手術で、その間ずっと立ちっ放しだったため、さすがに腰が痛くなりました。

本日は、手術記録と明日からの指示を出して帰宅となりました。

＊＊＊

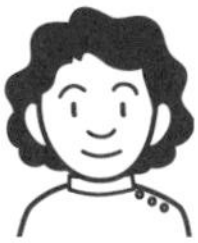

C医師の専門は眼科です。眼科では命にかかわる病気はほとんどありませんが、失明の危険性のある手術などでは、とくに緊張を強いられます。

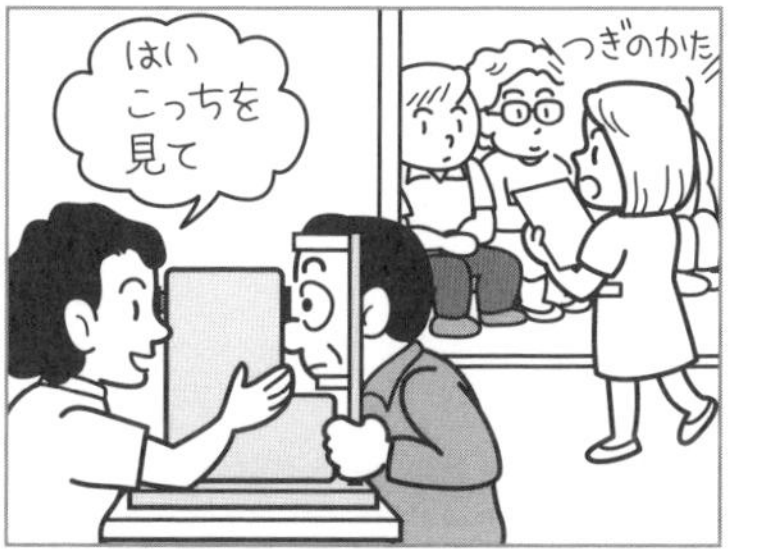

今日は、午前、午後ともに外来診察です。午前は、患者を70人診察しました。いままでで最高記録です。患者のほとんどが、コンタクトレンズやメガネを作るために診察に訪れます。

今日、診察した中で一番重症な患者は、糖尿病からの合併症による網膜症でした。内科医への紹介状を書きました。午後は、白内障[※2]の手術を2件終えたあと、外来を行ないます。午後の外来も40人程度来院しました。

＊＊＊

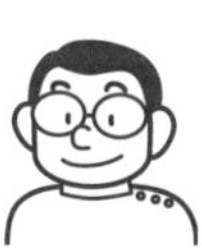

D医師の専門は、整形外科です。整形外科では、交通事故が起きた場合などでは、緊急の処置が必要です。

朝一番、救急車で交通事故の患者が運び込まれてきました。患者は、腕を骨折する重傷です。首も鞭打ちのようです。腕の整復術を行ない、ギプスを巻きました。簡単なリハビリの指示を出したあとは、自賠責保険の書類を書きました。

緊急患者の処置を終えたあとは、入院中の患者の体の可動などの評価を行ないました。この患者は明日から歩行のリハビリを行なう予定なので、評価後、リハビリスタッフとリハビリ方針のカンファレンスを行ないました。

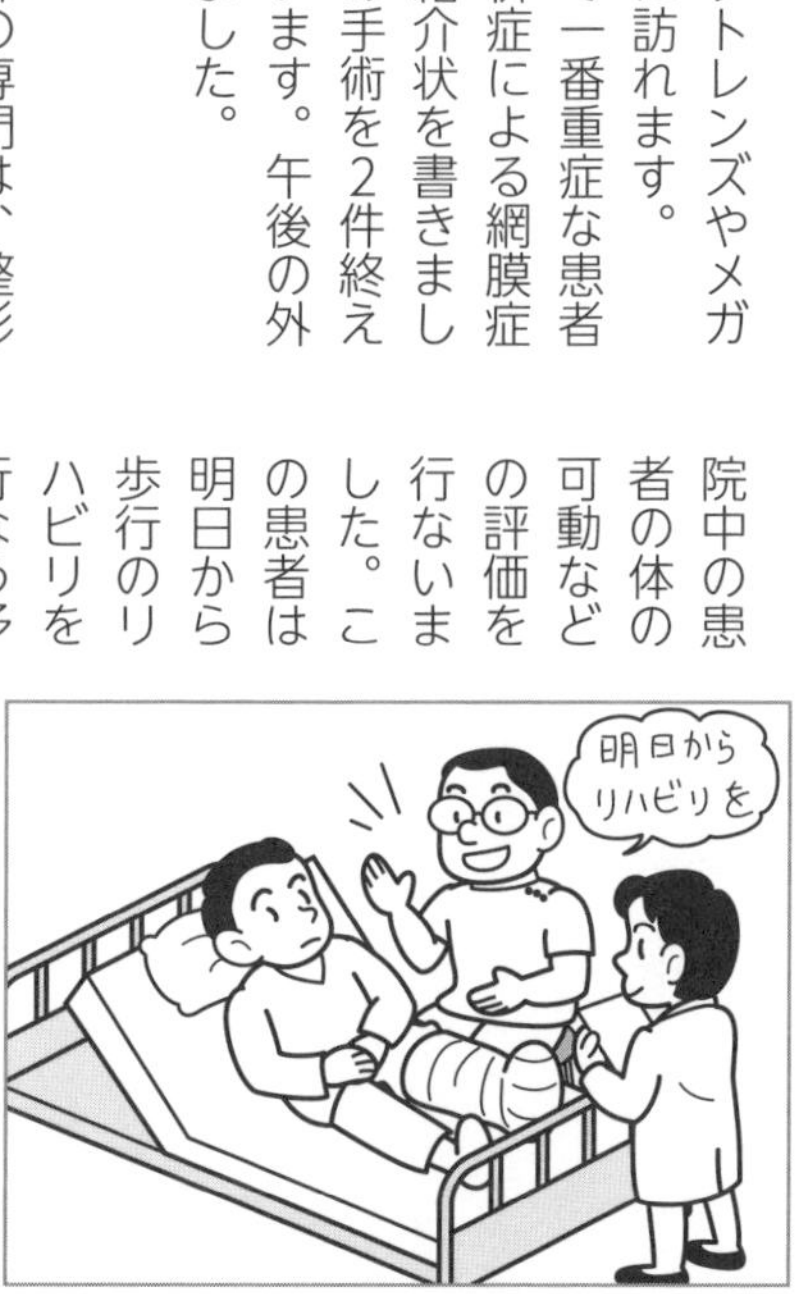

午後は外来診察を行ない、診療の合間に製薬会社のMRから薬についての情報提供を受けました。夕方からは当直が待っています。

※1 研究日とは、大学で研究したり、勉強会に参加したり、他病院において非常勤で診療をしたりと個人によってさまざま。

※2 白内障の眼内レンズ挿入手術は30分程度で終わる。最近では、入院せず日帰りできる病院や診療所も多くなっている。

Hospital 2-4

外来看護師の仕事

外来看護師Eさんの1日

看護部門の中で一番忙しいのが外来看護です。とくに午前中が忙しく、業務はピークを迎えます。

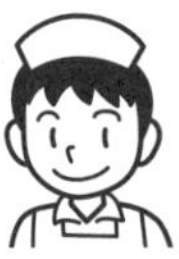

外来看護師のEさんは、いつも就業時間の30分前に出勤します。出勤して着替えや身支度を素早くすませ、慌しく診察室へ向かいます。

身支度を整えて外来診察室へ行くと朝礼がはじまります。看護師長の「おはようございます」の掛け声のあと、外来夜勤看護師から申し送り※1がはじまります。「救急車が何台入り、そのうち入院が何件…」などという情報とともに、処置室で点滴を受けている患者についての来院経緯と状態について申し送られました。

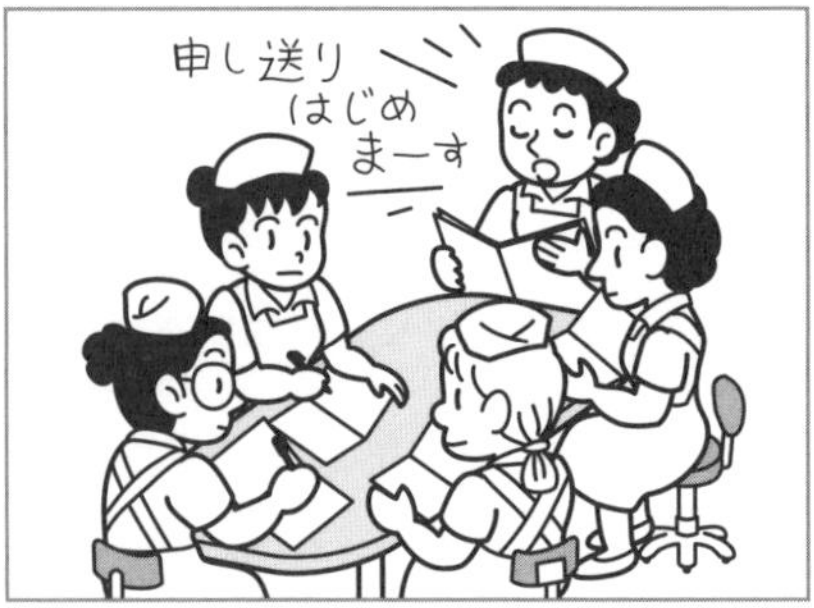

診察受付がはじまりました。どうやら今日は患者が多そうです。医事課でカルテが出され、各診察室にカルテが届けられました。Eさんの本日の担当医師は当直明けのB医師です。診察の準備をして、B医師を待ちます。

カルテの中身も確認し、検査結果が漏れていないかチェックします。今日とくに念入りにチェックをしたのは、B医師が昨日当直で寝ていないことが予想されたためです。B医師は当直明けで寝不足だと機嫌が悪いため、気を遣わなければいけません。

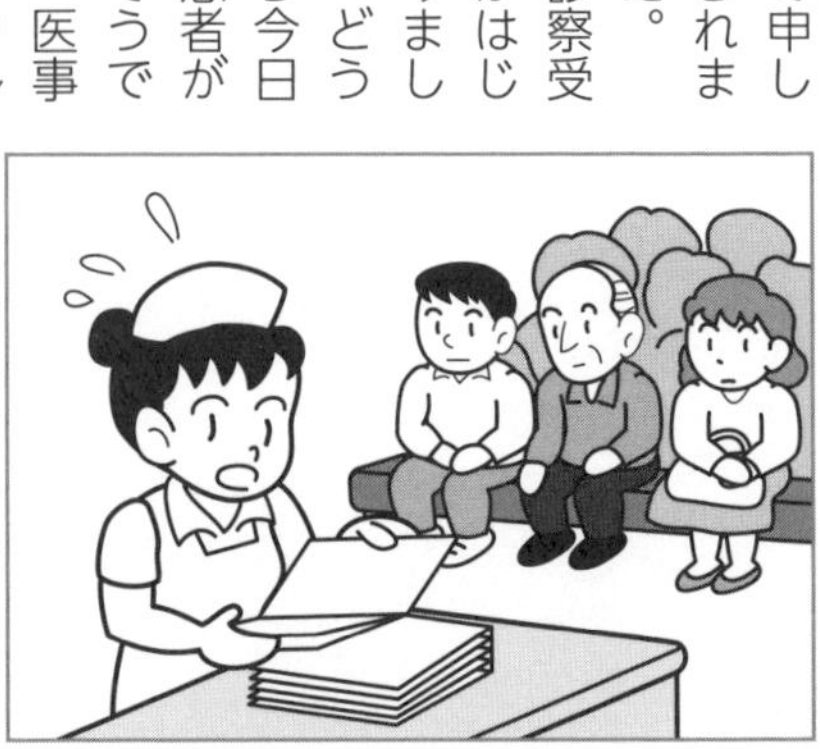

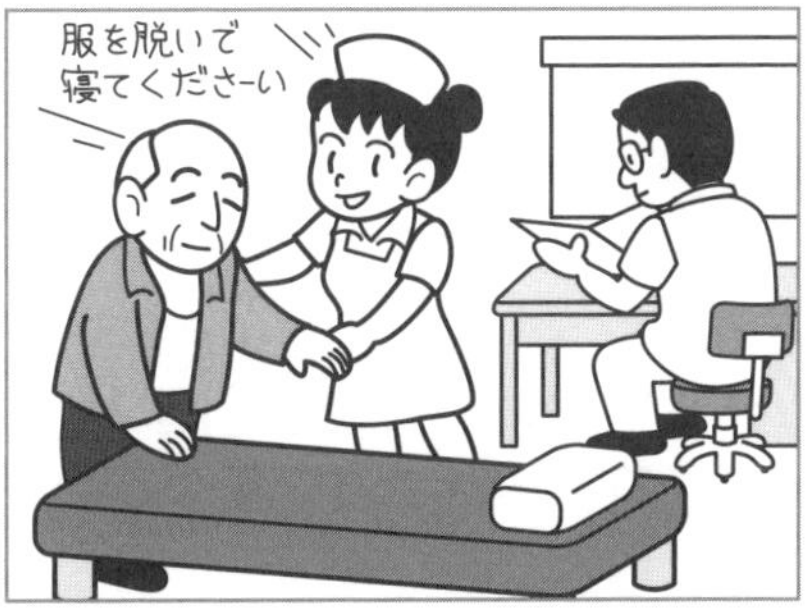
服を脱いで
寝てくださ-い

　B医師の診察がはじまり、Eさんは患者の介助を行ないます。患者が洋服を脱ぐのを手伝い、診察台へ患者を寝かせたり、患者を押さえたりと、かなり体力を使います。また、レントゲン室や検査室へ患者を移動させるために車椅子を押したり、患者を案内したりします。

　診察が終わると、再度カルテの中身を確認し、処方箋が入っているか、カルテが抜けていないかなども注意します。その後、事務員へカルテを渡して診察料の計算をしてもらいます。

　B医師の診察が早く終わったため、Eさんは他の看護師の手伝いに行くことになりました。処置室で採血をしたり、点滴や注射を手伝いました。

　血液検査も目的によりスピッツ※2が違うため、間違えないように気をつけなければなりません。さらに、血液が指に付着しただけでもB型肝炎になる恐れがあるので、これにも注意が必要です。

　誤刺などもってのほかですが、点滴や注射の取り違えによる誤投与についても細心の注意を払わなければなりません。

　午前の外来のピークが過ぎ、Eさんも食事と休憩をとり、また外来の仕事に就きます。午後は、外来にあまり患者が来ないので、来週に予定されている委員会の資料まとめなど、デスクワークを中心にこなしました。今日は会議もないため、夕方に定時に帰宅できました。

一般的な外来看護師の仕事

　外来看護師は、午前中に仕事のピークがきます。検査は食事抜きの血液検査などが多いため、一部の診療科を抜いて、午後の診察はあまり患者が訪れません。外来看護師は午前中の仕事が勝負だといえます。

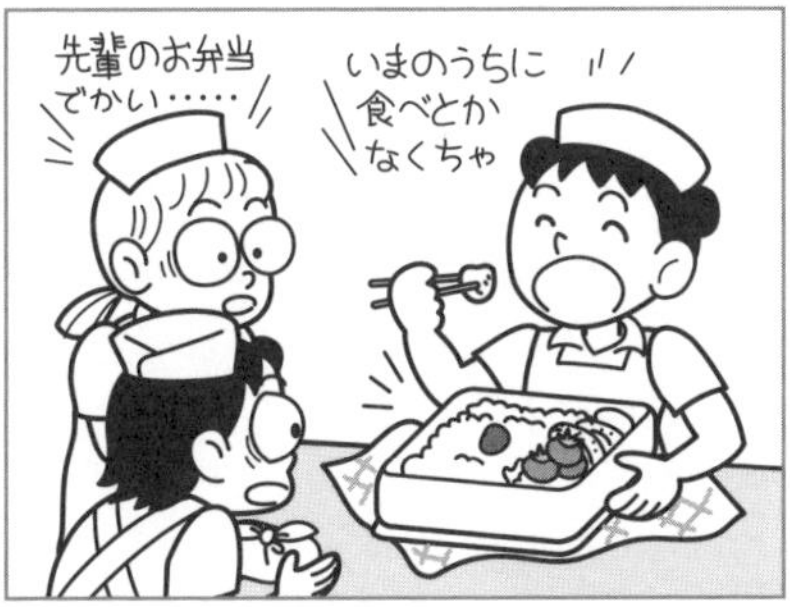
いまのうちに
食べとか
なくちゃ
先輩のお弁当
でかい……

※1　看護師の重要な業務のひとつに申し送りがある。看護師は、勤務の交代があるときに申し送りを行ない、これにより業務の引継ぎや患者の状態を全員が把握できるように努めている。

※2　血液検査、尿検査などに使用する専用の小さな試験管。

Hospital 2-5

病棟看護師と看護助手・介護員の仕事

病棟看護師Fさん、看護助手Gさん、介護員Hさんの1日

「白衣の天使」というと、ドラマや小説では病棟看護師をイメージします。病棟で働く職員は、看護師だけでなく看護助手・介護員もいます。

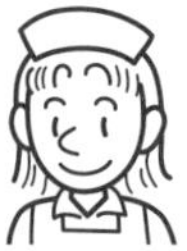

Fさんは病棟看護師です。入院患者の治療・手術等の援助が第一の仕事ですが、「入院患者は病棟で療養している」と思うと、その間は少しでも気持ちよく過ごしてもらいたいと考えています。

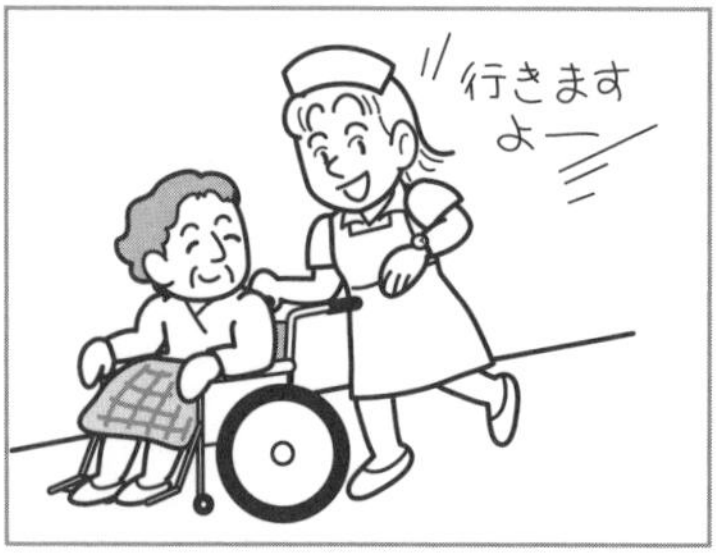

Fさんは朝8時半に出勤し、夜勤の看護師から申し送りを受けます。夜間に急変した患者の状態と医師の指示の変更や夜間入院した患者についての入院経緯などです。

申し送りが終わると、担当の患者のバイタルサインズ[※1]を測り、朝の点滴や処置を行ないます。午前10時、胃カメラの検査が予定されている患者をカメラ室へ車椅子で連れていきました。

正午に患者の昼食が運ばれてきたので、食事の介助を行ないました。

食事の介助を終えたあと、Fさんは昼食を病棟の同僚ととりました。院内の食堂の日替定食です。

午後1時半に病棟のカンファレンスを行ない、先日のヒヤリハット[※2]について改善策を提案しました。午後2時に手術を行なう予定の患者がいるので、術前の基礎麻酔を病室ですませ、手術室まで患者をストレッチャーに載せて送っていきました。

午後の検温が終わると、担当患者の看護記録を書き、午後の点滴を行ないました。ナースコールの対応や入院患者のアナムネ[※3]をとっていると、あっという間に終業時間です。

しかし、すぐには帰宅できません。手術室に送った患者が戻ってこないため残業となりました。

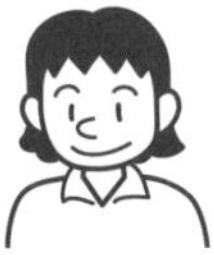

看護助手Gさんは、病棟看護師をサポートするのが主な仕事です。

Gさんは本日早番です。朝の7時半に出勤し、患者の食事の用意と簡単な食事介助を夜勤の看護師と行ないます。その後、ベッド周りの環境整備を行ない、患者の昼食を用意して午前中の仕事が終了しました。

午後は、病棟の物品在庫を確認し、用度課へ物品の請求に行きました。

その後、入退院があったためベッドメーキングを行ないました。ここで、業務時間が終わったため帰宅しました。

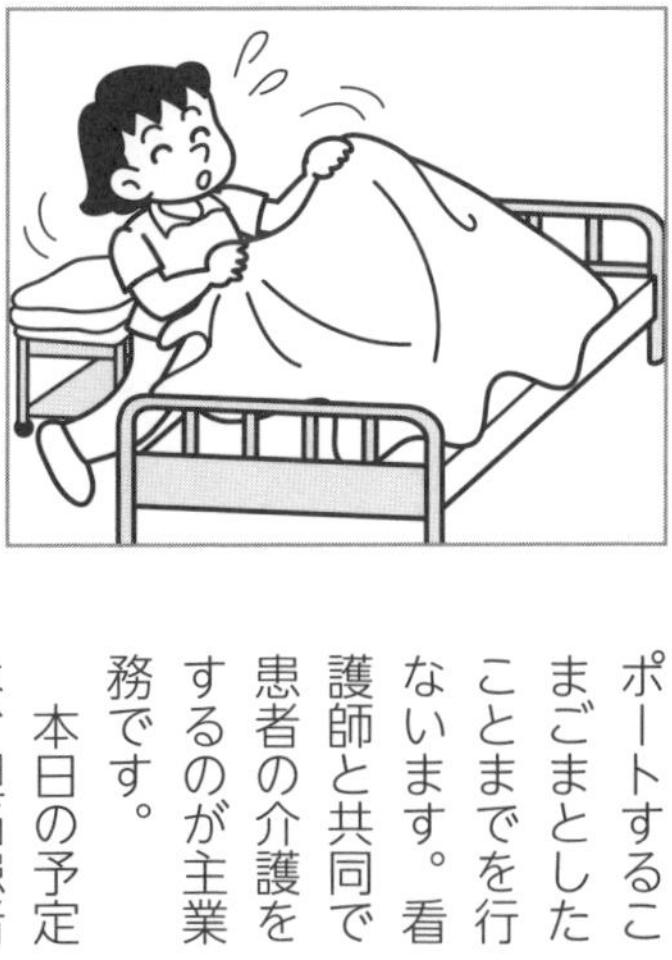

＊＊＊

介護員Hさんは介護福祉士です。療養病棟に勤務し、障害のある入院患者の生活介助が主な仕事です。

介護員は一般病棟の看護助手と同じ仕事もしますが、患者のおむつ交換や入浴の援助など、入院患者の生活をサポートするこまごまとしたことまでを行ないます。看護師と共同で患者の介護をするのが主業務です。

本日の予定は、担当患者が庭を車椅子で散歩する介助と、リハビリを行なうことになっています。これらはケアプランにのっとって実行されます。

午前中にリハビリをすませ、午後は散歩の介助をしました。1日の業務について看護師へ報告し、夕方6時すぎに帰宅しました。

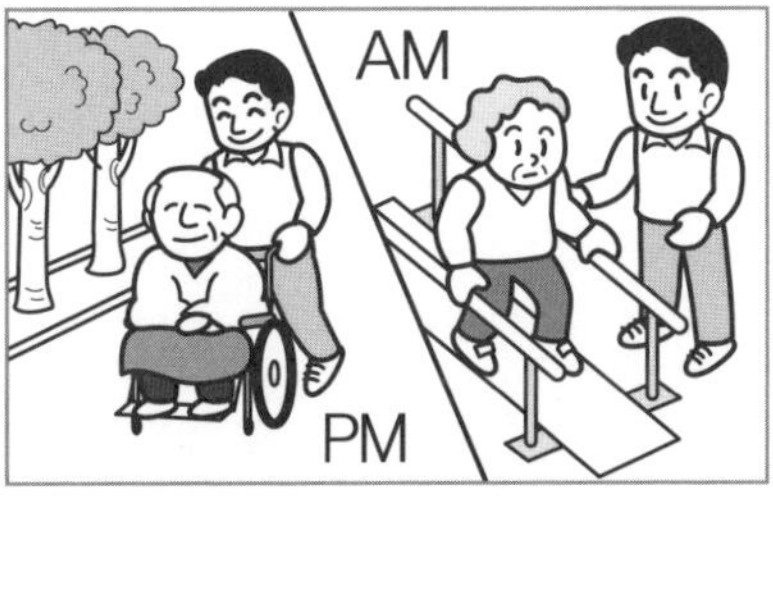

一般的な病棟看護師、看護助手・介護員の仕事

病棟には、看護師をはじめとする職員が適正な人数配置され、患者の身の回りの世話をしています。

職員はお互いに役割を分担しながら仕事を遂行しています。たとえば、看護助手や介護員は法律で軟膏を塗るなど、医療行為に該当することはできません。

こうした裏方の職員が自分の役割をきちんと果たし、それぞれの力を発揮することで、入院患者は安心して治療を受けることができるのです。

※1 血圧、脈拍、呼吸、体温などのこと。

※2 作業中に「ヒヤリとした、ハッとした」というような経験事例。

※3 ドイツ語のアナムネーゼの略語。看護師が初診時や入院時に行なう問診。患者の既往歴や家族歴などさまざまな情報を聞き取るもの。

Hospital 2-6

訪問看護師の仕事

訪問看護ステーション所長Iさんの1日

訪問看護は、訪問診療とともに在宅医療を支える要(かなめ)の仕事です。訪問看護を行なう看護師は、経験豊富でパワーのある人材が求められます。

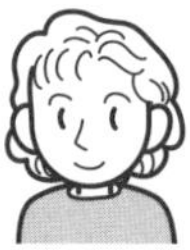

Iさんは、訪問看護ステーションの設立から3年間、所長としてステーションを切り盛りしてきました。

訪問看護の仕事は病棟看護とは違い、患者の居宅にひとりで訪問するのが一般的です。そのため、危険をともなうこともあり、Iさんは部下のことも含めて気苦労が絶えません。

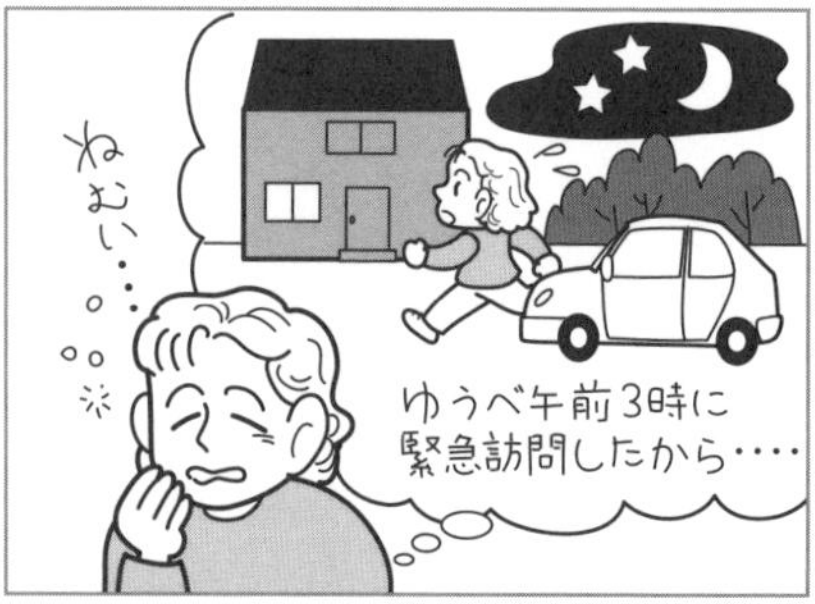
ねむい・・・
ゆうべ午前3時に緊急訪問したから・・・・

とある月末の日、Iさんは、午前3時に緊急訪問をしたため、朝から眠くて仕方ありません。所長とはいえ、みずから訪問看護に出向くことも頻繁です。

本日もいつもどおり9時に朝礼を終えて、看護師3名が訪問に出かけていきました。

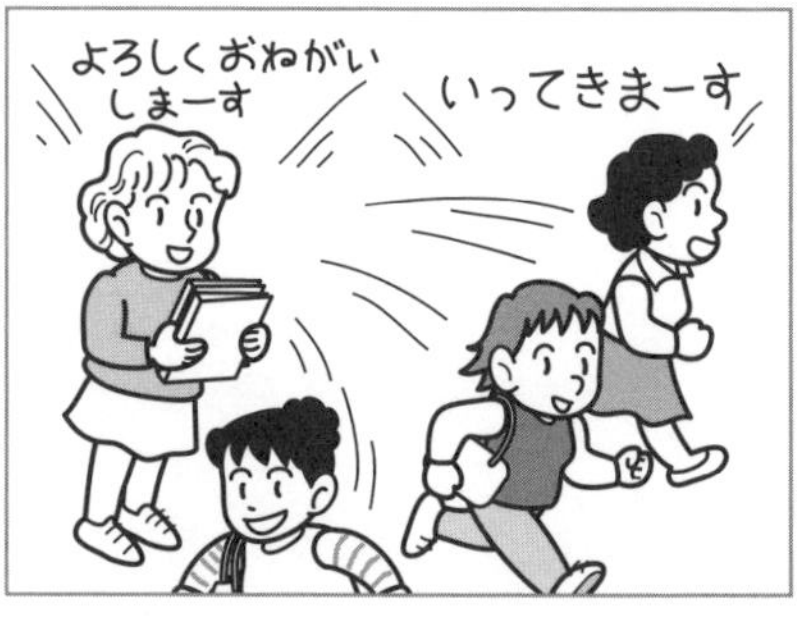
いってきまーす
よろしくおねがいしまーす

今日は、訪問看護をした患者の報告書を主治医へ提出しなければなりません。この訪問看護ステーションでは40名の患者を抱えているため、報告書を書くだけでも丸2日もかかります。今回の報告書作成は昨日、気合いを入れて頑張ったため、比較的早めに仕上げられそうです。

しかし月末には、ケアマネジャーへの実績報告もあります。介護保険対象の患者については、ケアマネジャーへ

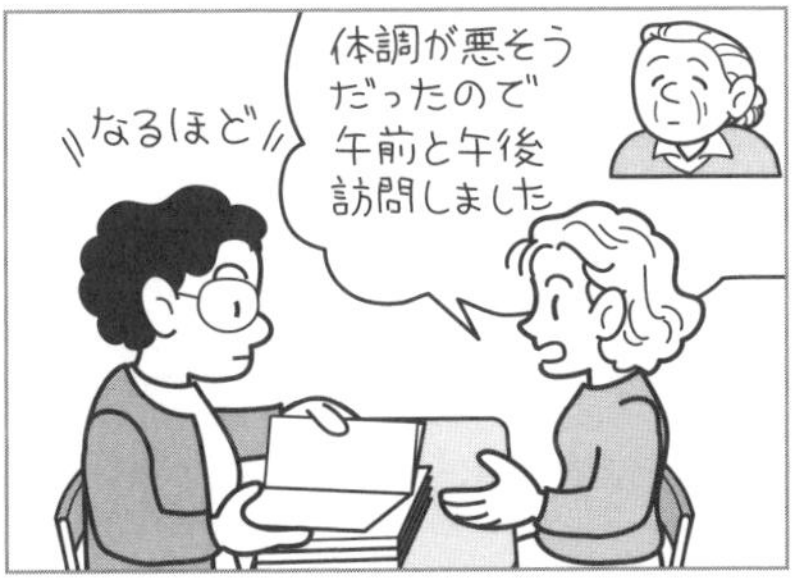
体調が悪そうだったので午前と午後訪問しました
なるほど

訪問看護を実施した日や回数を報告しなければならないのです。

月初になれば、レセプト※1や介護報酬の請求も行なわなければなりません。

所長は、月末月初はいつもこんな調子なので、この期間はブルーな気分になります。

午後1時になり、一件の訪問看護へ行く時間となりました。本日、訪問する患者は、大腸がんの末期の患者です。体を清拭し、褥瘡※2（じょくそう）の処置をしました。

患者から疼痛がひどいので何とかならないかと訴えがあったため、すぐ主治医に連絡しました。主治医がモルヒネを夕方までには届けるとのことなので、患者と介護している家族にそれを伝えました。

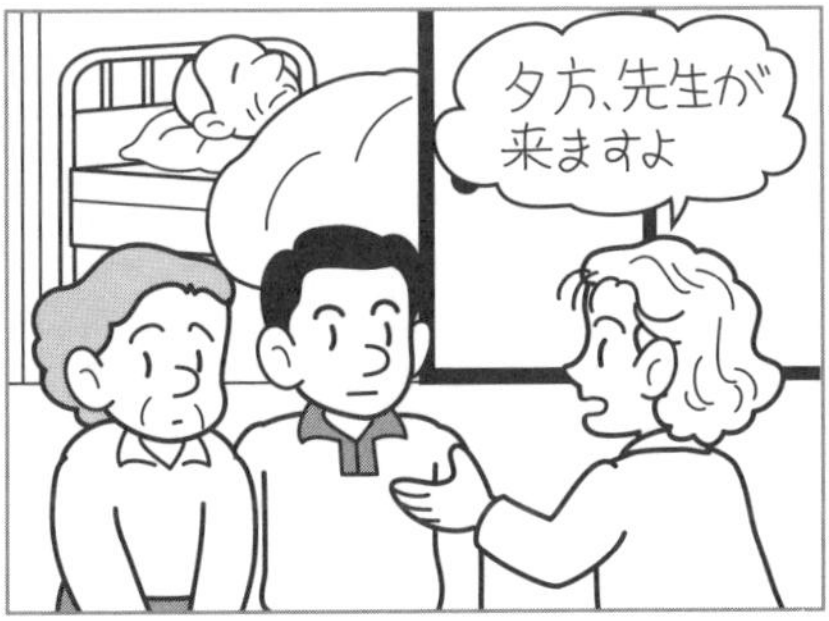
夕方、先生が来ますよ

医師との連携がうまくいき、ホッと胸をなでおろすIさんです。

このように、訪問看護師の判断と医師との連携が訪問看護の重要なポイントとなります。訪問看護師は、責任や危険をともなう半面、やりがいのある仕事なのです。

訪問看護ステーションとは

訪問看護ステーションは、病院から退院した患者について医師からの指示のもと、看護師が療養上の世話や点滴・注射、処置などを行ない、居宅において療養中の患者に看護を提供して患者のQOL※3向上を図るための施設です。

また、リハビリ専門職と共同してリハビリの提供も行なっています。対象となる患者は、慢性的な疾患を持つ患者から、がんなどのターミナルケアや神経難病の患者です。

※1 診療報酬や介護報酬を支払機関へ請求する請求書のようなもの。
※2 褥瘡とは、寝たきりの患者が皮膚を圧迫してしまうことによる皮膚の潰瘍。床ずれも褥瘡の一種。
※3 QOLとは、Quality Of Lifeの略で生活の質のこと。QOLの向上は患者にとって重要なこととされている。

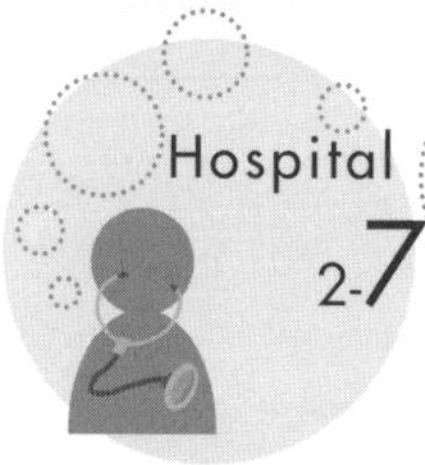

Hospital 2-7

病棟薬剤師の仕事

病棟薬剤師Ｊさんの１日

病院の薬剤師は、薬の調剤の業務が主流と思われていますが、最近では、患者に対する病棟薬剤指導や、医師への薬剤情報提供が重要な業務となってきています。

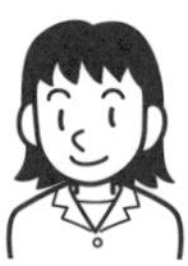

　病棟薬剤師Ｊさんは、病棟を担当する薬剤師です。薬剤の種類も年々複雑になってきているため、医師をはじめとする病院関係者や患者に対して、薬剤の情報をわかりやすく正確に提供する必要があります。この仕事にＪさんはやりがいを感じています。

　Ｊさんは朝出勤すると、まず夜間の入院患者について調べます。午前中は病棟で使用される点滴や注射を患者個別に用意します。ときには、点滴の薬剤によってはクリーンルーム※1で混注も行ないます。

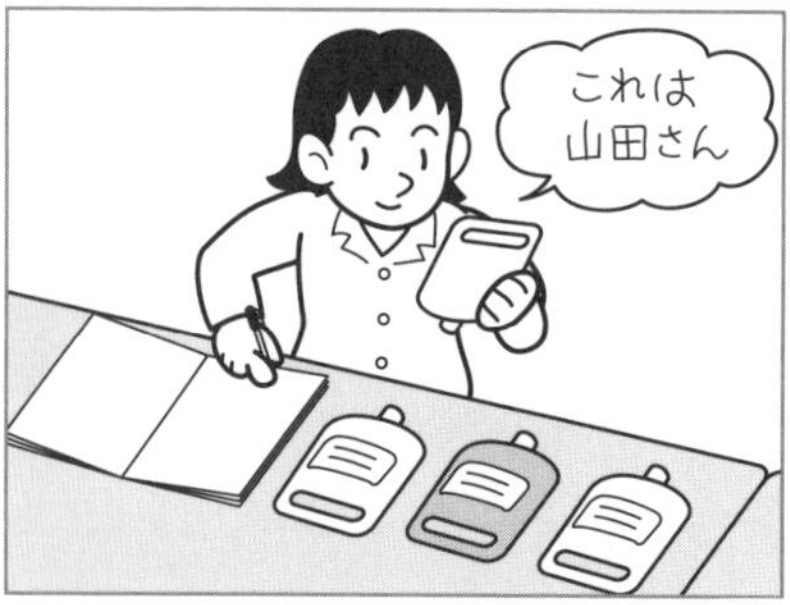

　抗がん剤治療などは、非常にセンシティブなため、クリーンルームでの製剤が求められます。クリーンルーム内は冷房が効いているため、この中で長時間業務をこなすと、冷え性のＪさんにはとくに体にこたえます。

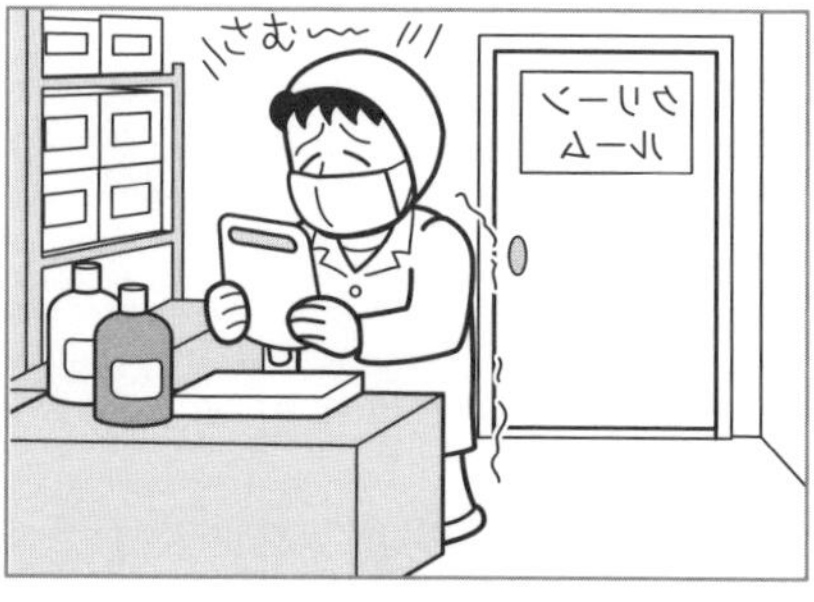

　午後は、入院患者への薬剤の指導業務です。薬剤指導業務は、薬の正しい服用方法を患者に教えたり、薬剤への理解を促します。これは、事故を未然に防ぐことと、薬剤の効果を最大限にするための情報提供です。

　Ｊさんは、ある患者の既往歴や入院

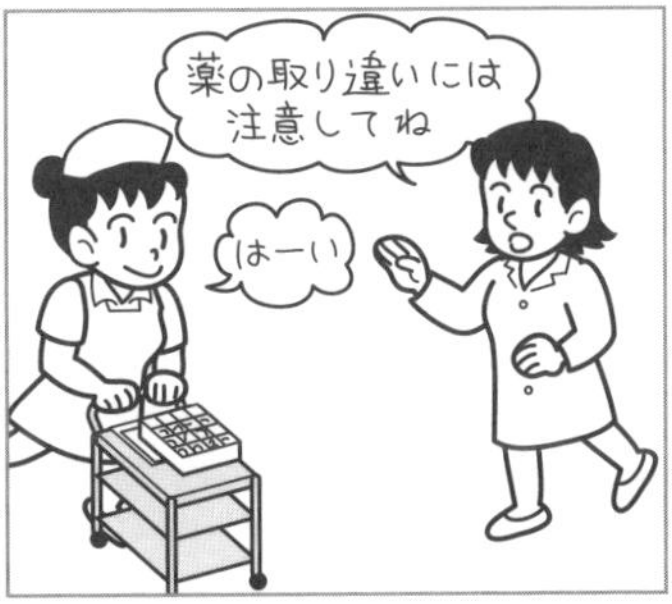

経緯を調べ、現在服用している薬と入院で処方された薬や点滴について薬剤の禁忌がないかなどを調べました。

仕事が早いといわれているJさんですが、患者1名について調べるのに30分はかかります。

すべての情報を調べ終えてから、患者のベッドサイドで薬剤の説明に行きました。患者は、入院するのがはじめてとのことで、不安があるようです。Jさんは薬剤について丁寧に説明をして、1時間後、ナースステーションへ戻ってきました。

患者が入院に対して不安を持っていることを担当看護師へ伝え、次の患者へ薬剤の情報提供を行ないました。

院内での仕事が終わったあとには、新薬についての勉強会が近隣のA病院で行なわれます。製薬会社の学術担当者とMR※2がA病院へ出向いて説明をします。

勉強会が終わると、同僚と食事をすませました。帰宅すると10時を過ぎていました。

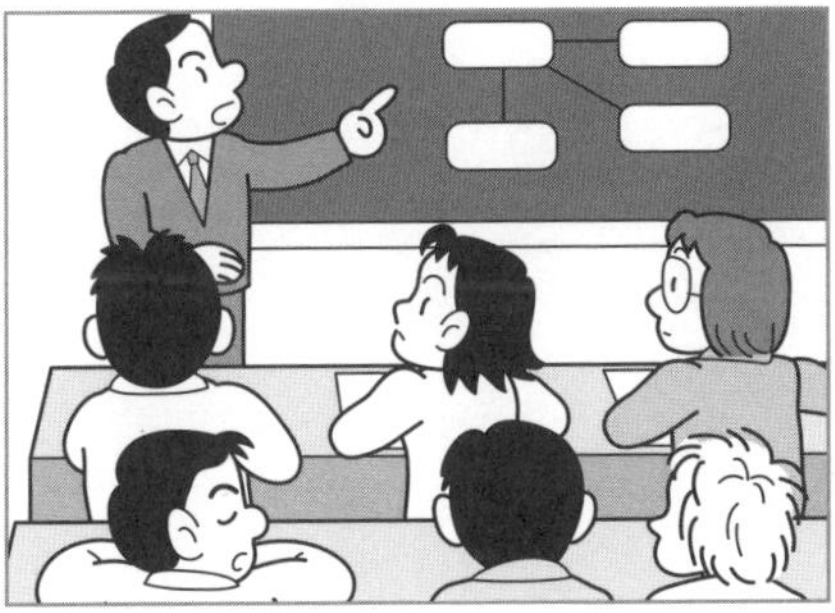

※1 混注とは、点滴をつめること。
※2 MRとは、Medical Representativeの略で、製薬会社の医薬情報担当者。
※3 DIとはDrug Informationの略。
※4 無菌製剤とは、クリーンルームにおいて薬剤師が抗がん剤など特殊な薬剤を点滴パックへ詰めて製剤するもの。

病院薬剤師とは

病院薬剤業務は、外来業務、病棟業務、薬剤情報提供（DI※3）業務から構成されています。

外来業務は、外来診察時の調剤や患者への薬剤の情報提供です。

病棟業務は、入院患者への薬剤の情報提供や点滴の用意や無菌製剤※4を行ないます。

DI業務は、製薬会社のMRや文献などから薬剤についての情報を収集し、医師やコメディカルへの薬剤の情報提供を行ないます。当然、患者へ提供する薬剤の情報も収集します。

薬剤師も臨床の場へ登場するようになりました。病棟薬剤師は、臨床の最前線において患者が薬剤から最大限の効果を得られるように活動しています。また、薬剤の情報を医師や看護師などに提供することにより、臨床の場での地位が確立しました。

Hospital 2-8

臨床検査技師の仕事

新人臨床検査技師Kさん、検査技師長Lさんの1日

臨床検査技師とは、血液検査や心電図など一般検査を行なう業務をします。検査結果は、医師が正確な診断を下すうえで重要な判断材料となります。

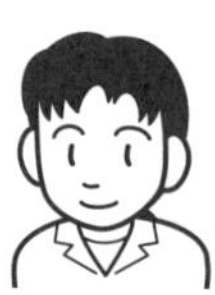

新人臨床検査技師Kさんは、入職してまだ半年です。生化学検査を担当しています。

Kさんは、出勤してすぐに病棟から届けられた血液のスピッツを遠心分離機にかけます。診療が開始すると、続々と患者が検査室を訪れます。

Kさんは、次々に採血し、スピッツを遠心分離機にかけ、その後オートアナライザー（自動分析装置）へスピッツを入れていきます。高齢の患者は、血管が出にくく血液を採るのが一苦労です。また、血液を扱うには、感染のリスクも生じます。

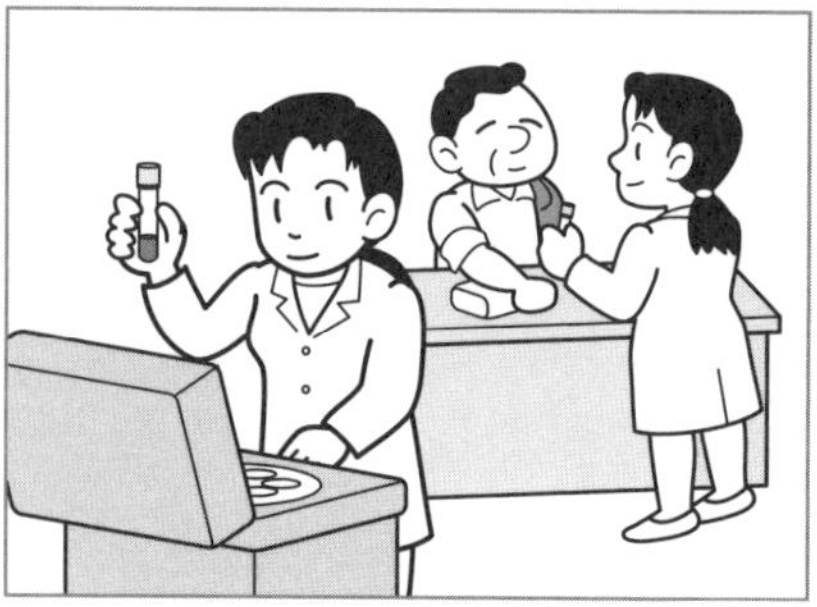

検査結果が随時アナライザーから出てきました。一部の検査項目のデータが異常※1であることがわかり、すぐに技師長に相談すると、試薬の使用期限が過ぎていたことがわかったので、新たな試薬で再検査しました。「検査結果の異常に気づくことが臨床検査技師の重要な仕事だ」と、技師長にほめられると同時に、使用期限が切れた検査試薬に気づかなかったことを注意されました。

午後は、検査試薬の発注や検査機器のメンテナンスを行ないました。

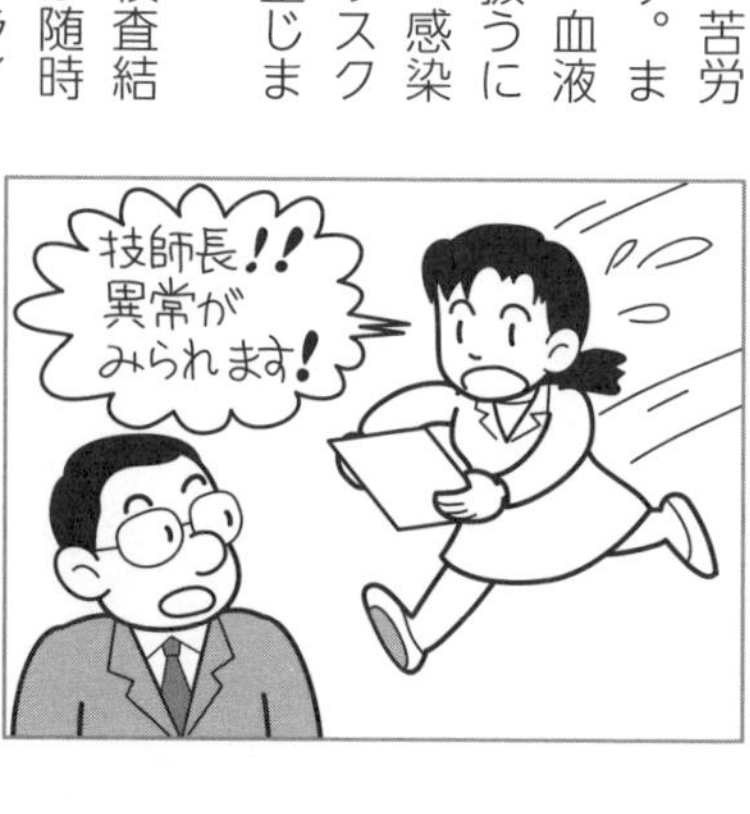

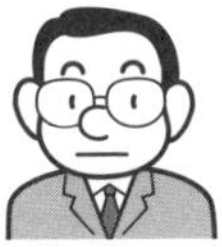

検査技師長Lさんは検査技師が的確な検査結果の判断をしているか日常、目を光らせています。それと同時に、病院全体の運営会議も欠かせません。

Lさんの本日のスケジュールは、午後の運営会議が目玉です。常日頃、検査部は採算が悪いと事務部長から言われています。事務部長から、来年には委託・外注にしたいとの打診も受けています。

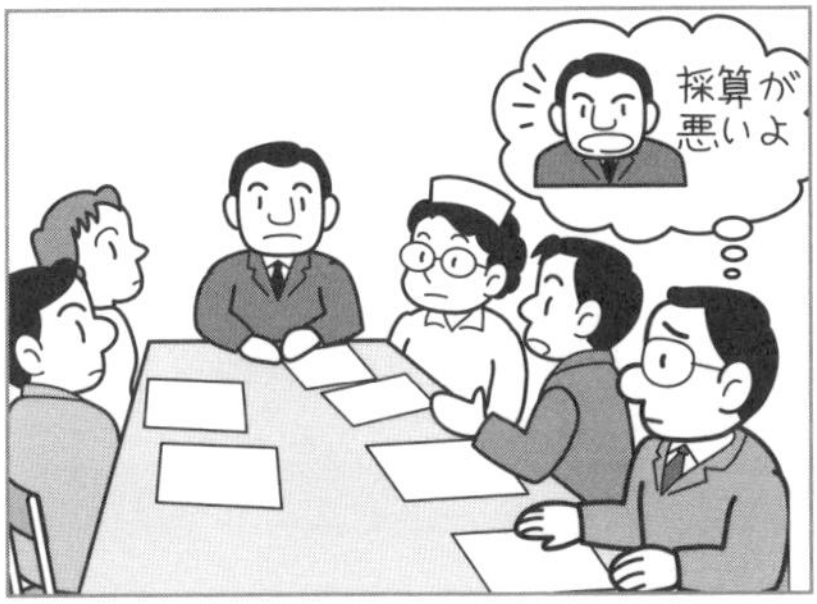
採算が悪いよ

こんなことは検査部の職員にも言えないし、午後の運営会議で検査部の採算について追及されるのは確実です。

運営会議がはじまり、他部署から積極的な増収対策が出てきています。Lさんは、増収対策への意見が言えないまま会議が終了しました。

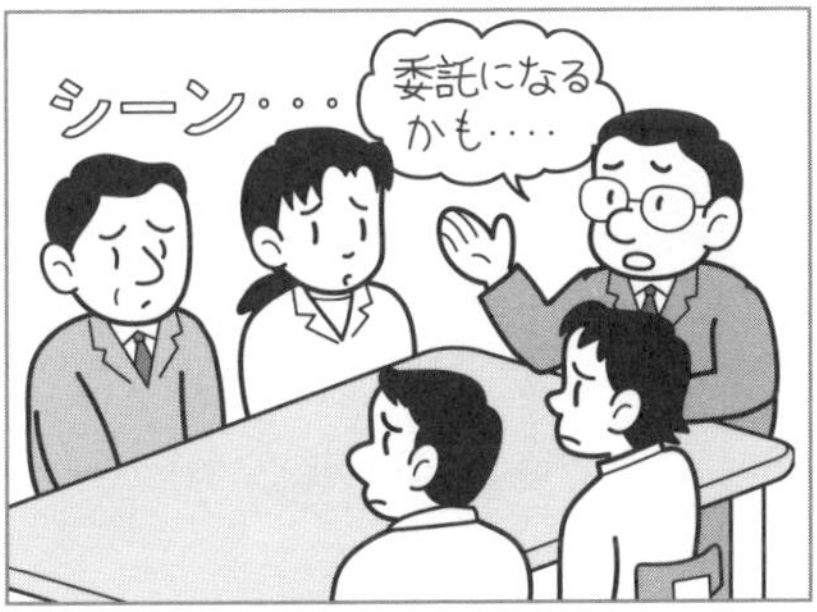
シーン・・・
委託になるかも・・・・

夕方、検査部でミーティングを行ない、増収策について話し合いましたが、みんな他人事のようです。そこで、「委託になるかもしれません」と話をしたら、全員が黙ってしまいました。

帰り際、ある技師がLさんのもとにやってきて、「委託になったら仕事がなくなって家族が困る」と話しました。Lさん自身にとっても困った問題であることをその技師に伝え、来週もう一度ミーティングをすることを約束しました。

臨床検査技師は、地道な仕事なのですが、疾病を診断するうえで、重要な役割を負っています。医師が正確な診断を下せる背後には、優秀な臨床検査技師の存在は欠かせません。

一般検査の種類

一般検査は、生化学検査、生理機能検査に大まかに分けられます。

生化学検査は、TG[※2]などに代表される血液検査です。肝機能が悪いとか、中性脂肪が高いとかがわかるのがこの検査です。

生理機能検査は、心電図などです。そのほか、細菌検査やがんなどを発見する病理検査、エコーなどの検査も検査部門で行なわれます。

※1 検査データは、温度や湿度、検査試薬の状態により、データに変化が現われる。

※2 TGとは、Triglyceride（中性脂肪）のこと。

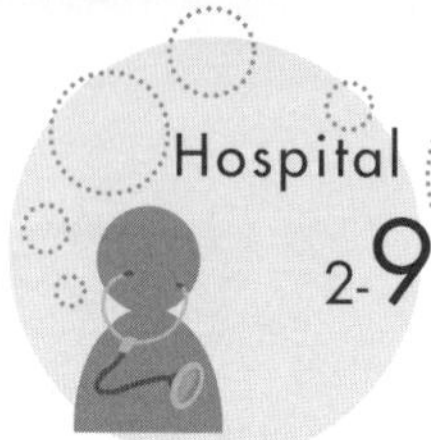

診療放射線技師の仕事

診療放射線技師Mさんの１日

診療放射線技師は、レントゲンの撮影と放射線治療の補助を行ないます。レントゲンの診断機器は、一般的な肺のレントゲンのほか、ＣＴによる撮影にも使われます。

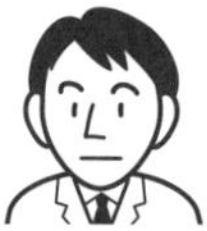

診療放射線技師Mさんはこの道5年、現在は、[※1]CTを担当しています。

Mさんは朝出勤すると、CTのウォームアップを行ないます。簡単な点検などを行なうと、準備に30分程度かかります。Mさんの病院は、救急以外のCT撮影は予約で行なうようになっています。

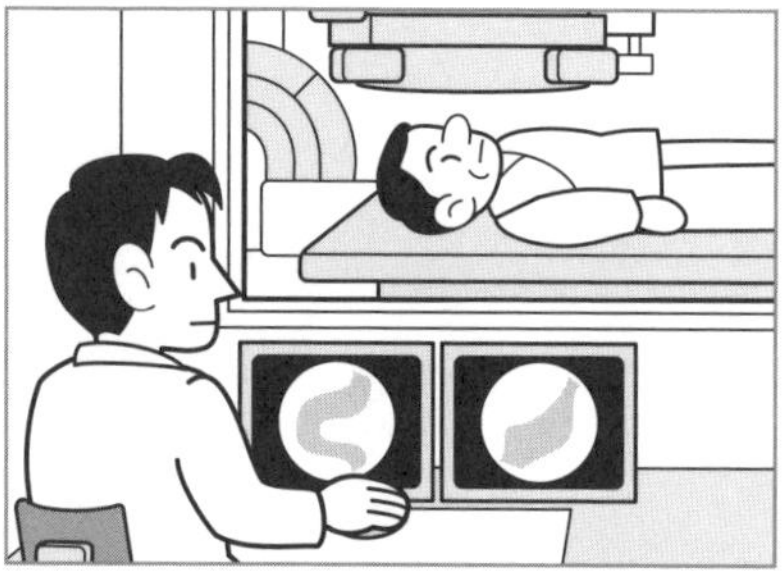

午前中は、CT15件を予定しています。午前9時、本日最初の患者がCT室へ入りました。胸部を10㎜で撮影する指示が出ています。患者の位置を設定し、[※2]CTのコンソールで条件を入力し、撮影のボタンを押します。約10秒程度で撮影は終わり、スライスした画像を一枚一枚簡単にチェックしてからフィルムに羅列していきます。その後、フィルムを印刷して診察室へ届けました。

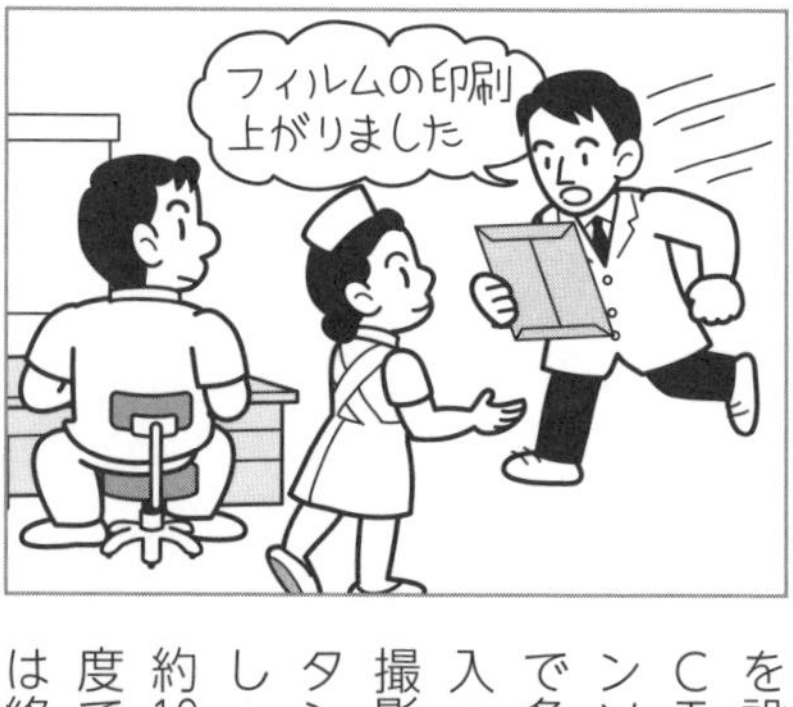

２番目の患者は、肝臓の撮影です。造影剤を使い１㎜でスライスし、[※3]3Dで肝臓の血管を見たいとの指示が出ています。CTのベッドへ患者を寝かせ、[※4]位置決めします。その後、看護師さんに造影剤の注射を行なってもらいました。

CTの撮影が終わり、これから肝臓を3Dにします。2D画像を画像処理することによって3Dにするのですが、20分程度の時間がかかります。コンソールの画像処理ソフトを動かしたままでCT撮影は可能なので、次の患者を撮影します。撮影は順調に進み、午前中予定されていたすべてを時間内に終えることができました。

午後は、安全管理委員会があります。今日は、患者がCTの造影剤でショックを起こしたとき、どう対応するかについて話し合いました。この病院では年に一度は造影剤によるショックを起こす患者がいます。その対策のため、医師と看護師と診療放射線技師の連絡体制を整備することになりました。

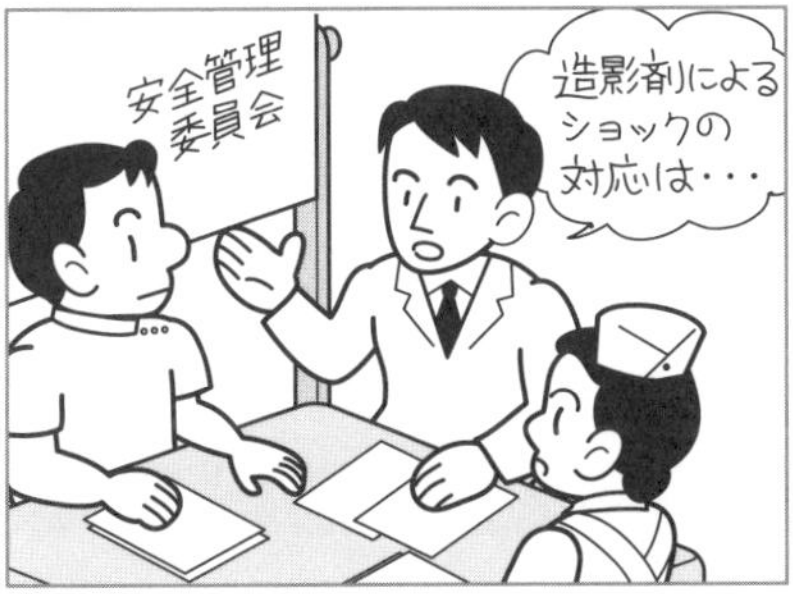
造影剤によるショックの対応は・・・
安全管理委員会

委員会のあと、CT機器の販売業者が新タイプの機器が発売されたとのことで、パンフレットを持ってきました。新しいCTは、一度に64枚のスライスができ、動いている心臓の血管も鮮明に撮影できると、話す営業マンも自慢気です。

そろそろ最新式のCTに買い換えたいところですが、予算の都合上、事務部長からOKは出そうにありません。

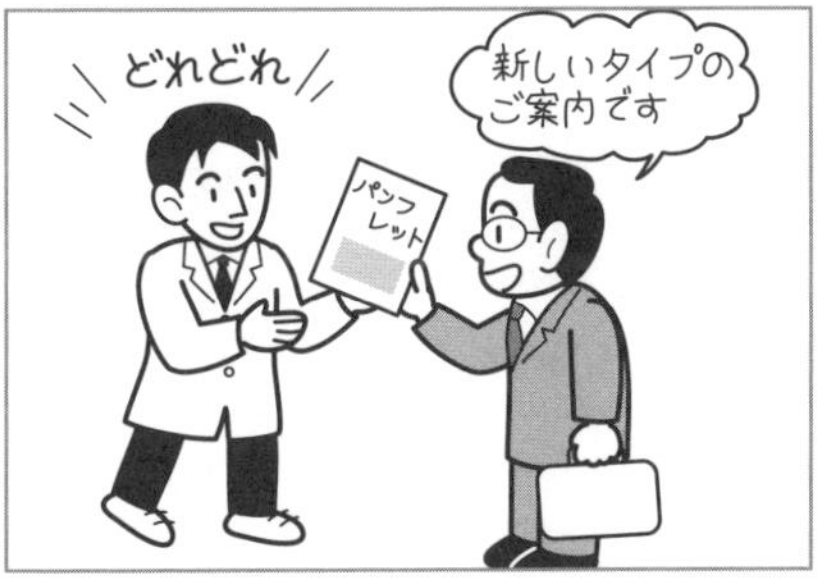
新しいタイプのご案内です
どれどれ
パンフレット

レントゲン機器の購入決定

診療放射線技師が所属する画像診断部（レントゲン科）は、病院の中でも高額な医療機器がそろっています。また、CTなどのレントゲン機器にはグレードがあり、上を見ればきりがありません。どの機器が適切であるかは診療科や病院の規模によります。

しかし、高品質な機器があったとしても診療放射線技師によい画像を撮る技術がなければ意味がありません。診療放射線技師の力量によって、画像に大きな差が出るのです。

※1 CTとは、Computed Tomographyの略。3章-1参照。
※2 コンソールとは、操作盤のこと。
※3 3Dとは3次元。通常CTのフィルムへのアウトプットは2D（2次元）であるが、手術などをするためのときは、3Dでアウトプットすることもある。
※4 造影剤の注射による造影剤の注入は看護師が行なうものではなく、CTと専用の注入器により患者の体内へ注入される。

Hospital 2-10

管理栄養士の仕事

管理栄養士Nさんの1日

管理栄養士とは、栄養士の国家資格を取得してから現場の経験を積んだのち、試験に合格した者だけが得られます。

管理栄養士Nさんは、昨年から病院給食の業務が委託になったので、栄養科で唯一の病院職員です。

Nさんの仕事は、もっぱら1か月のメニューの作成と栄養指導です。また、年に一度、[※1]医療監視のときに厨房へ立ち入り検査があるので、そのときの立会いも重要な仕事です。

午前中、Nさんは外来医師から糖尿病患者Xさんに栄養指導を行なってほしいという依頼を受けました。

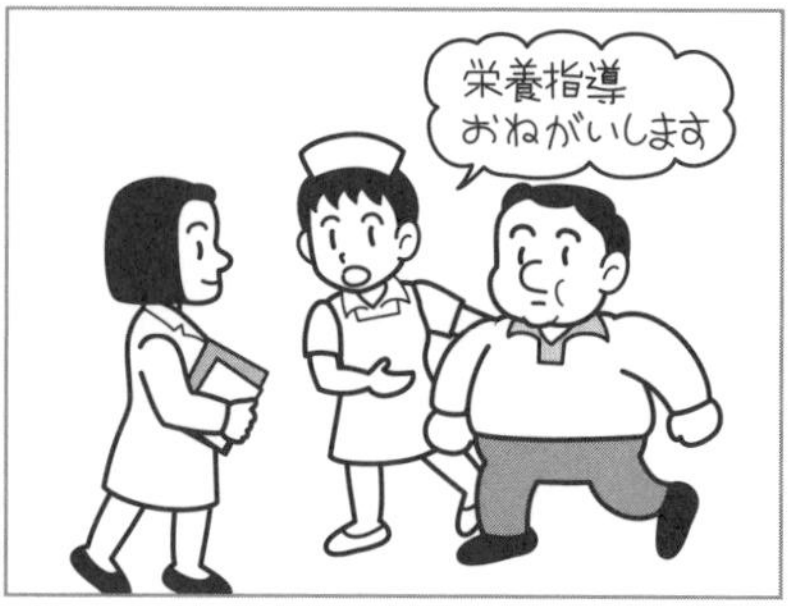
栄養指導
おねがいします

Xさんは恰幅がよく、運動をあまりしないタイプのようです。

Nさんは、糖尿病の栄養指導の書類をそろえ、面談室へ向かいました。

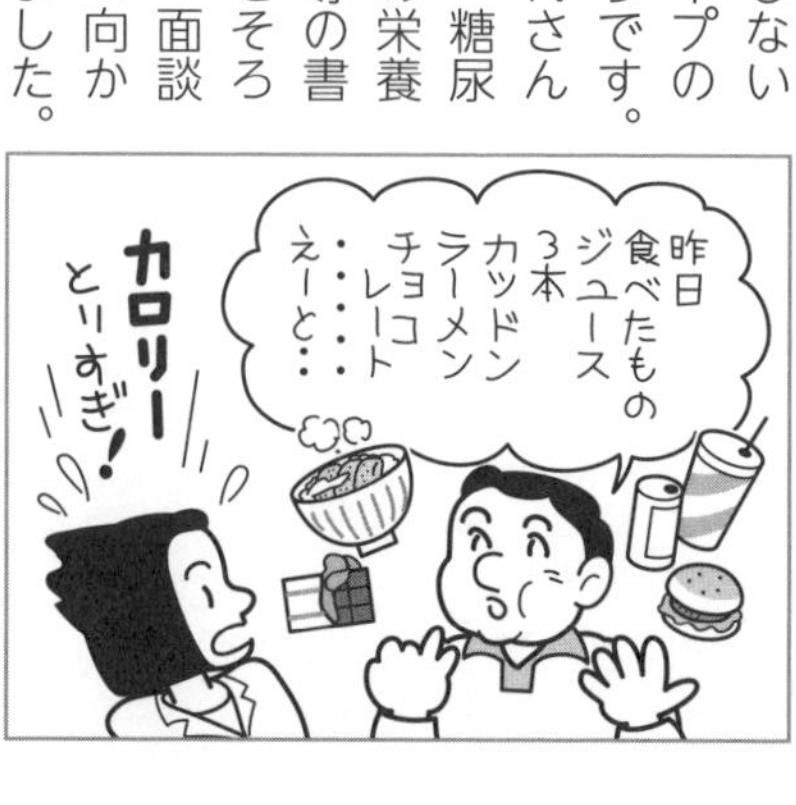
昨日
食べたもの
ジュース
3本
カツドン
ラーメン
チョコレート
えーと・・・
カロリーとりすぎ！

面談室でXさんの食生活を聞くと、驚くほどカロリー摂取をしてることがわかりました。

さらに話を聞けば、清涼飲料水と酒の摂取量も並大抵ではないことがわかりました。

まず、栄養の意味について説明することでXさんに理解を促し、なぜ食べてしまうのか、食べないでいられないのかを質問しました。

Xさんは食餌制限をしたくないとい

栄養科の役目と現状

病院にとって栄養科とは、病院給食をつくることと、患者へ栄養指導を行なう部署と位置づけられます。

病院給食とは、一般的に「早い・まずい・冷たい」というイメージを持つ人もいますが、最近では、選択メニュー※3や、クックチル※4などにより、適切な時間で、温かくておいしい食事を提供することができるようになりました。

もうひとつの業務である患者への栄養指導とは、糖尿病などの生活習慣病の患者へ、食事に対する考え方や患者個々の病気に適した食事の作り方などを教えることです。

栄養科は、国の医療費抑制策の煽りを受けています。多くの病院の厨房が直営から委託へ変わってきています。一方で、病院は管理栄養士を配置しなければならず、委託会社との間での軋轢《あつれき》も生じています。また、委託へと業務が移ることにより、管理栄養士も臨床の場に出なければならなくなりました。現在、栄養科は、大きな変革の波にさらされているといえます。

うので、糖尿病で壊疽《えそ》した足の症例をみせ、こうなってしまってもいいのかと、少し脅しをかけてみました。

もし、空腹を感じるようであれば、カロリーの低い寒天などを食べるように話しました。さらに、用意していた毎日の食事についてのレシピを渡しました。

また、食事をつくるときは食品交換表を用いて、単位※2という考え方を認識してもらうように話し、カロリーについて意識するよう、さらに念押ししました。

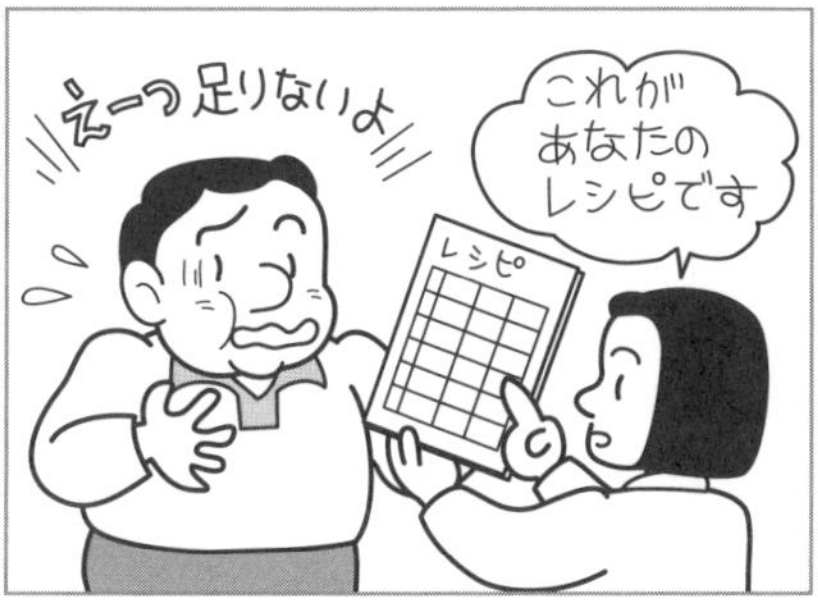
これがあなたのレシピです
レシピ
えーっ足りないよ

Xさんの言い訳が多く、いつもと変わらない様子で帰っていったので、Nさんは、Xさんが約束を守ってくれるか心配になりました。

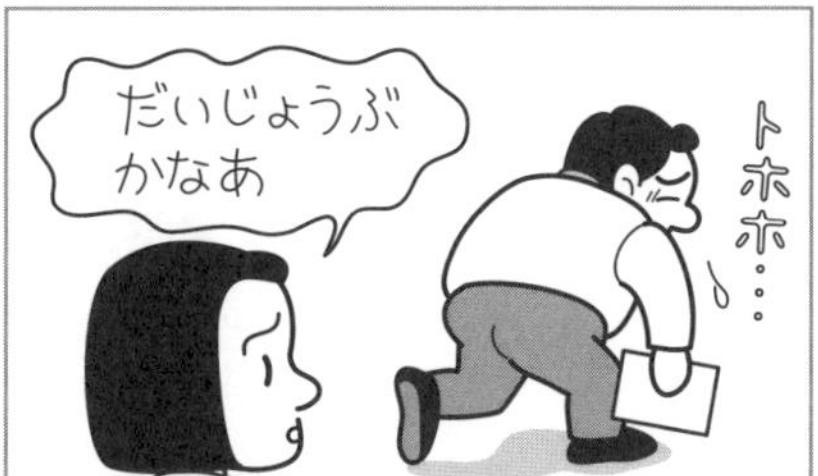
トホホ…
だいじょうぶかなあ

※1 医療監視とは、医療法第25条第1項の規定に基づき実施する地方自治体よる立ち入り検査。
※2 日本糖尿病学会により1単位80Kcalと定められ、食品をわかりやすくしているもの。たとえば、茶碗に1杯のごはんは2単位。
※3 選択メニューとは、食事を2種類のメニューから選べるサービス。
※4 クックチルとは、食材を調理したあとに急速冷凍し、喫食する前に再過熱して盛りつけなどをする調理方式。

Hospital 2-11

ケースワーカーの仕事

ケースワーカーOさんの1日

ケースワーカーの仕事とは、患者や家族の悩みについて相談を受け、問題を的確に把握して、病院の内外を問わず利用できるリソースを適切に配分することです。

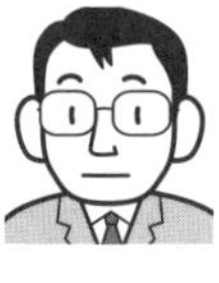

ケースワーカーのOさんは、経験15年のベテランです。主な仕事は入退院の相談業務と、未収金の返済についての相談を患者から受けることです。

朝出勤すると、Oさんは本日の面談スケジュールを確認します。本日は、午前1件、午後2件です。

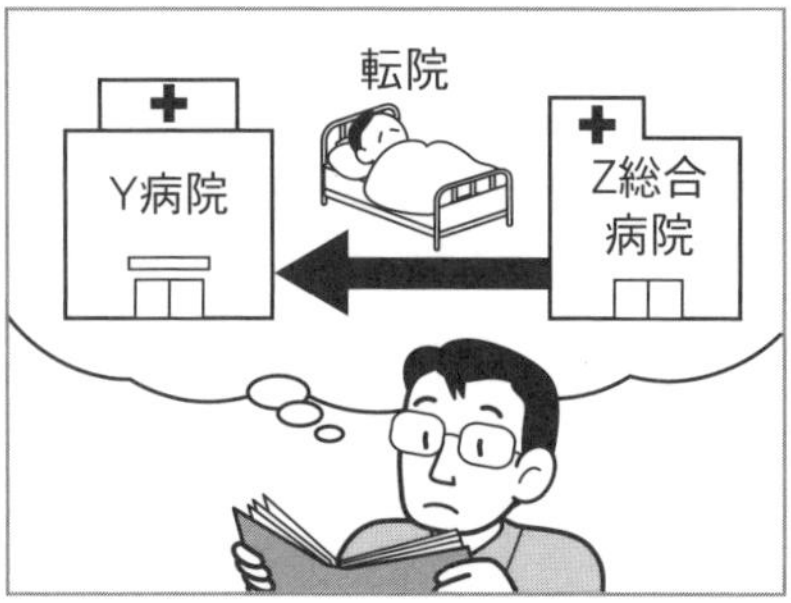

午前は、Oさんの勤めるY病院へ、Z総合病院から転院したいという患者の家族が相談のため来院します。ここ数年、医療政策による在院日数の短縮化により、患者はひとつの病院へ長期に入院することが難しくなっています。そのため、こうした相談は増加の一途をたどっています。

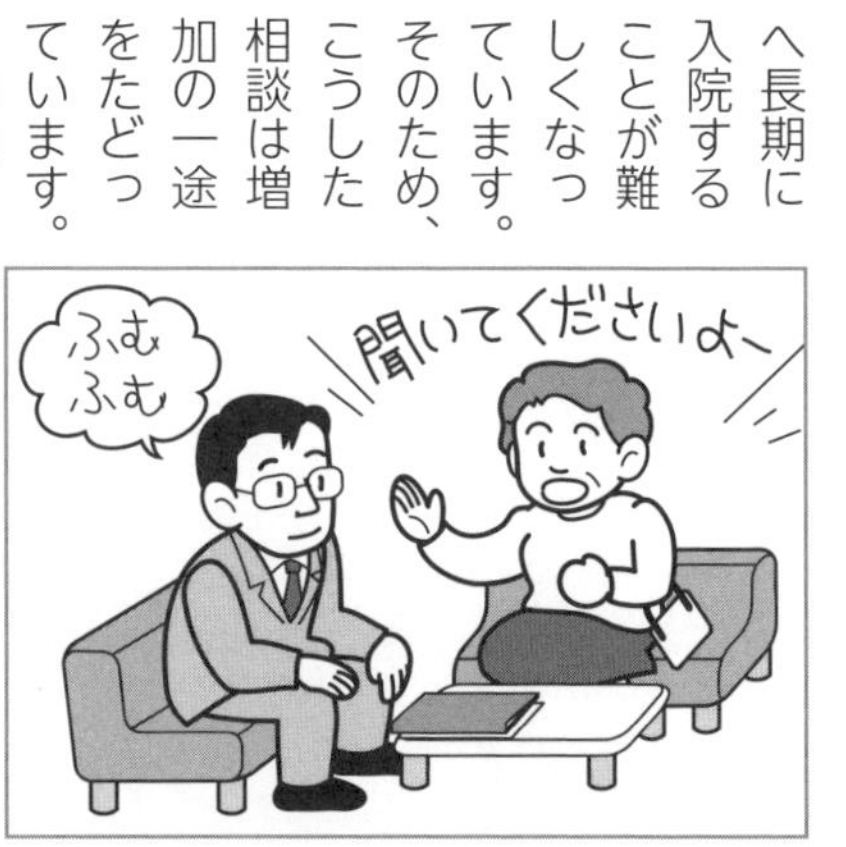

相談にきた家族は、最初、Z総合病院に対し、「入院した当日に2週間しかこの病院は入院できませんと言われた」と不満を漏らしました。

家族をなだめて話を聞くと、すぐにでも転院させたいとのことです。しかし、Y病院はベッドに空きがなく、すぐには入院できません。

そこで、近隣のW病院のケースワーカーに連絡を取り、病床の空きを確認しました。家族には、W病院の病床に空きがあることを告げ、そこのケースワーカーに相談してはどうかと勧めました。家族は、本人とも相談してみると、一応、納得した様子で帰っていきました。

午後の相談は、入院患者からの医療費支払いについての相談です。救急車での来院患者で、体調がよくなったので退院をしたいのだが、医療費が払えないとの相談です。

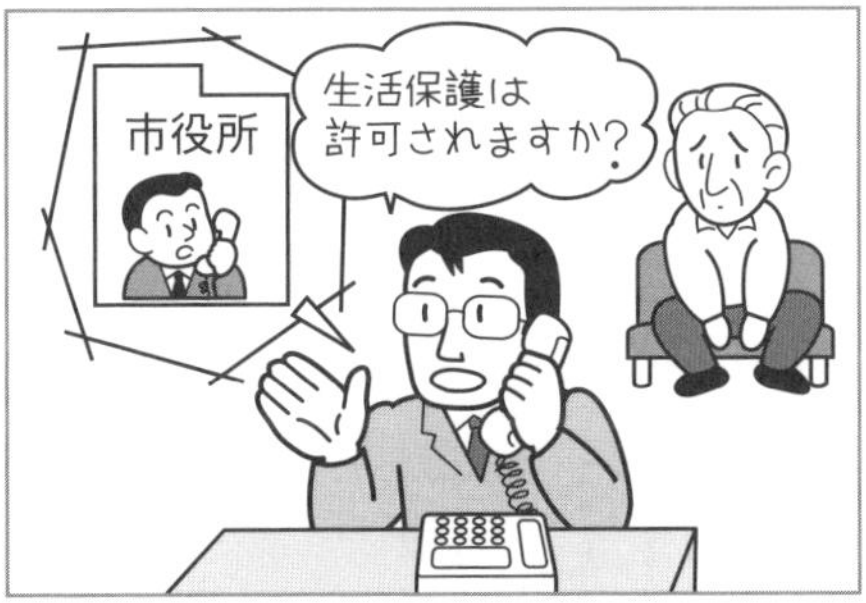

よく調べると保険に加入していません。そこで、国民健康保険は、遡って加入ができることを伝えたのですが、そのお金も払えないとのことです。

患者と相談した結果、市役所へ生活保護の申請をすることにしました。市役所へ連絡し、生活保護が許可されるか、あらかじめ確認しました。後日、生活保護の申請のための書類を整え、患者と一緒に市役所へ出向くことにしました。

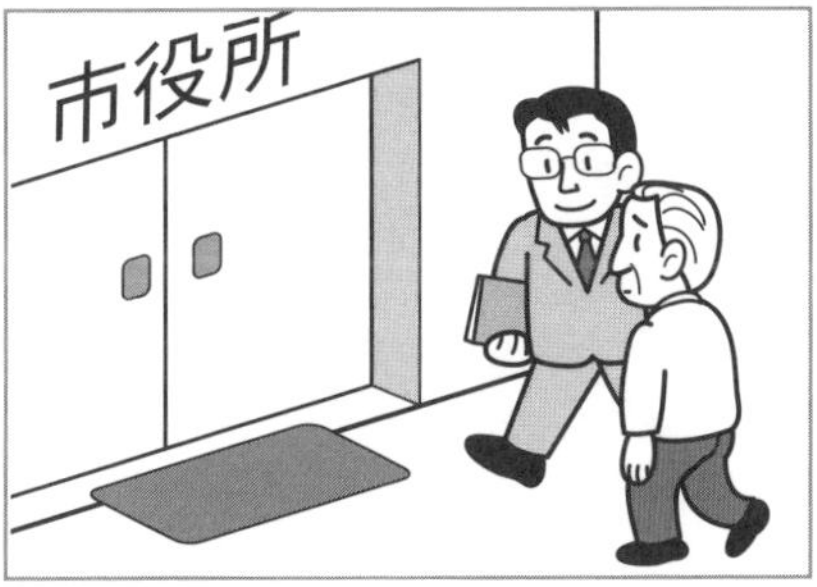

その後、もう1件の相談をこなしてから、病棟でケアカンファレンスへ参加しました。数名の患者の今後について医師や看護師と方針を決めました。

業務終了後、近隣のケースワーカーとの食事会があり、今後の介護保険の方向性と近隣の病院で回復期リハビリ[※1]テーション病棟がオープンするとの情報を得ました。

ケースワーカーの役割

ケースワーカーとは、病院の窓口となる職種です。病院に雇われている形ではありますが、患者の利益を最大限に考えて動かなければならないジレンマを抱えています。

また、周辺の病院の動向や医療制度、福祉政策などに関する情報収集力や行動力も備えていなければなりません。

※1 回復期リハビリテーション病棟とは、回復期にある患者でリハビリを必要とする患者のための病棟。

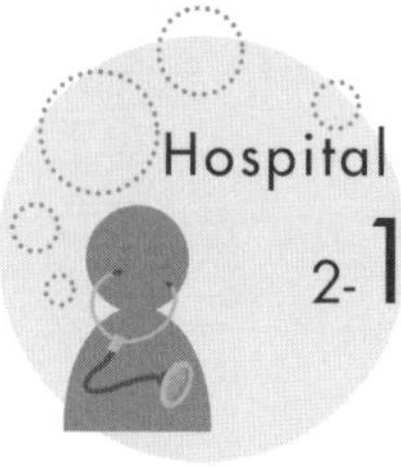

Hospital 2-12

リハビリ専門職（理学療法士・言語聴覚士）の仕事

理学療法士Pさん、言語聴覚士Qさんの1日

リハビリ専門職は脚光を浴びています。病気の発症からどこまで回復し、発症前の状態にどこまでたどり着けるかはリハビリ次第です。

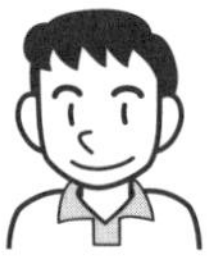

理学療法士Pさんは、身体機能回復のためのリハビリが主な仕事です。最初はまったく歩けなかった患者が一歩踏み出したときの感動は、Pさんにとって忘れられるものではありません。

Pさんは出勤すると、本日の予約患者のカルテを確認します。本日のリハビリのプログラムをチェックするためです。

朝一番の患者は、歩行訓練です。この患者は脳梗塞を発症してから、はじめて歩行訓練をするため不安が隠せません。

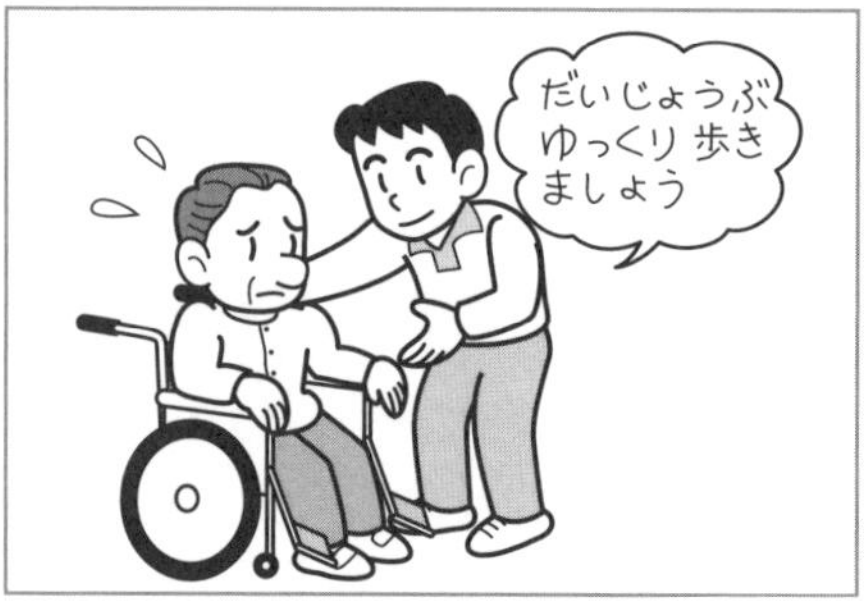
だいじょうぶ
ゆっくり 歩き
ましょう

回復具合からみて起立くらいはできるはずですが、要領を得ません。

Pさんは患者が恐怖感を持っていると推測し、自分の体を密着させ、「倒れても支えますから」と何度も言って、やっと立ち上がってもらいました。

患者は左半身に麻痺が残っているため、左足と左手が思うように動かせません。

患者が時々、涙目になっているのをみて、Pさんは「明日はもっと歩けるようになりましょう」と励ましの言葉をかけ、病室へ送っていきました。

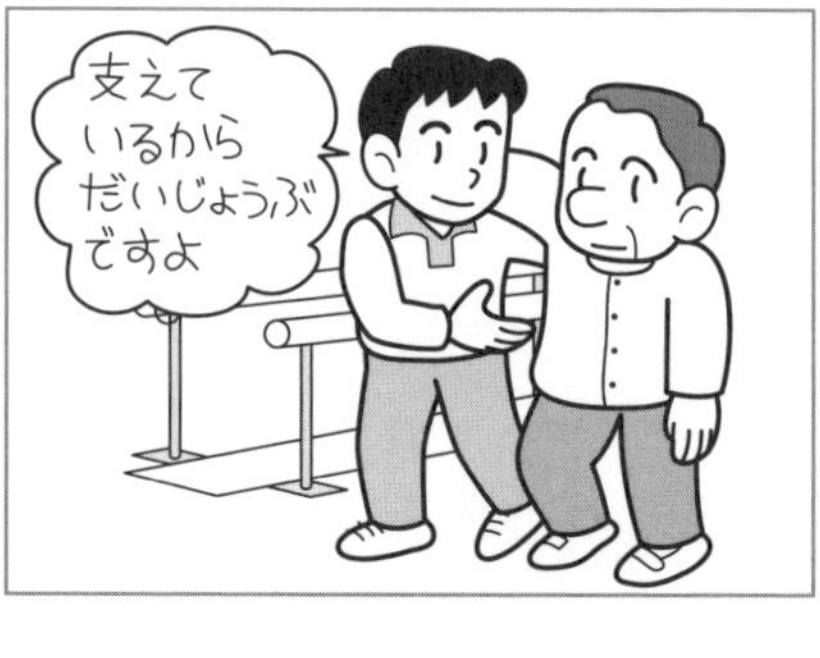
支えて
いるから
だいじょうぶ
ですよ

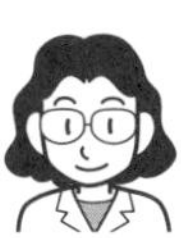

言語聴覚士Qさんは、疾病の後遺症などにより言語障害を患っている患者へのリハビリが主な仕事です。

言語療法には、言語訓練と嚥《えん》下《げ》訓練の2つがあります。

言語聴覚士Qさんは、嚥下訓練が専門で、病棟で患者が食べ物をうまく飲み込めるようにする訓練を行なっています。

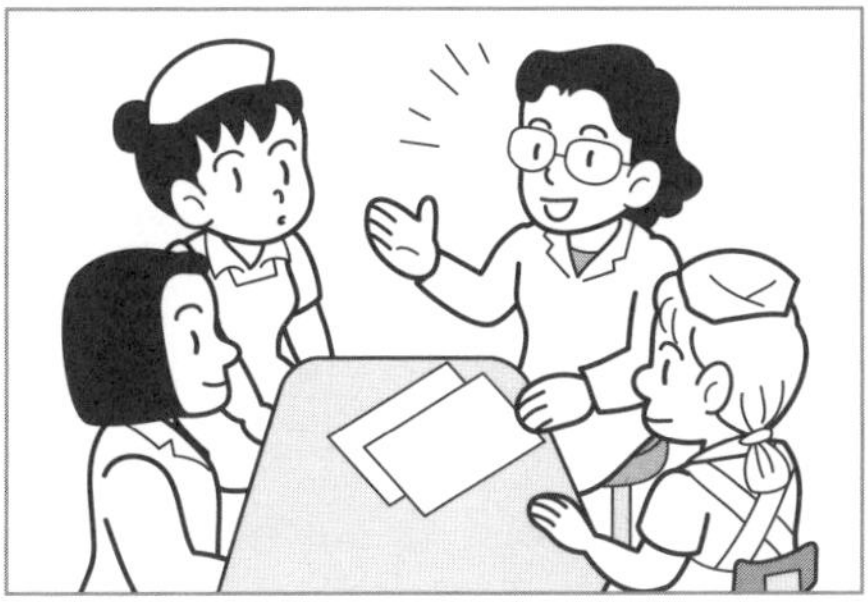

看護師と管理栄養士と一緒に、嚥下についてカンファレンスや訓練方法についてレクチャーも行ないます。

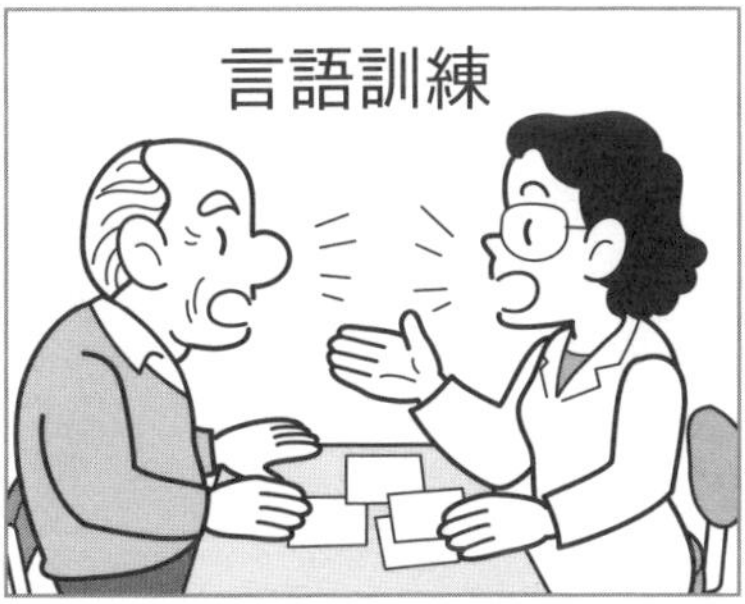

嚥下訓練や言語訓練は言語聴覚療法室で患者個別に行なうようになっています。

リハビリ専門職は医療政策上、重要な位置づけとなっています。高齢化が進み、介護予防や疾病からの早期回復などを進めていくうえでは、リハビリ専門職の役割は欠かせなくなっているのです。

その社会的なニーズが、これからますます増えていくことは間違いないでしょう。

リハビリ専門職とは

リハビリの専門職[※1]は、国家資格により3つの職種に分けられます。理学療法士と作業療法士、言語聴覚士です。それぞれ次のように定められています。

理学療法士は、身体に障害のある者に対し、主としてその基本的動作能力の回復を図るため、治療体操その他の運動を行なわせ、及び電気刺激、マッサージ、温熱その他の物理的手段を加えることによりリハビリを行うことを業とする者。

作業療法士は、身体又は精神に障害のある者に対し、主としてその応用的動作能力又は社会的適応能力の回復を図るため、手芸、工作その他の作業を行なわせることを業とする者。

言語聴覚士は、音声機能、言語機能又は聴覚に障害のある者についてその機能の維持向上を図るため、言語訓練その他の訓練、これに必要な検査及び助言、指導その他の援助を行なうことを業とする者。

※1 理学療法士と作業療法士は、理学療法士及び作業療法士法、言語聴覚士は、言語聴覚士法により国家資格と定められている。

Hospital 2-13

窓口と医療事務の仕事

受付事務員Rさんの1日、医事課長Sさんの1か月

医療事務という言葉は社会に浸透していますが、医療事務の仕事については、なかなか知られていないところです。

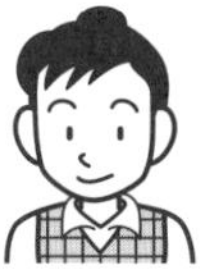

受付事務員Rさんは、入職5年目の中堅職員です。仕事の全体像は見えてきましたが、細かな知識はまだまだと感じています。

Rさんが出勤する頃には、すでに患者が受付前に並んでいます。Rさんはこの行列を横目に見ながら出勤することが日課となっています。

午前8時に受付を開始すると、われ先にと診察券が出されます。時には、喧嘩になることもあります。今日の一番の患者は朝5時にきたと自慢しながら受付をすませていきました。

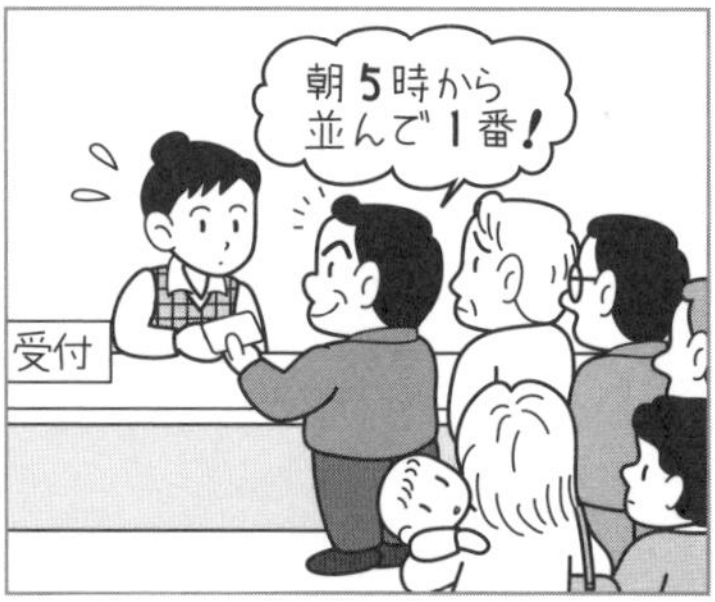

朝5時から
並んで1番!
受付

受付がすむと、カルテ庫で待機している事務職員がカルテを出庫します。その後、診察室にカルテが回り、診察が行なわれます。Rさんは、患者の治療の一翼を担っている気がして、いつも満足感を持って仕事をしています。

午後は、外来診療費※1の計算を行ないました。検査項目や薬剤の種類が多いので、すべてを覚え切ることはなかなか難しく、計算を間違えることもしばしばです。

医事課長であるSさんはミスもなく何でも知っているので、RさんはSさんのようになりたいと目標にしています。

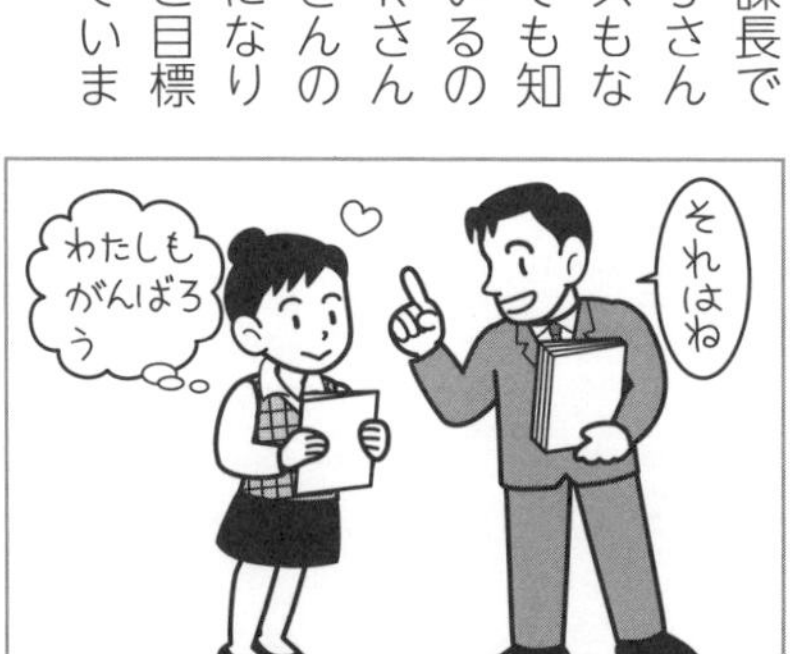

わたしもがんばろう
それはね

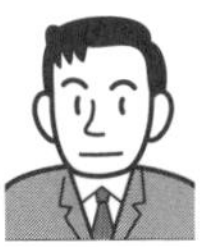

医事課長Sさんは、病院の医療事務を一手に引き受けています。病院の収入に大きく影響を与えるだけに、神経の休まる暇がありません。

Sさんは、月末になるとブルーになります。月初からレセプト[※2]の請求事務がはじまるからです。

毎月1日〜10日までは、どの病院でも前月分の医療費請求のため、レセプト作成をしなければなりません。月はじめの5日までは、夜12時までの残業は必至です。今月の外来レセプトは1万枚を超えそうで、収入の面ではうれしい限りですが、その処理作業は大変です。

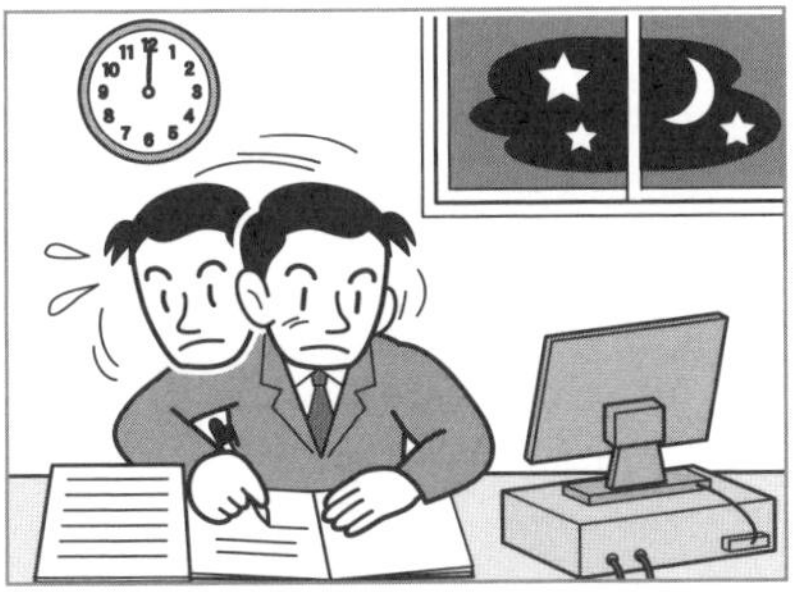

今月も1日になり、レセプトがはじまりました。保険証番号が抜けている患者がいたので、保険証を病院に持ってきてもらう連絡をしました。夕方は、診療の終わった医師をつかまえて、診療行為の確認と病名をつけてもらいます。

不明な点があればカルテをひっくり返して確認します。この期間、Rさんは事務員から、「目がつり上がってますよ」と言われています。

月も中旬になると、経営委員会や医局会などへ提出するレ[※3]セプトの査定や増収策などについて資料をまとめなければなりません。委員会が終了し、ふと気がつけば、「もう月末…」という繰り返しです。

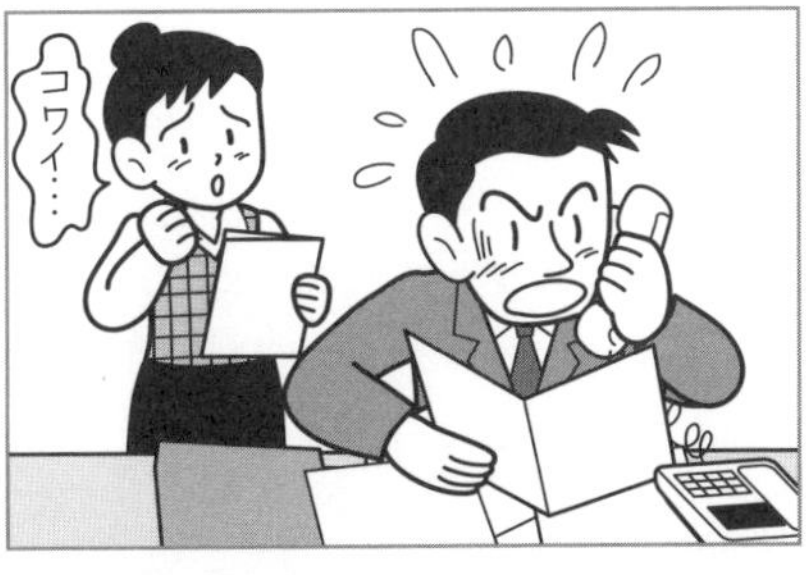

医療事務の役割

医療事務は、病院の中では国家資格をもたずに従事できる職種です。どの病院の医療事務員もレセプトの時期は気力と体力を消耗するようです。

しかし、病院の収入は医療事務員がいなければ診察料などの請求はできません。その意味では隠れた力持ちなのです。

※1 各病院で使用する薬剤の種類は病院の規模により違うが、1000種類〜3000種類。

※2 レセプトとは、医療機関が保険者へ医療費を請求する明細書。毎月10日前後に提出のために月初から医療事務員が総出で行なう。

※3 レセプトの査定とは、病名がなかったり、適応外の治療をした場合、請求した医療費の総額からその治療に対しての医療費が削減されること。

Column 2

将来有望な医療職種とは？

いつの時代でも、成長性があるといわれる産業に学生の就職人気が集まります。現在では、さながら医療・介護業界のブームといったところでしょうか。しかし現場にいる者からみると、国が充足しているとみる職種と、現場が不足していると感じる職種にはギャップがあるような気がしています。

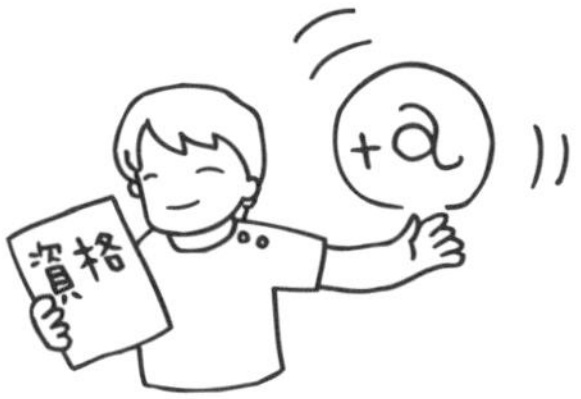

講演で全国をまわることがありますが、そのときに、出席者に医師や看護師の充足状況について質問を投げることがあります。すると、多くの病院では「不足だ」と答えます。とくに、中小の病院では深刻なようです。

中小の病院が人材不足に陥る原因は、医療業界の特殊性にあります。医療業界の特徴は専門職集団、すなわち技術屋の集まりです。技術屋は、最先端の技術に興味があります。しかし、最先端技術を導入するには莫大な費用が必要です。その費用を中小病院が賄うことは難しいのです。したがって、結局は資金フローが潤沢な大病院に人が集まるといった構図ができあがります。

さて、将来有望な医療職種はどのような資格なのでしょうか。

医療業界で、定期的に新卒採用を行なうことができる職種は看護師だけです。その他の職種については、「定員が空き次第募集する」という病院が多いのです。さらに、募集をかけても全然人が集まらない職種もあります。

10年前は診療放射線技師の不足が深刻で、一時は初任給1000万円などという話もありました。しかし現在では、学校を卒業して資格を取得していても就職できない人もいるようです。

その一方で、ここ数年、絶好調なのが、理学療法士と作業療法士です。介護保険の導入により、さらに好調なようです。ただし、理学療法士・作業療法士の学校は西日本に偏在しており、この地域では余り気味だという話もあります。

現在、就職に有利だといわれている職種は、医師、看護師、薬剤師、理学療法士、作業療法士です。これも今後の動向によって変わるかもしれませんが、いずれにせよ資格だけに頼らず自分に付加価値をつけていく努力が必要です。今後は、資格＋αが給与を決める要因となることは間違いありません。

3章

検査のしくみと最新医療技術

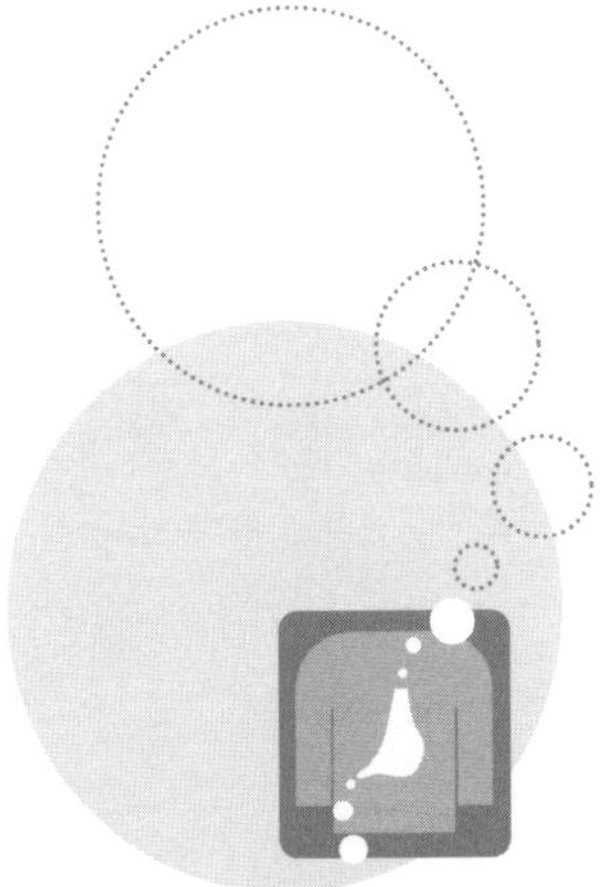

Hospital 3-1

Computed Tomography（コンピュータ断層法）

ＣＴ検査のしくみ

ＣＴはＸ線画像診断を行なうための上位機器です。脳梗塞や肺がん等の発見に威力を発揮しています。

現行のＣＴはマルチＣＴと呼ばれています。検出器は数百～千個で、解像度が非常に高いことが特徴です。第２世代（ヘリカルＣＴ）との違いは、ヘリカルＣＴが１回転１スライスの画像に対して、１回転４～320スライス撮影できることです。このため、心臓など動きのある臓器についても撮影が可能になりました。

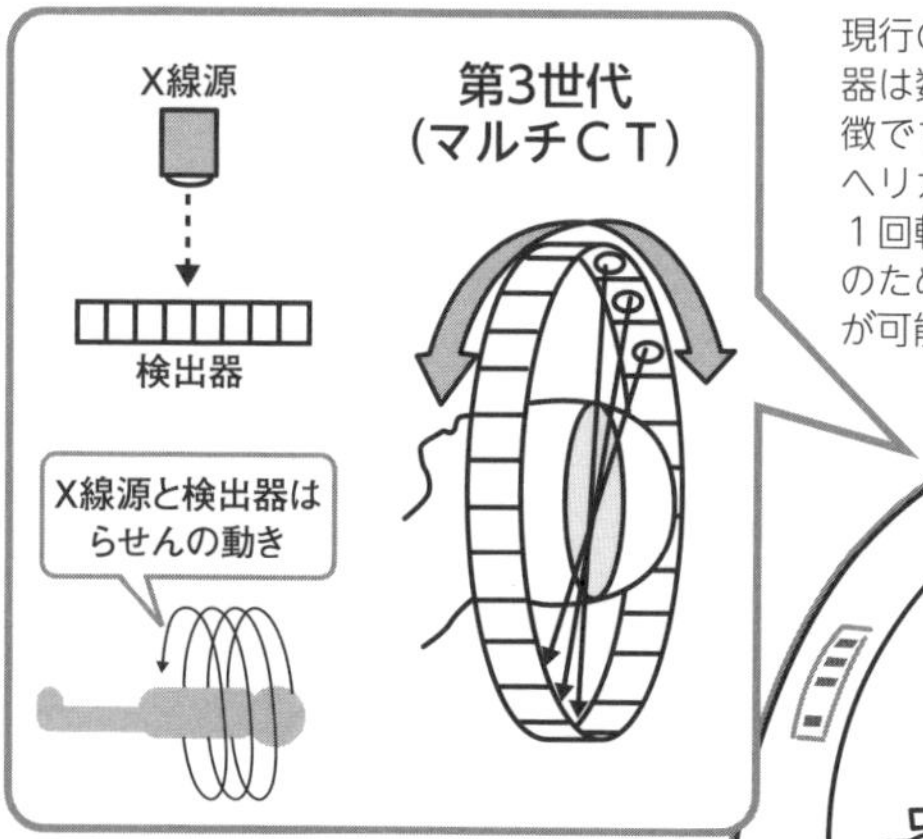

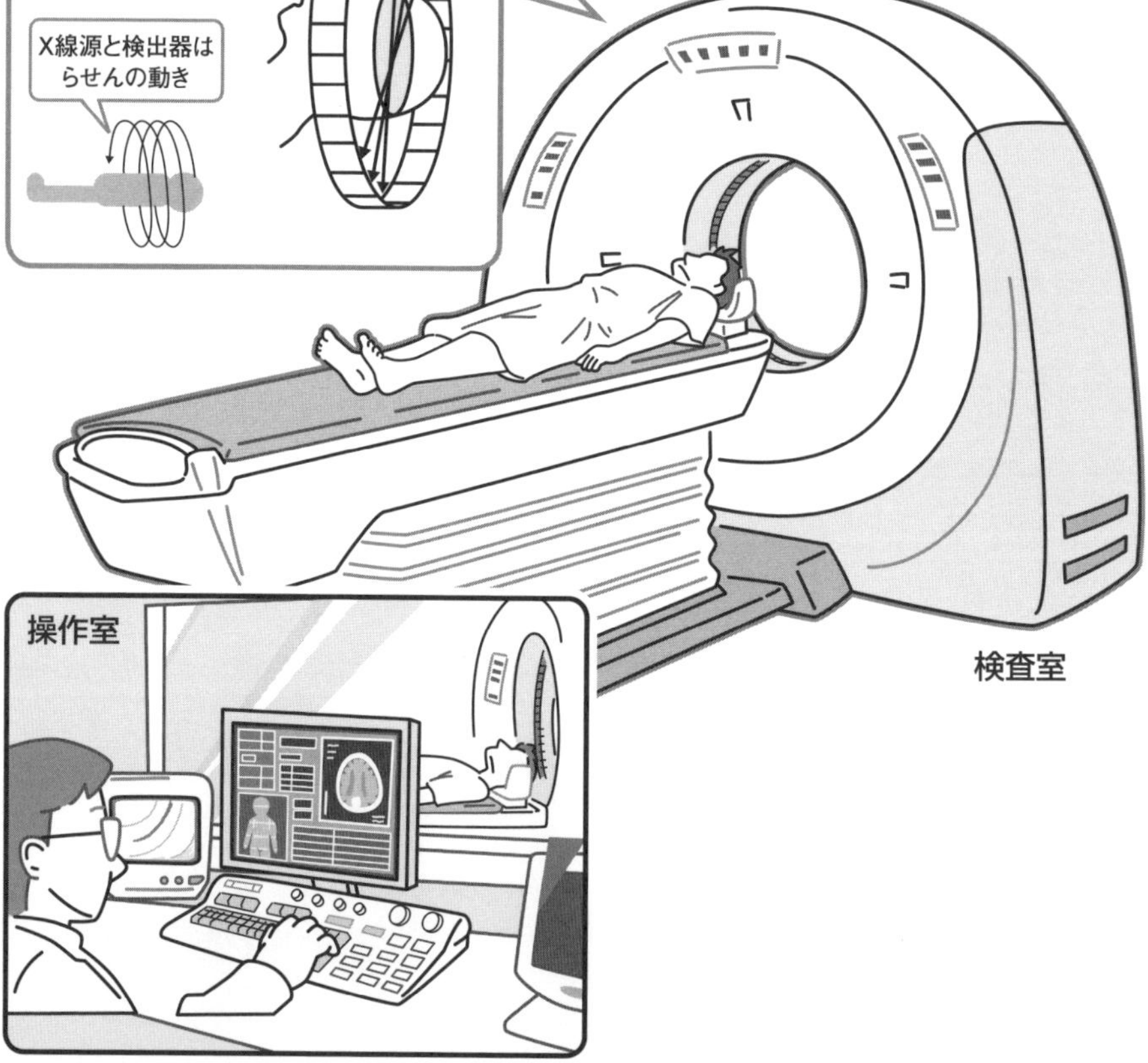

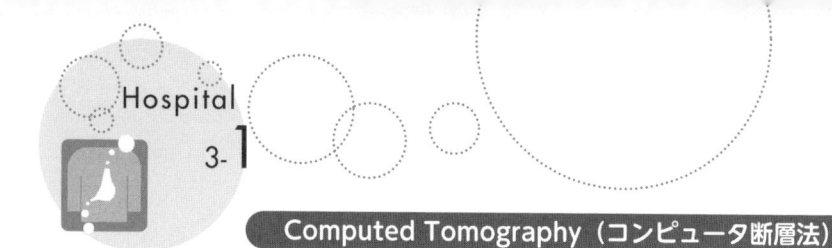

ＣＴの撮影の原理

人体の360度方向からＸ線を当てて、身体を透過してきたＸ線を検出器で測定し、コンピュータ処理をして身体の断面図を撮影するしくみです。

Ｘ線写真の原理

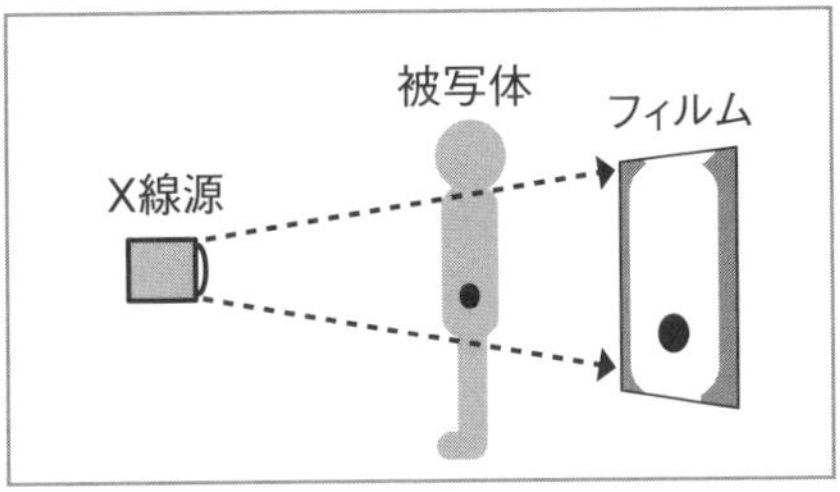

Ｘ線写真の原理は、Ｘ線源から出たＸ線をフィルムが受け止め、感光して写真となります。Ｘ線は被写体を通る際、吸収されることにより白くなります。

ＣＴの原理

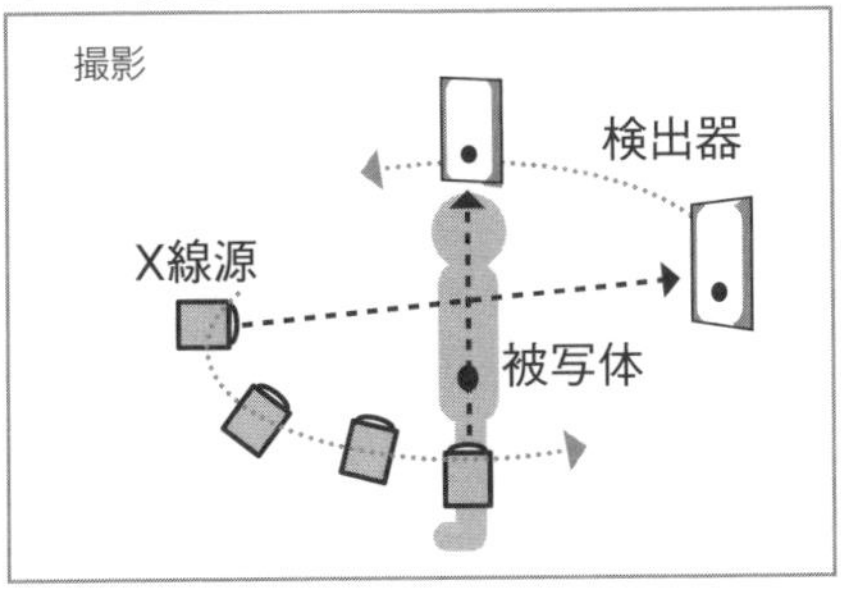

ＣＴの撮影とは、Ｘ線の原理を応用して被写体に対してＸ線源と検出器が回転していくことにより、1回転するまでの各地点の２次元映像を検出することです。たとえば、立方体を人間がみたとき、ＸとＹ方向の２地点から観察できれば、立方体と認識できることに似ています。

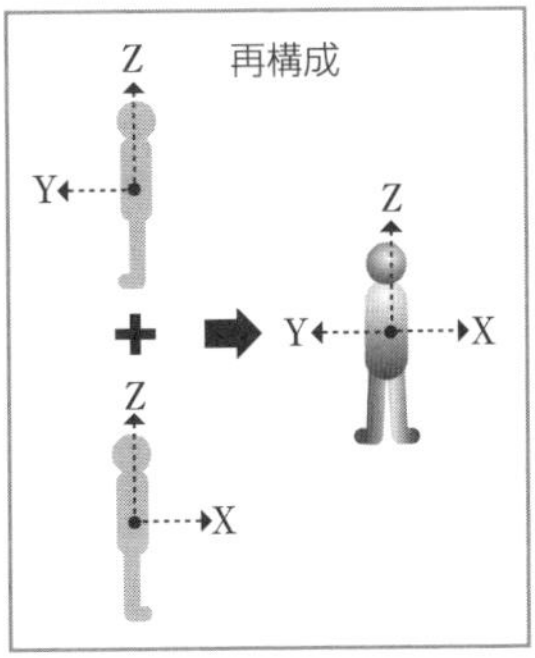

検出器で捉えられた画像をコンピュータで再構成し、画像を作成します。

ＣＴの進化

第1世代

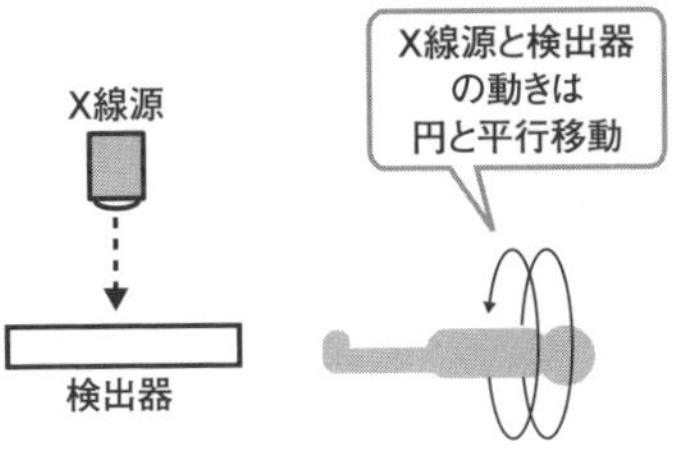

初期のＣＴはＸ線源と検出器が一対となり、回転しながら移動していくタイプです。検出器も１個で、スキャンに時間がかかります。

第2世代（ヘリカルＣＴ）

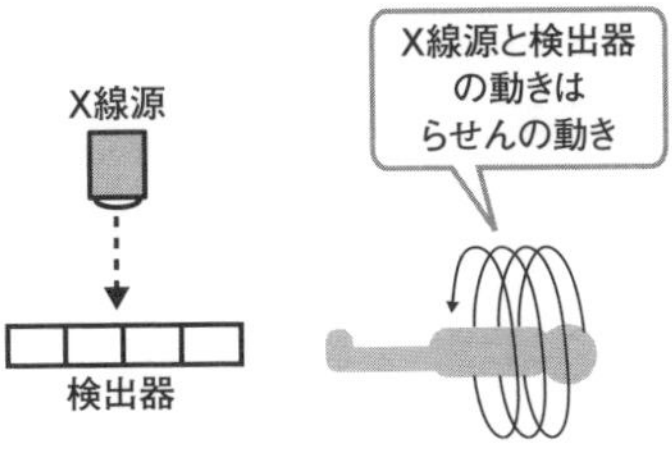

第2世代のＣＴで、ヘリカルＣＴと呼ばれています。初期型のＣＴとの違いは、検出器が数十個あり、らせんの動きをしながら撮影をしていくため、高速連続回転が可能になったことです。

Hospital

3-2

Magnetic Resonance Imaging（磁気共鳴画像診断法）

MRI検査のしくみ

MRIはX線を使わない画像検査です。MRIは血管や神経を描出することが得意なので、主に脳ドックで利用されるケースが多いといえます。

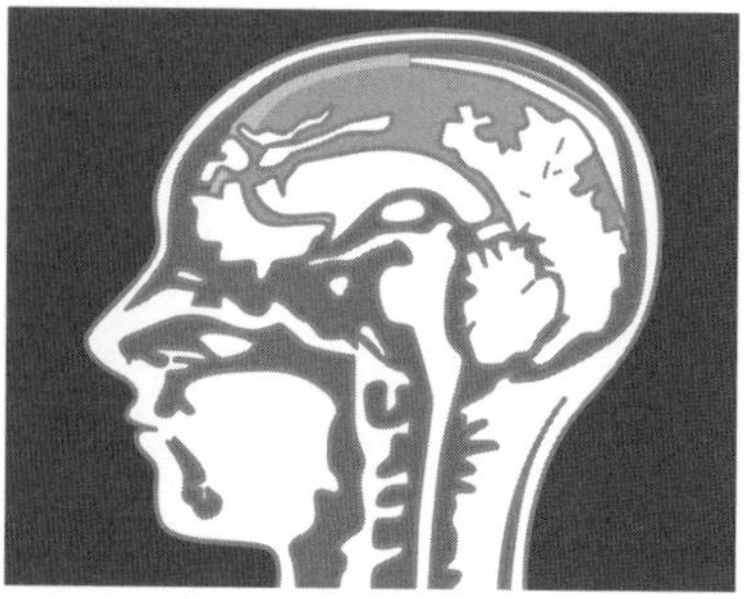

MRIの頭部画像のイメージ。

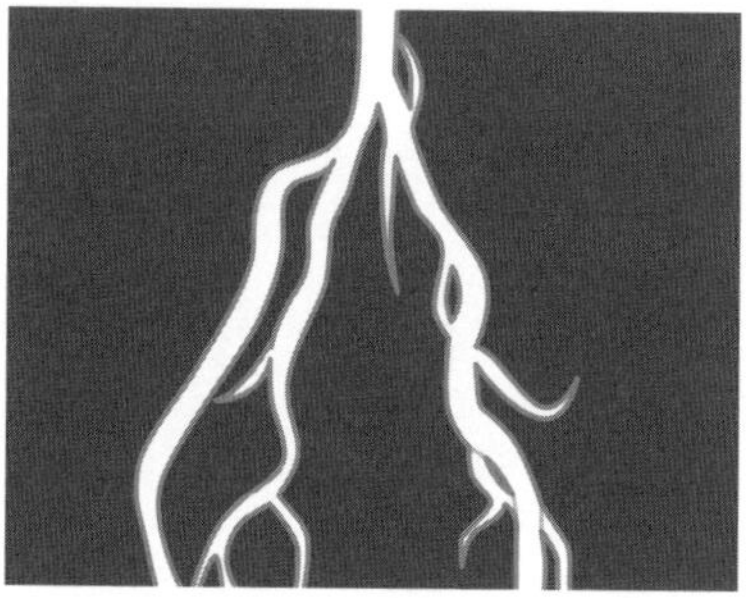

MRA（Magnetic Resonance Angiography）の下肢血管の画像イメージ。MRAは、血液の流れを画像化することに長けた医療機器です。

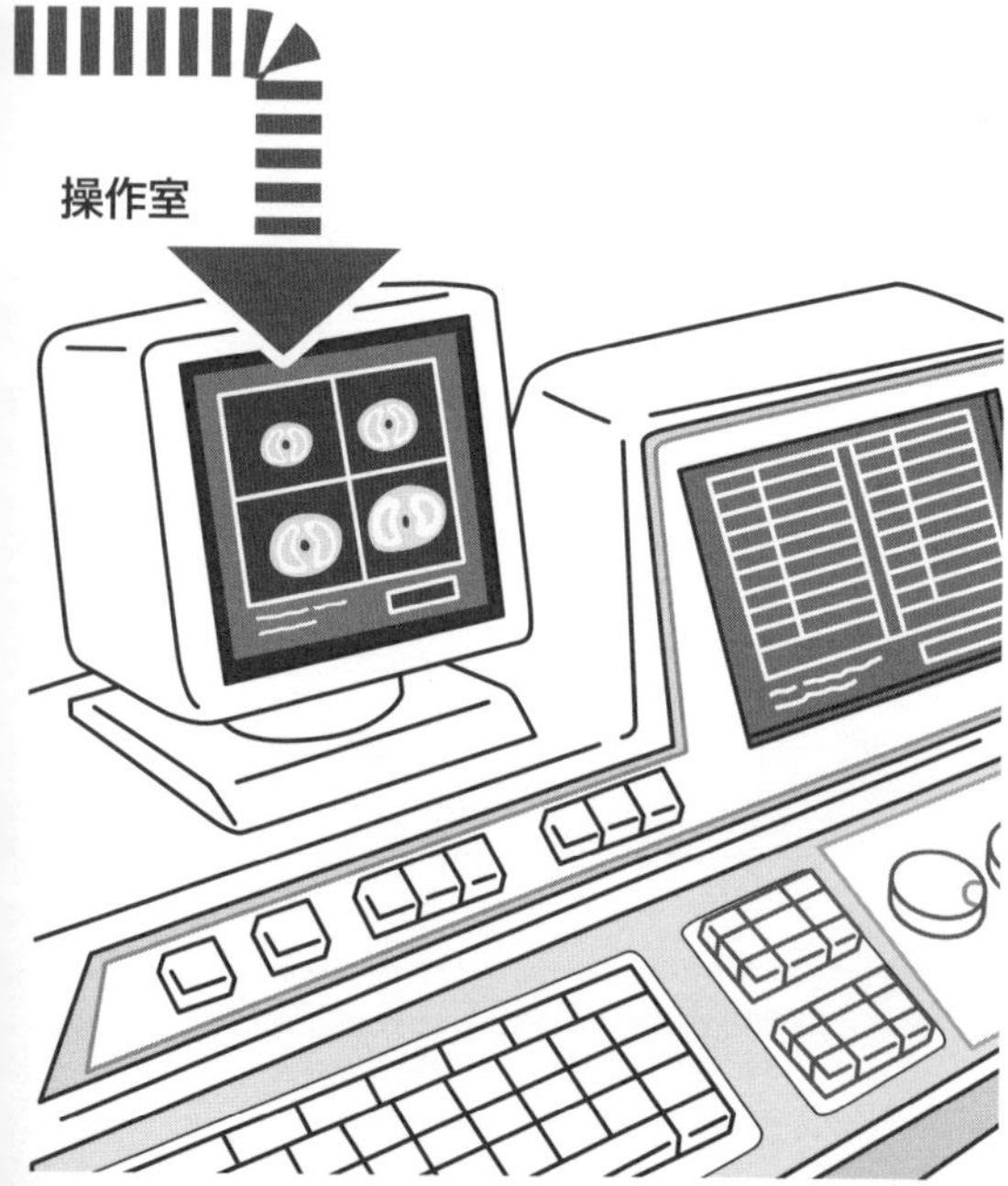

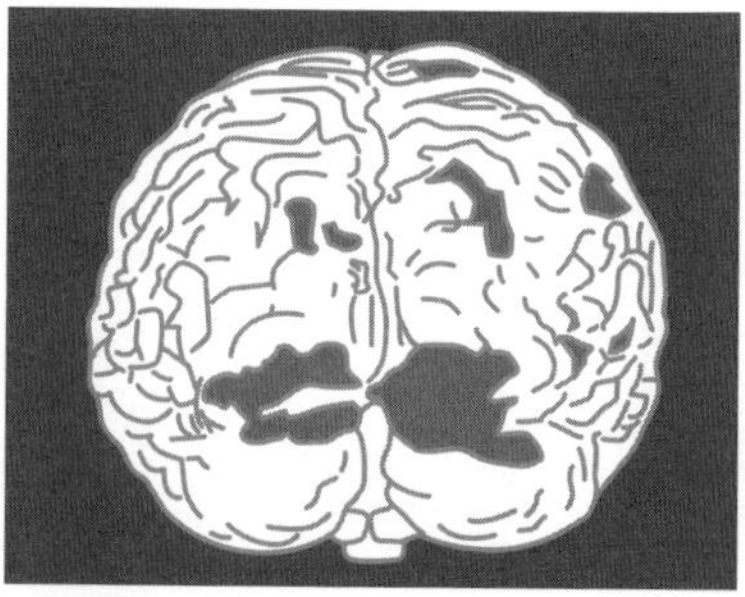

f MRI（functional Magnetic Resonance Imaging）の画像イメージ。f MRIは、脳血流分布の変化により、活動している部位について描出します。

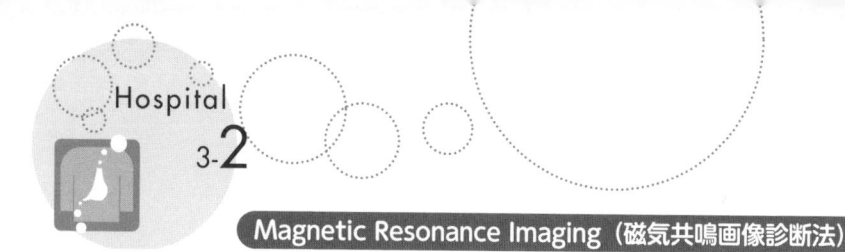

磁気共鳴の原理

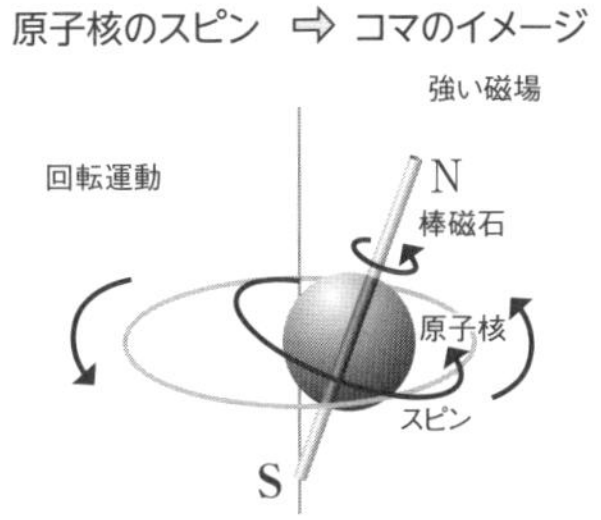

原子は一定の周期でスピンをしています。そこに一定の磁場を加えると、方向性を持ち回転します。

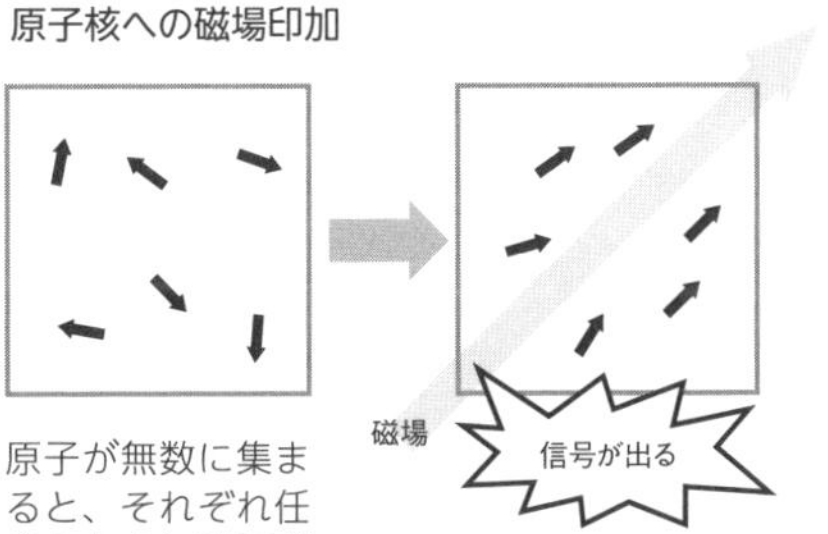

原子が無数に集まると、それぞれ任意の向きに原子がスピンをします。

そこに磁場を加えると、原子は決まった方向を向きます（磁気共鳴）。同方向を向いた原子に電波を与えると信号が出ます。

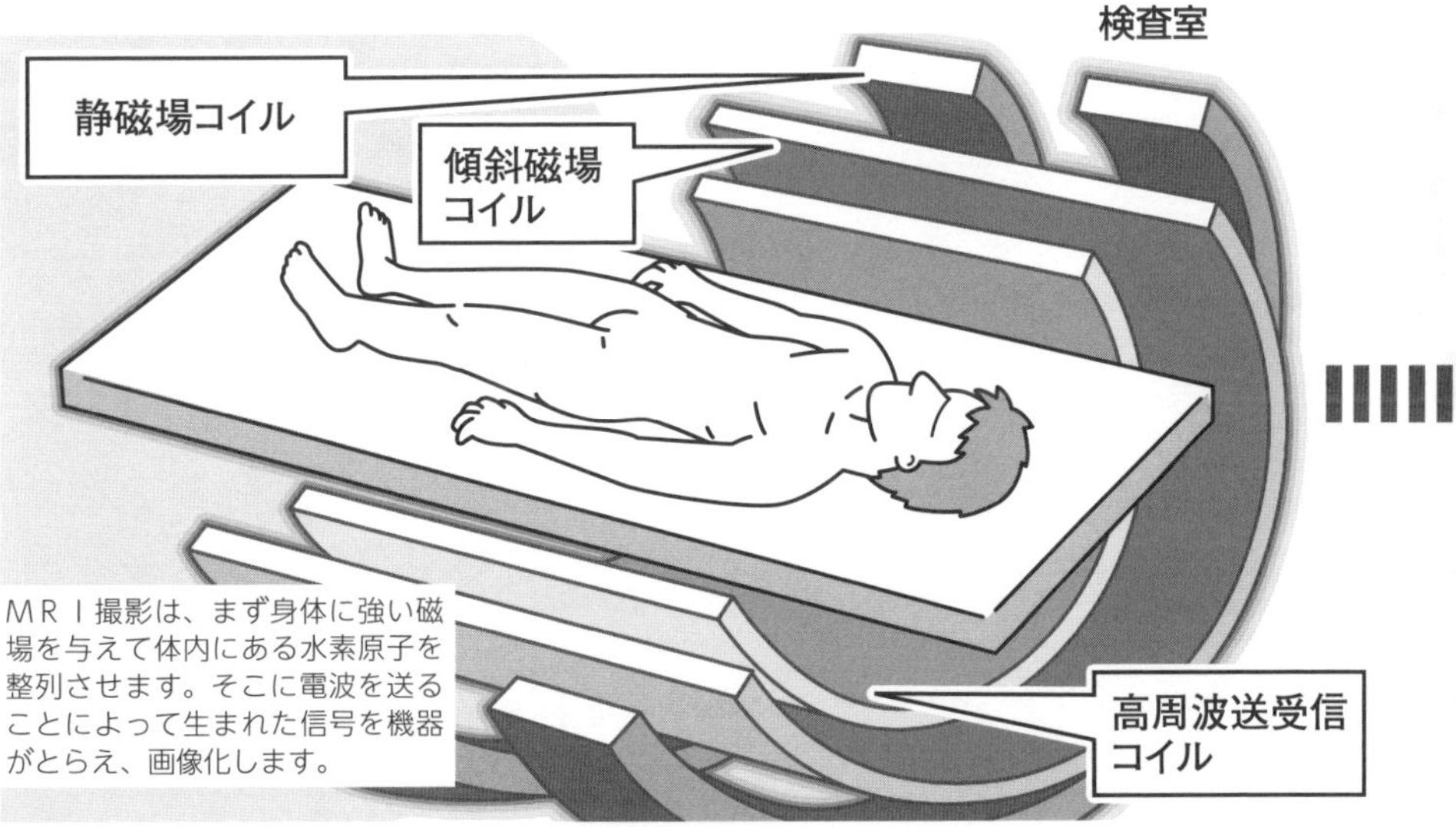

ＭＲＩ撮影は、まず身体に強い磁場を与えて体内にある水素原子を整列させます。そこに電波を送ることによって生まれた信号を機器がとらえ、画像化します。

MRIとCTの短所

CT　**MRI**

ＣＴとＭＲＩはそれぞれに短所もあります。ＣＴではＸ線を使うので、検査によって被爆することになります。一方のＭＲＩでは、検査に時間がかかることが難点です。また、ＭＲＩは磁力を利用するため、金属が体内に埋め込まれている人は検査できません。

Hospital 3-3

Positron Emission Tomography

ＰＥＴ検査のしくみ

ＰＥＴは血流をみることが得意とされています。最近では、検診でがんをみつけることで注目を浴びていますが、脳や心筋の状態の検査に利用されています。

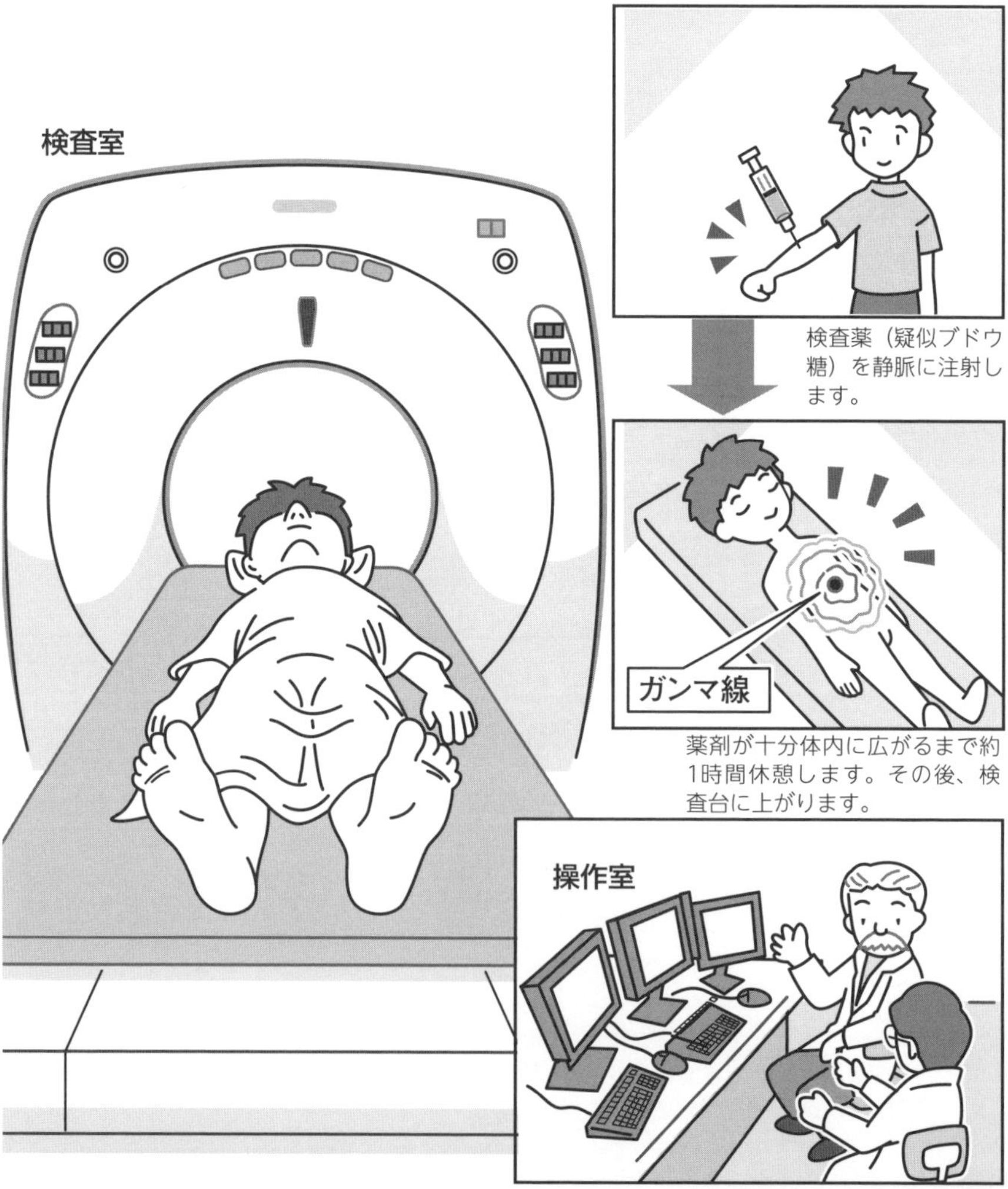

検査薬（疑似ブドウ糖）を静脈に注射します。

薬剤が十分体内に広がるまで約1時間休憩します。その後、検査台に上がります。

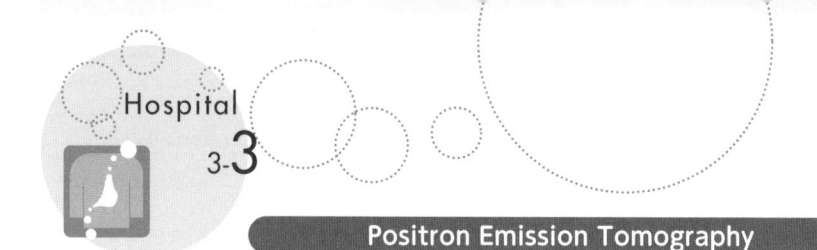

ＰＥＴの撮影の原理

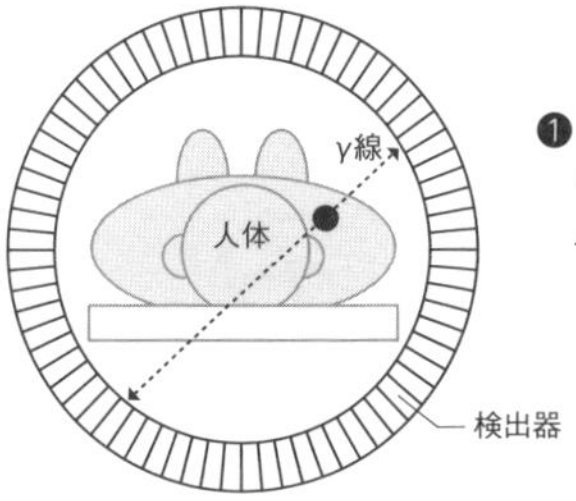

❶ＰＥＴは、人体から検出されるγ（ガンマ）線を測定することにより、人体の状態を調べるしくみです。

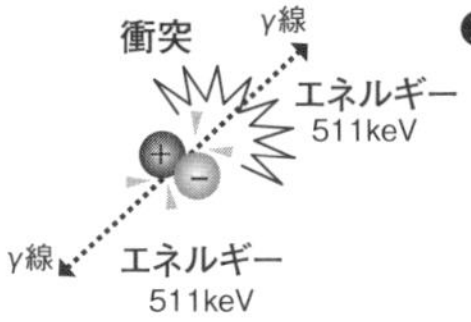

❷γ線は、電子と陽電子（Positron）が衝突することにより発生します。衝突したとき、５１１keVのエネルギーとγ線を両方向へ放出します。

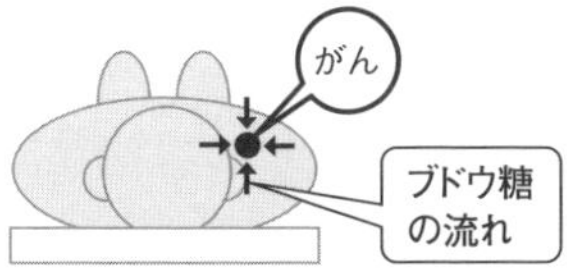

❸ＰＥＴでがんを検出する原理は、がん細胞が正常細胞の３倍～８倍のブドウ糖を消費する性質を利用します。上記❶❷の性質を利用すると、崩壊しやすい同位元素を持つブドウ糖が、がんに集中することによりγ線の放出密度が高くなります。つまり、そのようなブドウ糖を患者の体内に注射し、それをＰＥＴが検出するといったしくみです。

ＰＥＴの進化

第１世代の検出器

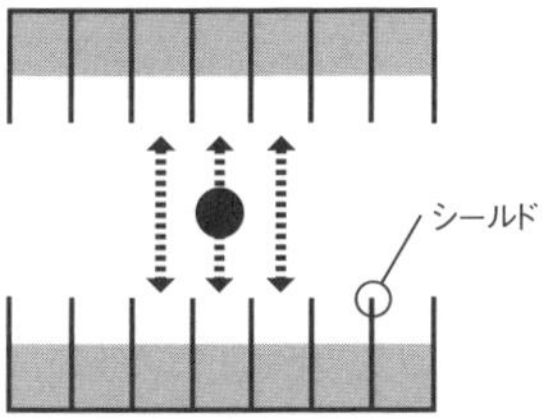

第１世代のＰＥＴカメラは、余分な散乱線を除去し、体軸に直角にγ線が入ってくるように散乱線のシールドがありました。このため、感度はあまりよくありませんでした。

第２世代の検出器

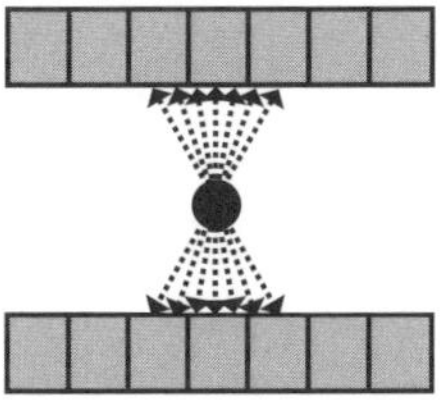

第２世代のＰＥＴカメラは、散乱線のシールドがないため広角に検出でき、感度もよくなりました。第１世代が２次元ＰＥＴカメラと呼ばれるのに対し、第２世代は３次元ＰＥＴカメラと呼ばれています。

第３世代（ＰＥＴ-ＣＴ）の検出器

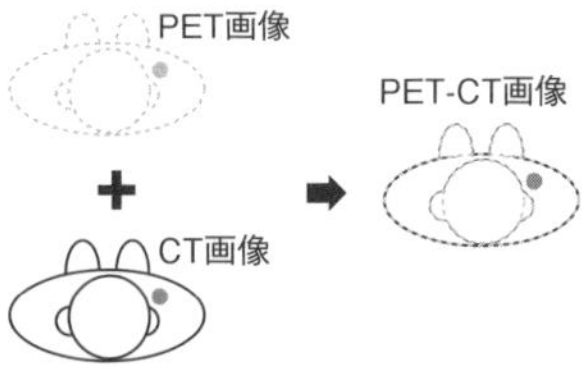

第３世代のＰＥＴは、ＰＥＴとＣＴを合わせたＰＥＴ－ＣＴと呼ばれています。ＰＥＴではどうしてもはっきりとしない画像が、ＣＴの機能を併せもつことで、臓器の境界像などがはっきりとわかるようになりました。

Hospital 3-4

エコー検査のしくみ

ＣＴやＭＲＩの機器と比較すると、エコーの機器は小さいのが特徴です。そのため、スペースのない医療機関でも導入しやすく、内科から産婦人科まで幅広く利用されています。

エコー検査は「超音波検査」とも呼ばれます。幅広い部位の検査が可能で、腹部、心臓、頸動脈、乳腺、前立腺などの異常などがわかります。身体にプローブ（探触子）を当て、超音波を放出して身体内部の状態を調べます。

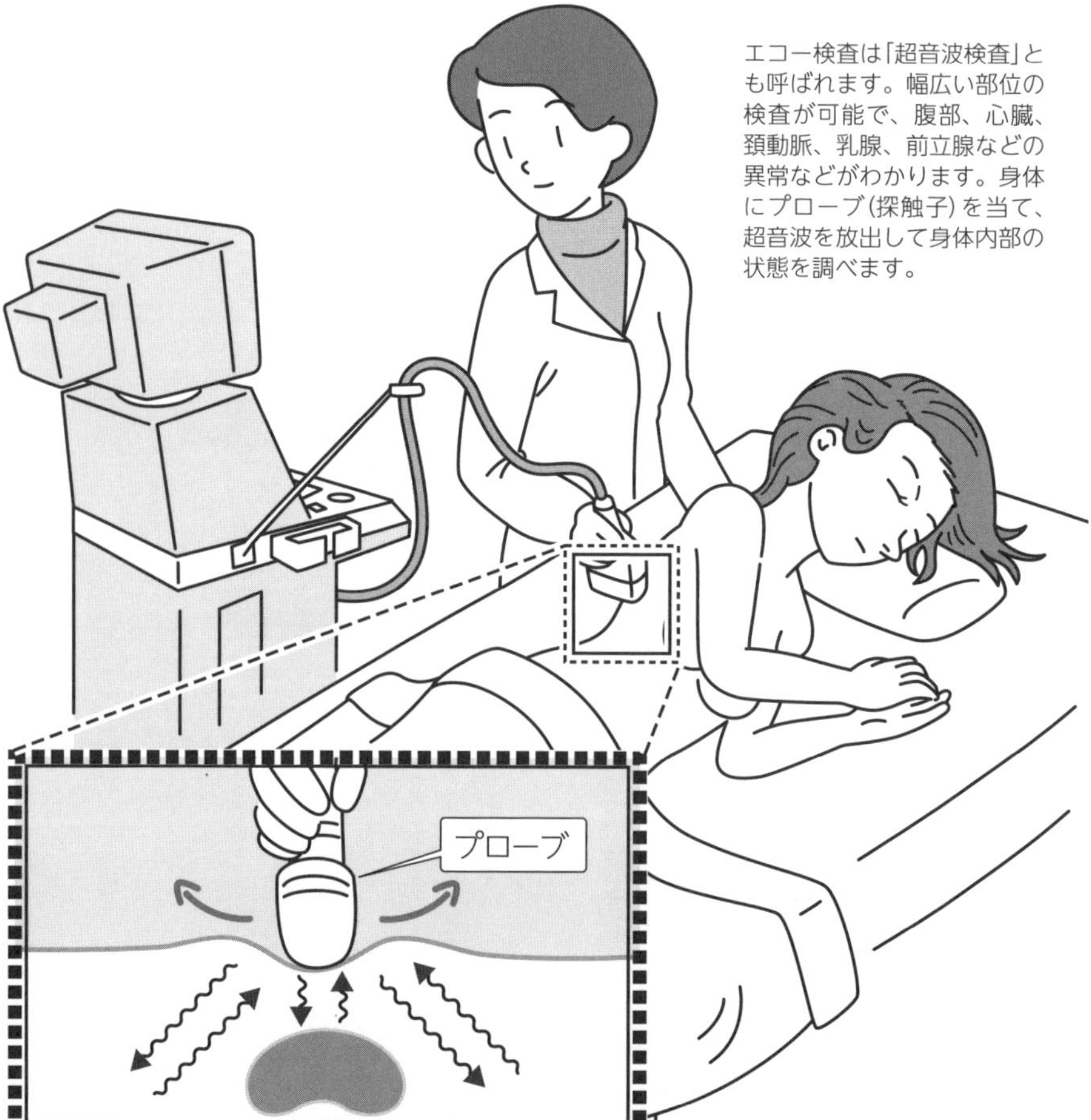

エコーの撮影の原理

検査の原理

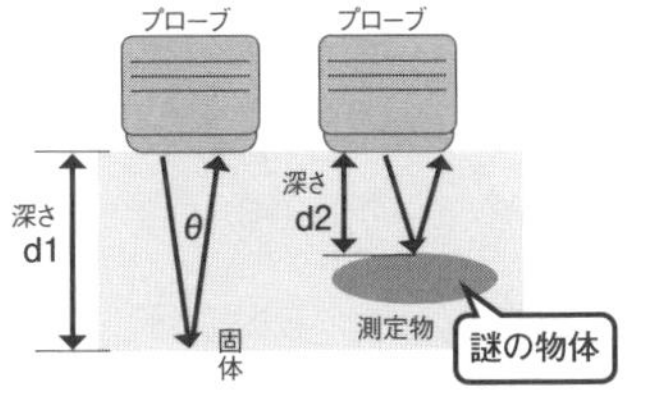

エコー検査は、物理の波動の原理を利用しています。図のようにプローブから超音波を出し、波が戻ってくるまでの時間によって深さを測定します。途中に謎の物体があれば、その部分から波が反射して戻ってきます。エコーは、この波の性質を利用しています。

画像化の原理

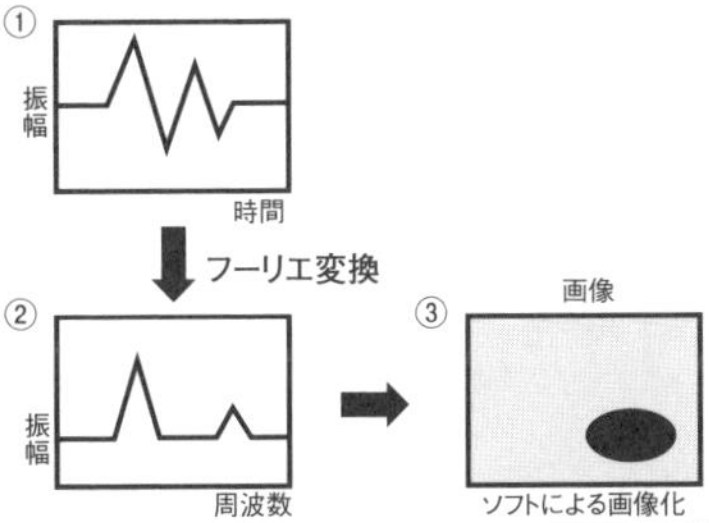

エコー検査では、超音波を送り反射波を受けとります。波をグラフ化するため、縦軸に振幅、横軸に時間をとります。それをグラフ化したのが①の図です。その波をフーリエ変換し、縦軸を振幅、横軸を周波数とします(②)。それをもとにコンピュータによる画像化が可能になります。

エコーで特徴的な画像であるタドポールテールサインは、嚢胞など超音波の透過性の高い組織で起こります。一方、音響陰影は、骨や結石などの減衰の大きい組織で起こります。

特徴的な画像

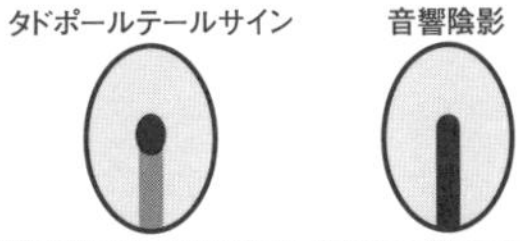

エコーの進化

→Bモードによる肝嚢胞の画像イメージ。Bモードは一般的なエコーの画像を表出します。

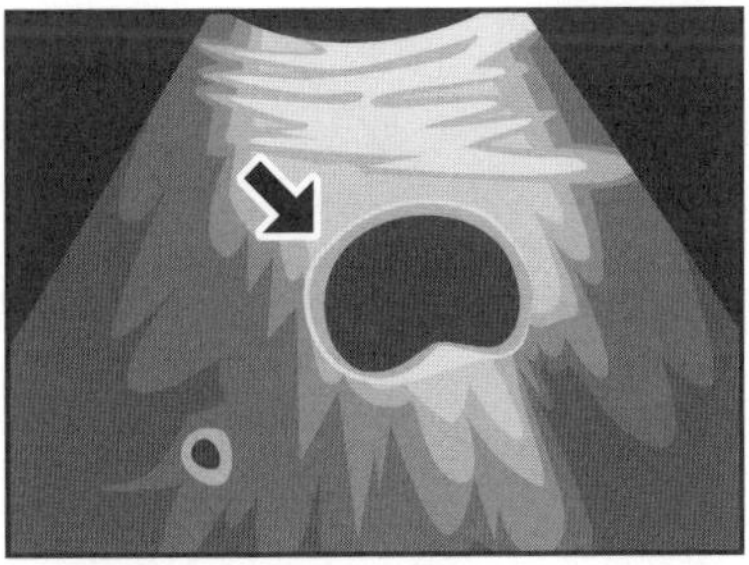

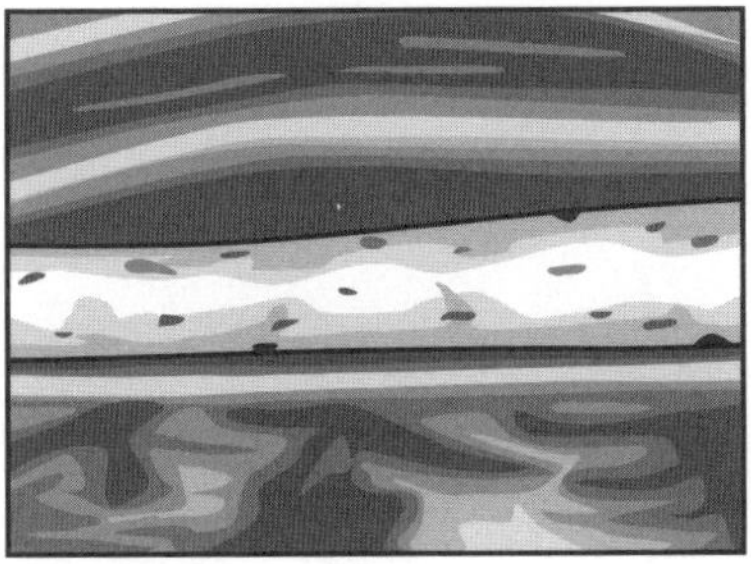

←波のドップラー効果を利用して、血流をエコー画像で表出できます。この画像イメージは頸動脈のエコー像です。

→産婦人科領域における最新のエコーの機器は、4D画像による胎児のイメージが可能です。3D(立体画像)に時間概念を加えると4Dとなります。実際の4Dの画像は、3Dの胎児の動く様子が撮影できます。

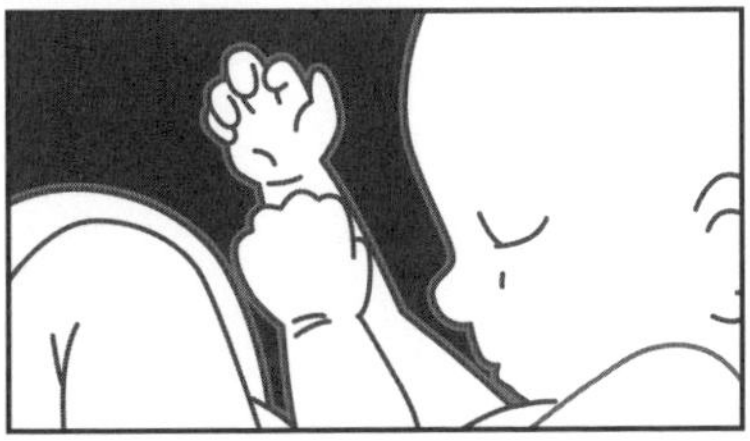

Hospital 3-5

内視鏡検査のしくみ

内視鏡は直接、胃や腸をみることができます。このため、X線検査で発見できなかった病気も発見できます。ポリープなどの組織も採取できるため、診断精度が向上します。

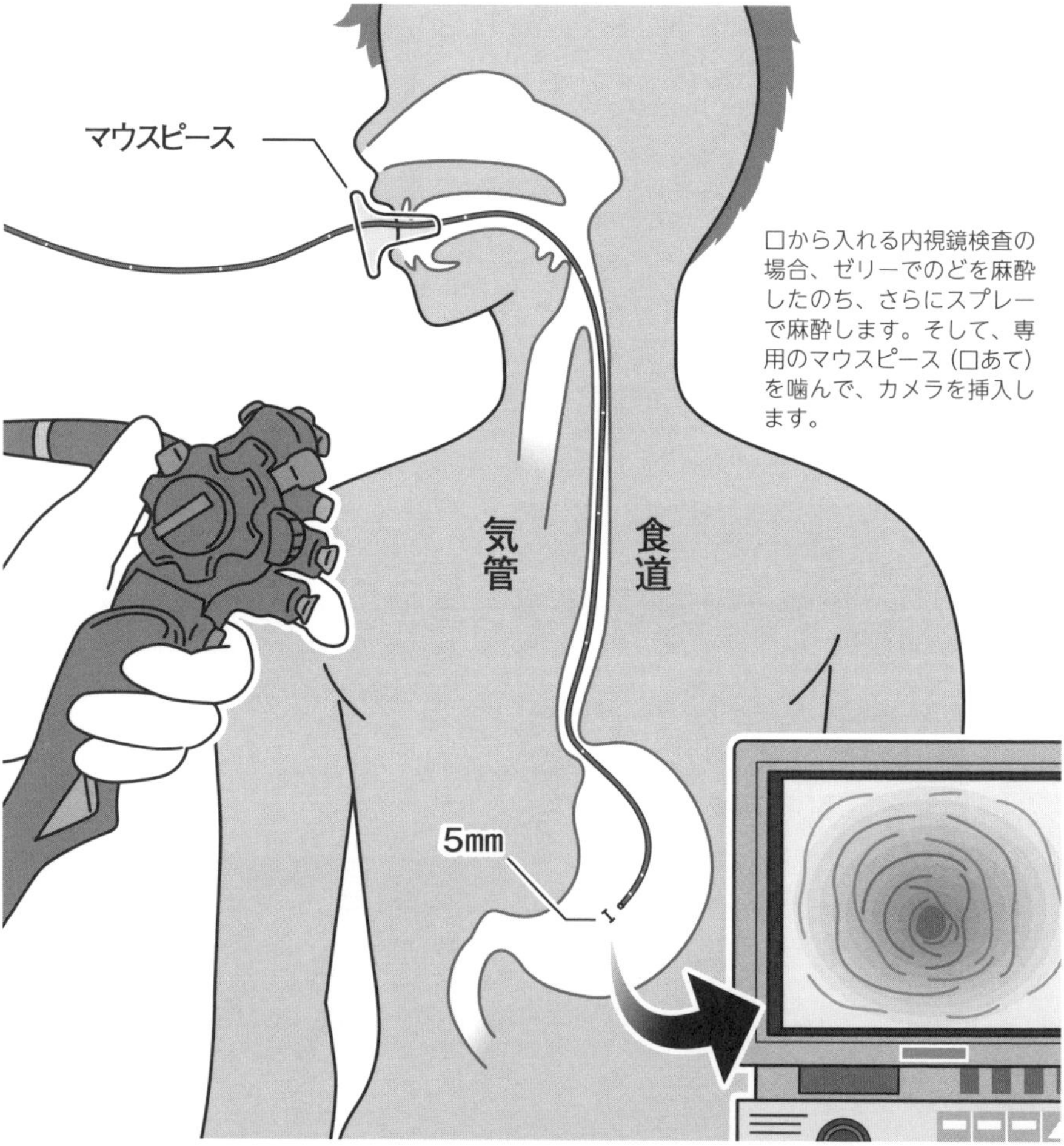

口から入れる内視鏡検査の場合、ゼリーでのどを麻酔したのち、さらにスプレーで麻酔します。そして、専用のマウスピース（口あて）を噛んで、カメラを挿入します。

内視鏡の撮影の原理

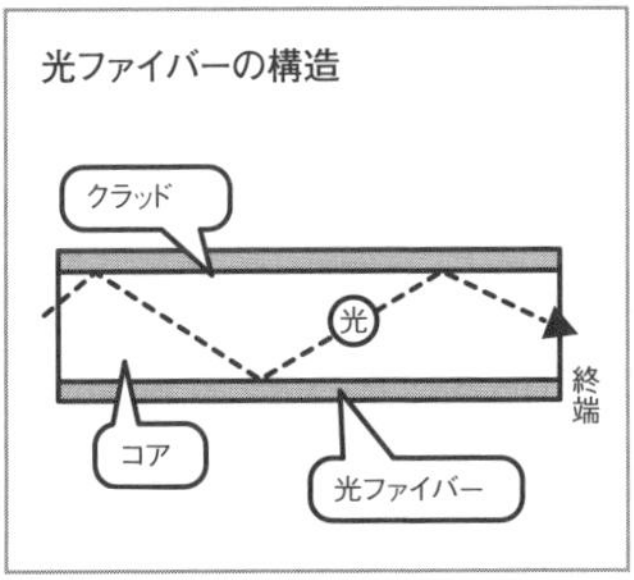

内視鏡の原理は光ファイバーが光を通すしくみを応用したものです。光ファイバーは高屈折率のコアと低屈折率のクラッドで構成されます。光はコアを進み終端に達します。

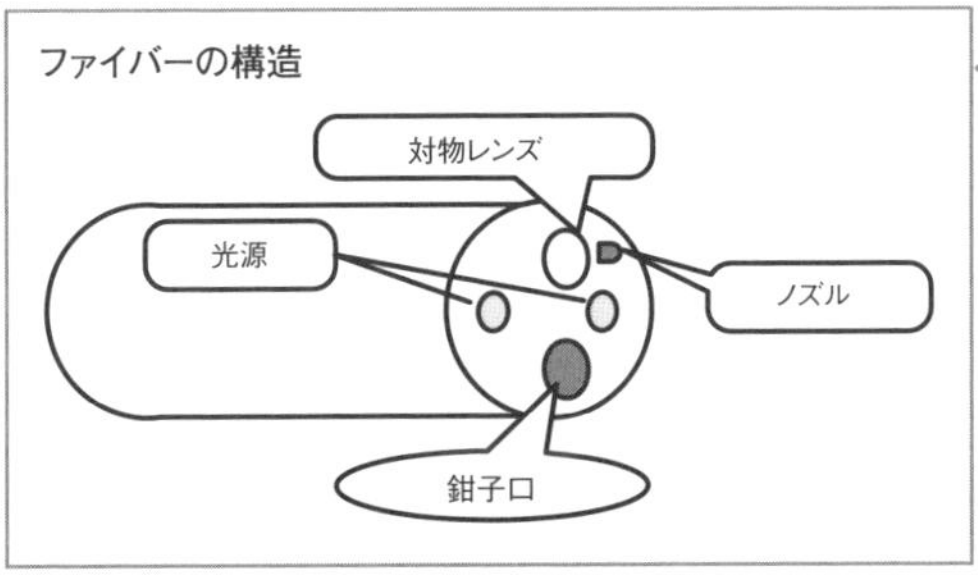

内視鏡のファイバーの構造は、光源と対物レンズ、鉗子口(かんしこう)、ノズルから構成されます。光源は光を出します。対物レンズは胃の内部などを見るためのレンズです。ノズルは、空気や水を出します。鉗子口は、組織採取や吸引などを行なうための器具の出口です。

内視鏡は、光源とCCDカメラ、写真撮影機、プリンター、ファイバーから構成されます。光源は、光で対象物を照らします。CCDカメラは、対象物から拾った光を画像化します。そして、写真撮影機とプリンターで必要画像を印刷します。

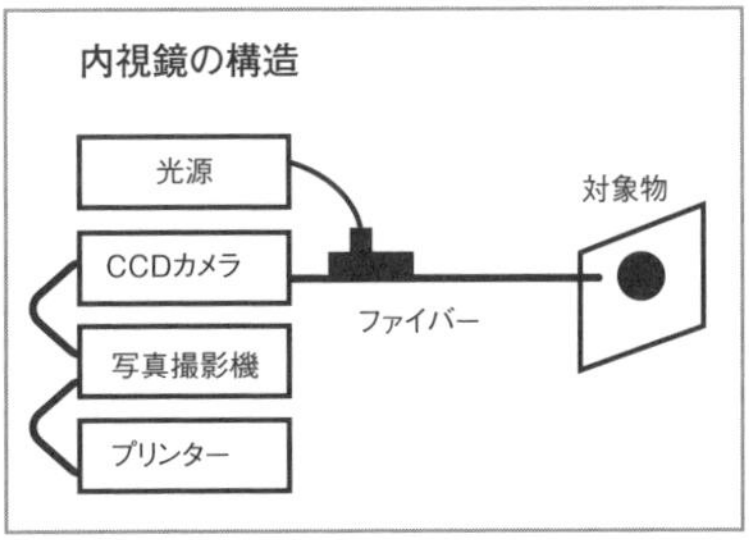

内視鏡の進化

初期の内視鏡は、光ファイバーで作られたものではありませんでした。極小のレンズとフィルムを使用して胃の内部をフィルム撮影するものでした。

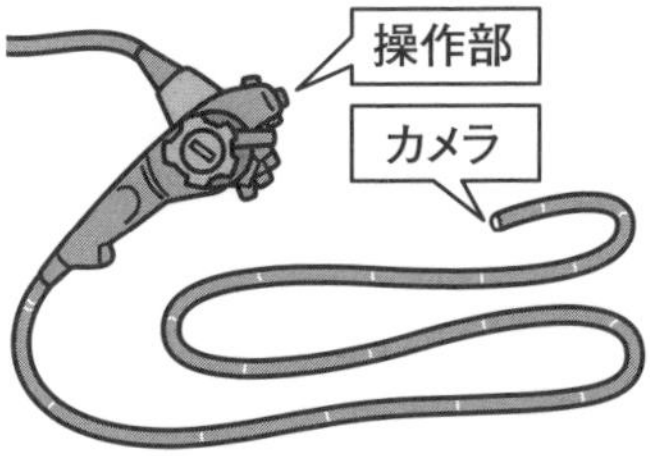

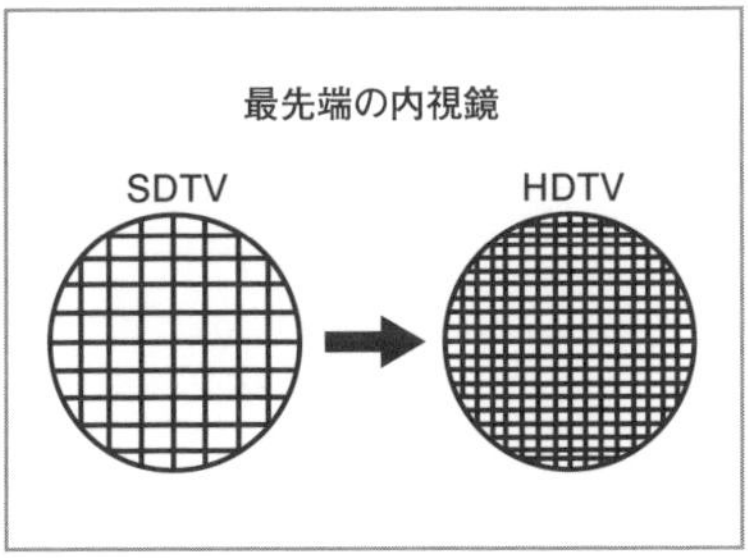

その後、光ファイバーを利用した動画像をブラウン管へ投影する方式となりました。最新式の内視鏡装置は、それまでのＳＤ(Standard Definition)方式からＨＤ(High Definition)方式になり、細かくきめの細かい画像を投影し、微小な病変も発見可能となりました。

未来の内視鏡は、薬のカプセルの中にカメラが内蔵されています。このカプセル型内視鏡により、いままで撮影が不可能とされていた小腸の撮影も可能となります。

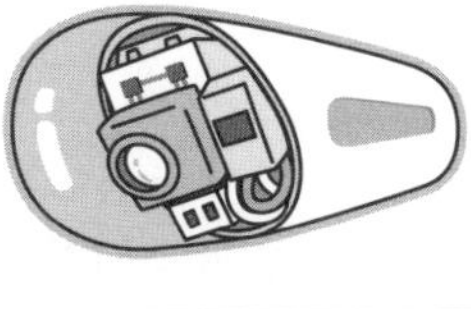

Hospital 3-6

生化学検査のしくみ

血液や尿などの生化学検査をすることで、病気の有無を含めた臓器の状態がある程度わかります。また、その人の正常値を知ることで、健康のベンチマークとして役立ちます。

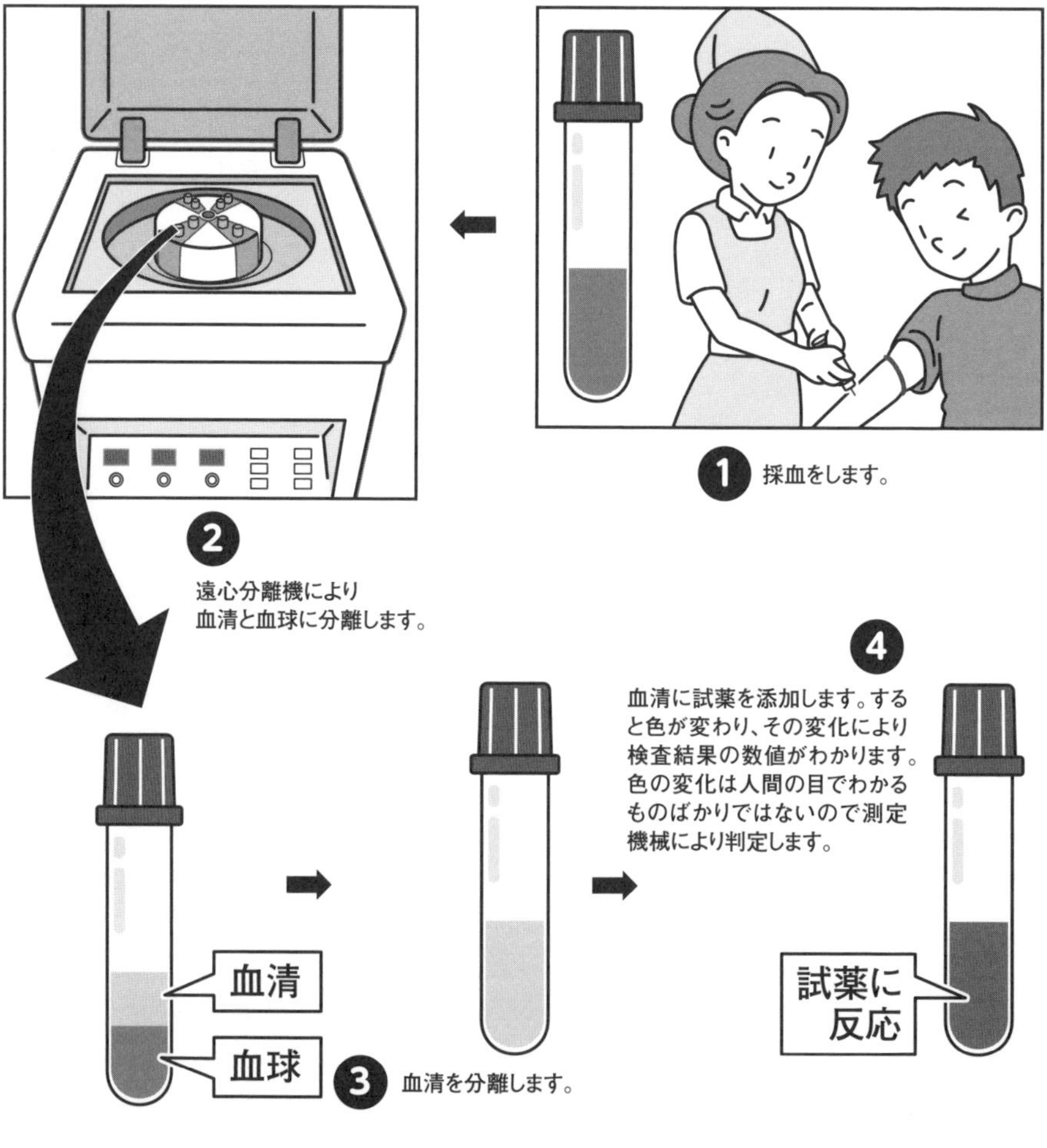

1 採血をします。
2 遠心分離機により
血清と血球に分離します。
血清
血球
3 血清を分離します。
4 血清に試薬を添加します。すると色が変わり、その変化により検査結果の数値がわかります。色の変化は人間の目でわかるものばかりではないので測定機械により判定します。
試薬に
反応

血液検査のオーダーのしくみ

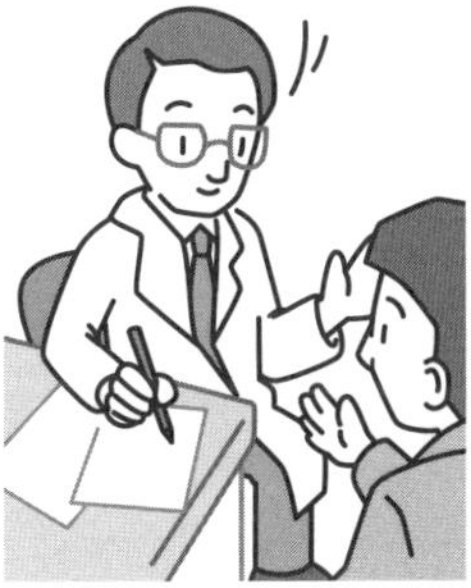

血液検査のオーダーは、各病院によりセットがあらかじめ決まっています。たとえば下表のように、肝臓の検査はＡＳＴ、ＡＬＴ、γ—ＧＴＰ、ＴＰ、ＡＬＢ、Ｔ－Ｂｉｌ、Ｄ－Ｂｉｌ、ＬＤＨ、Ｔ－ＣＨＯ、ＣｈＥ、ＡＬＰの11項目といった型で行なわれています。

循環器は９項目、腎臓は８項目、膵臓は10項目といった具合です。また、スクリーニングと呼ばれるセット項目も存在します。

このように生化学検査をセット化するメリットは、早い確定診断を行ない、治療を早く開始できる点にあります。スクリーニング検査については、問診では医師の仮説が曖昧なときに行なわれます。この検査結果により診断がつく場合もありますし、確定診断のためより精緻な検査を必要とする場合もあります。

生化学検査の種類

検査項目	肝臓	循環器	腎臓	膵臓	内　容
AST(GOT)	●	●		●	心筋や肝臓に多く含まれる物質
ALT(GPT)	●	●		●	肝細胞が壊れると血液中に増加する物質
γ-GTP(γ-グルタミルトランスペプチダーゼ)	●			●	肝臓や膵臓、腎臓などに多く含まれる物質
TP(総蛋白)	●		●	●	血清中に含まれる多くの種類の蛋白の総量
ALB(アルブミン)	●		●		血清中の蛋白の半分以上を占める物質
T-Bil(総ビリルビン)	●			●	寿命の赤血球が脾臓で処理されます。そのときに赤血球が分解されてヘモグロビンからビリルビンが作られます。ビリルビンは、肝臓で胆汁となります
D-Bil(直接ビリルビン)	●				肝臓で水溶性となったビリルビンを直接ビリルビンといいます
BUN(尿素窒素)		●	●		血液中の尿素に含まれる窒素の値
AMY(アミラーゼ)				●	糖類を分解する消化酵素
CPK(クレアチンホスホキナーゼ)		●			骨格筋や心筋などの筋肉細胞のエネルギー代謝に重要な役割を果たす酵素
HDL(HDLコレステロール)					動脈内壁についたLDLコレステロールを取り除く物質
LDL(LDLコレステロール)					動脈硬化の危険因子となる物質
LDH(乳酸脱水素酵素)	●	●		●	ほとんどの臓器の細胞に含まれている酵素
TG(中性脂肪)					中性脂肪という。体内にある細胞の一種。動脈硬化の危険因子となる物質
T-CHO(総コレステロール)	●		●	●	総コレステロール。コレステロールは細胞壁の重要な成分
ChE(コリンエステラーゼ)	●			●	肝臓で合成される酵素
ALP(アルカリホスファターゼ)	●			●	肝臓や骨、小腸に多く含まれている酵素
CRE(クレアチニン)		●	●		筋肉が活動した時にできる物質で、腎臓から排泄される
UA(尿酸)					核酸やATP（エネルギー代謝）の構成成分の一つであるプリン体の最終代謝産物
Na(ナトリウム)		●	●		体液の量や浸透圧を調節する物質
K(カリウム)		●	●		神経細胞が正常に働いたり、筋肉の収縮を助ける物質
Cl(クロール)		●	●		体のpHや浸透圧を調整する物質

Hospital 3-7

心電図検査のしくみ

心電図によって、心臓が正常に機能しているのかがわかります。負荷をかけた状態での波形などでも、正しいリズムで心臓は働きます。

負荷心電図（トレッドミル）検査

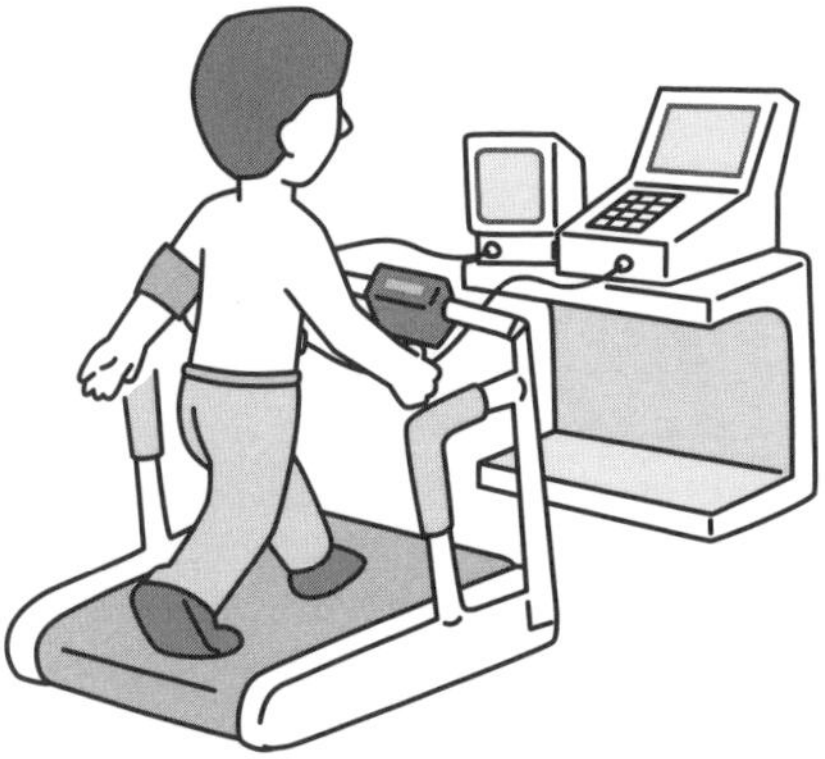

負荷心電図は、心電図検査をするにあたって心臓に負荷を与えながら行なう検査です。心臓に疾患があっても日常では異常を示さないケースもあるので、心臓の筋肉の酸素消費量を急に高めて心電図検査を行ないます。これにより、心電図で異常が現われる場合があります。

通常の心電図検査

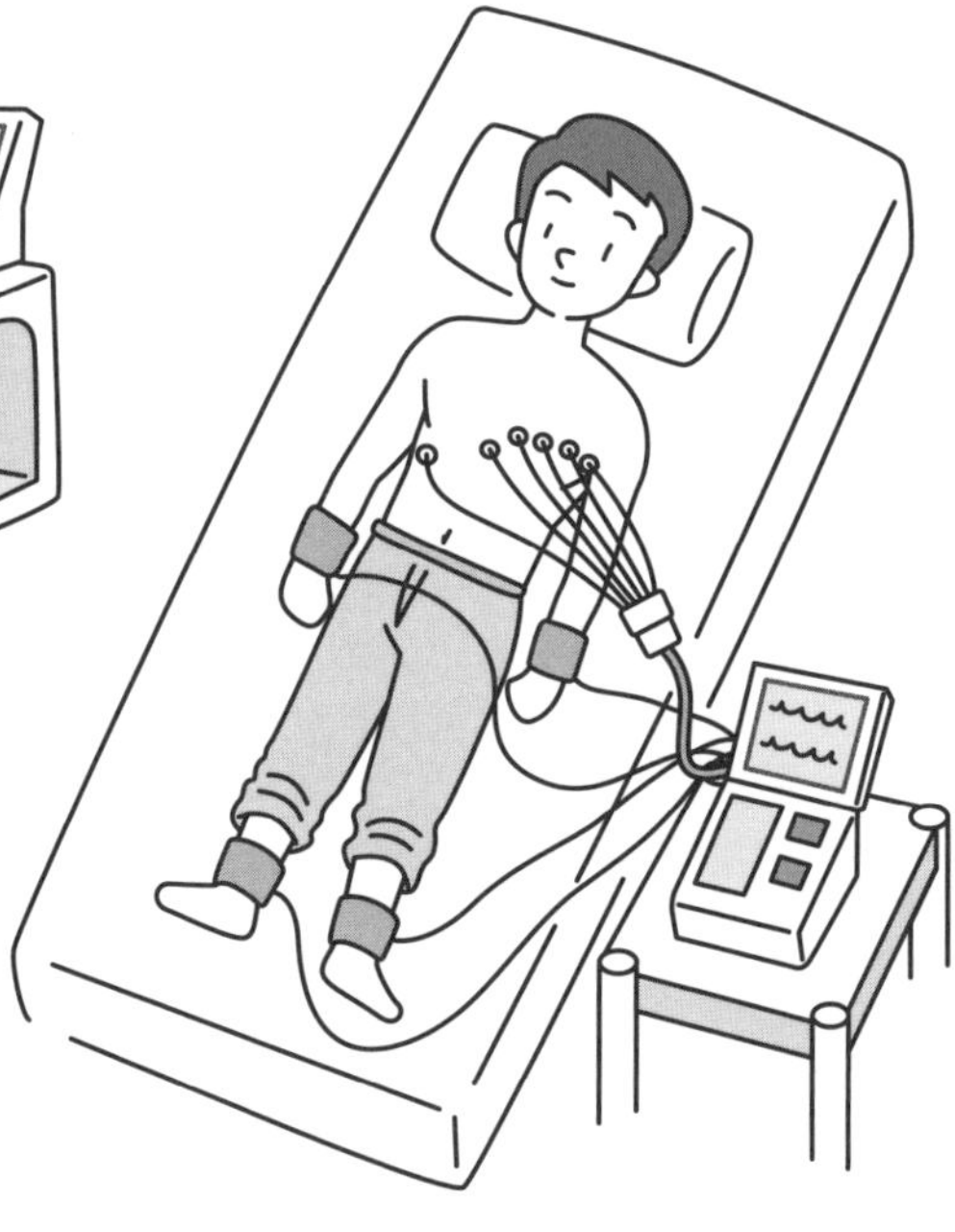

ホルター心電図検査

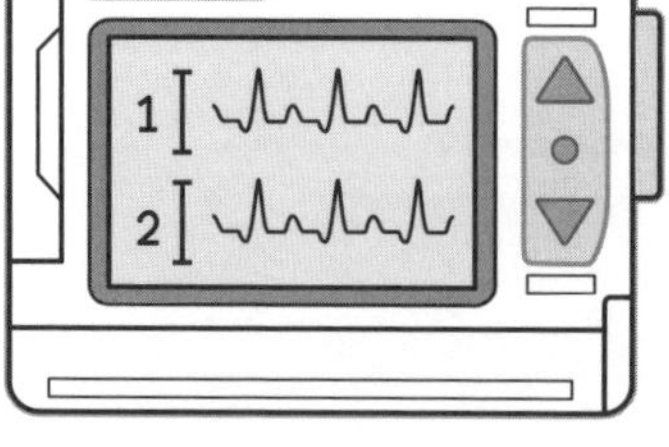

通常の心電図検査は、数十秒～１分程度で測定が終了します。そのため、異常が出現しにくいこともあります。ホルター心電図では24時間心電図をとり続けることで、異常をとらえる確率を高めています。また、夜間などに心臓に異常が起こる場合などの診断に有用です。現在のホルター心電図は、フラッシュメモリーを利用し、最小のもので50ｇを切るものも出ています。

心電図の原理

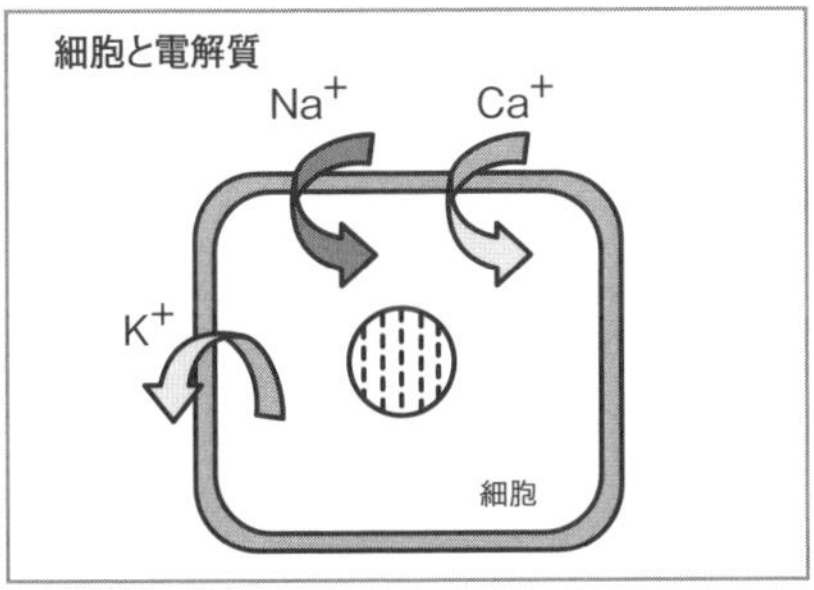

細胞は、Na（ナトリウム）、Ca（カルシウム）、K（カリウム）を取り込んだり放出することにより、電気が発生します。

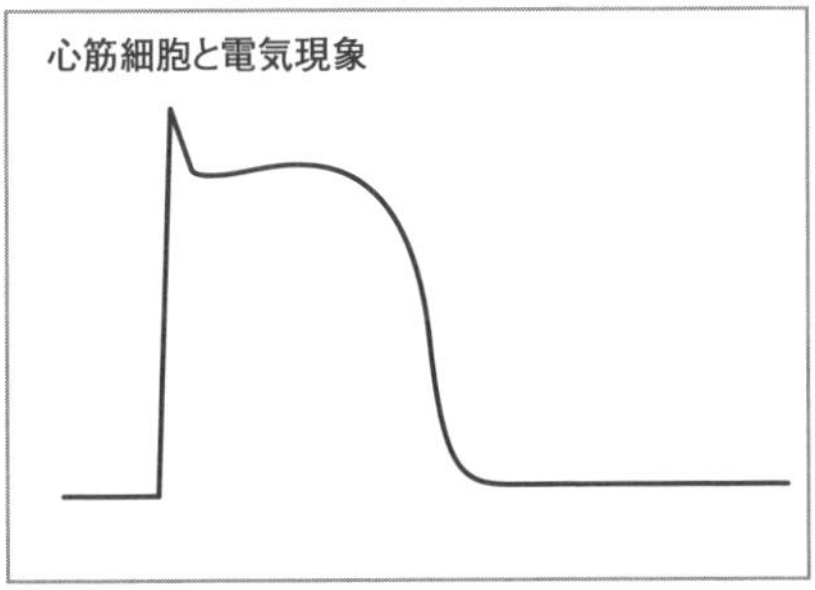

心筋細胞は、電解質により上のグラフのような電気現象を起こします。

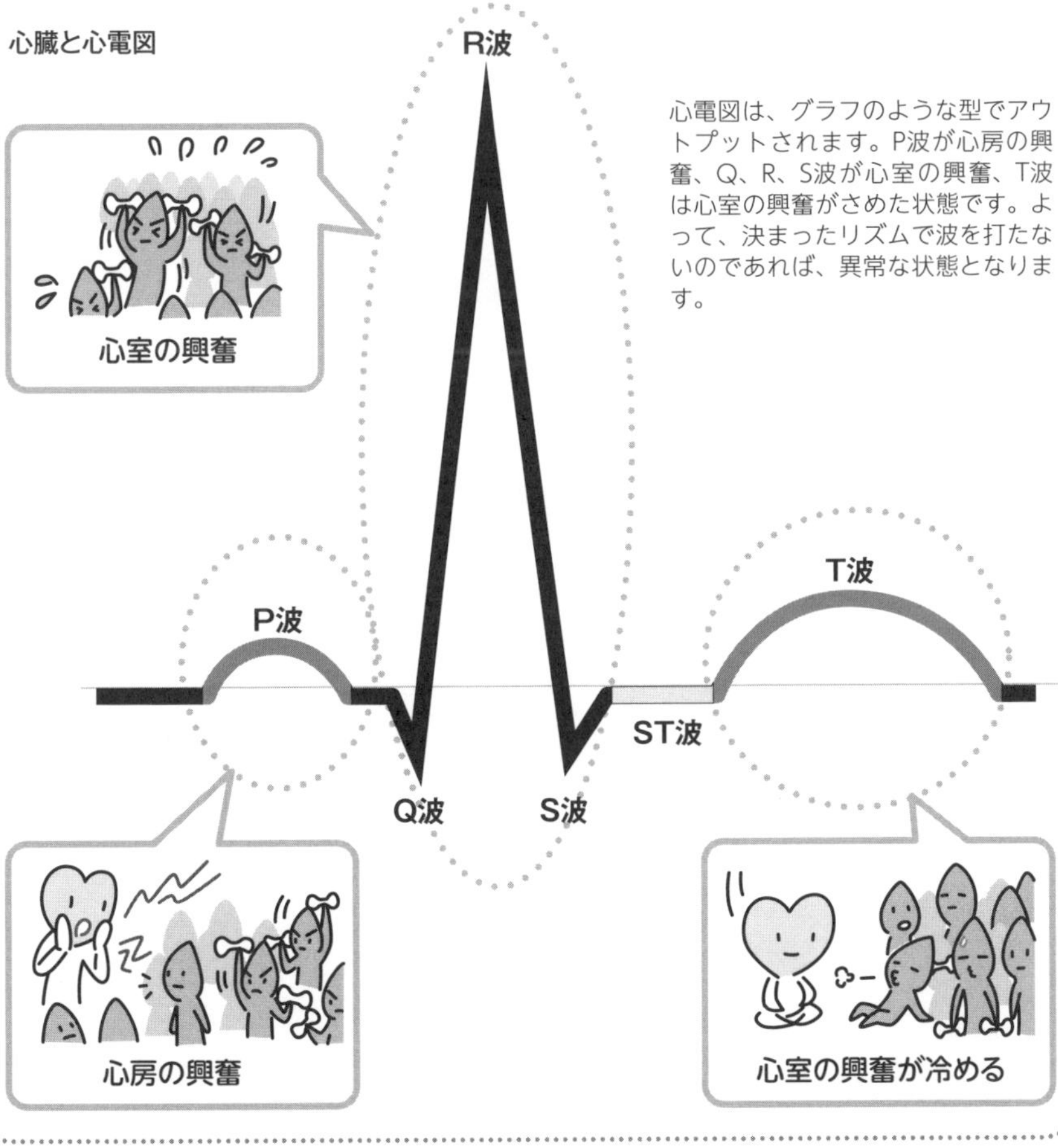

心電図は、グラフのような型でアウトプットされます。P波が心房の興奮、Q、R、S波が心室の興奮、T波は心室の興奮がさめた状態です。よって、決まったリズムで波を打たないのであれば、異常な状態となります。

Column ③

MRI検査は臨床検査技師も行なうことができる

ＭＲＩとＣＴの検査は、ほとんどの病院では診療放射線技師が担当しています。しかし一部の病院では、臨床検査技師が担当するケースもあります。

診療放射線技師法では、診療放射線技師を以下のように定めています。

> 医師又は歯科医師の指示の下に、放射線を人体に対して照射（撮影を含み、照射機器又は放射性同位元素（その化合物及び放射性同位元素又はその化合物の含有物を含み。）を人体内にそう入して行なうものを除く。）することを業とする者をいう。

ちなみに放射線とは、「アルファ線及びベータ線、ガンマ線、100万電子ボルト以上のエネルギーを有する電子線、エックス線、その他政令で定める電磁波及び粒子線」と定義されています。

一方、臨床検査技師、衛生検査技師等に関する法律では、臨床検査技師と衛生検査技師を以下のように定義づけています。

> 臨床検査技師及び衛生検査技師は、医師の指導監督の下に、微生物学的検査、血清学的検査、血液学的検査、病理学的検査、寄生虫学的検査、生化学的検査及び政令で定める生理学的検査を行なうことを業とする者をいう。

ＭＲＩとは、第3章で説明しているように、磁力を利用した画像診断装置です。よって、放射線技師法では磁力線は電磁波に分類されるので、撮影が可能となります。また、臨床検査技師、衛生検査技師等に関する法律によると、ＭＲＩは生理学的検査に分類されるので撮影可能となります。

ここで、疑問が生じます。診療放射線技師と臨床検査技師では、どちらがＭＲＩの撮影に適しているのでしょうか？

一般的に、診療放射線技師はＣＴなどの検査で画像診断機器の撮影には長けています。しかし、臨床検査技師は画像診断についてはエコー検査を行なっている程度です。反面、経営的にみると、診療放射線技師のほうが臨床検査技師より給与が高い傾向があるので、臨床検査技師に撮影してもらうほうが有利と考えられます。とはいえ、撮影技術は勉強度合と経験によって個々人で異なり、一概にどちらがよいとはいえません。

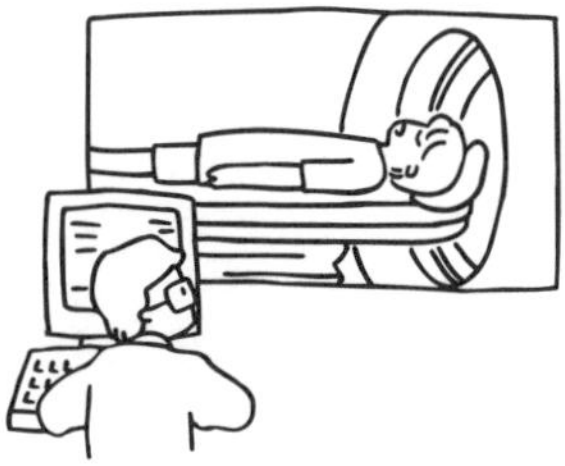

4章

治療のしくみと患者の症状ステージ

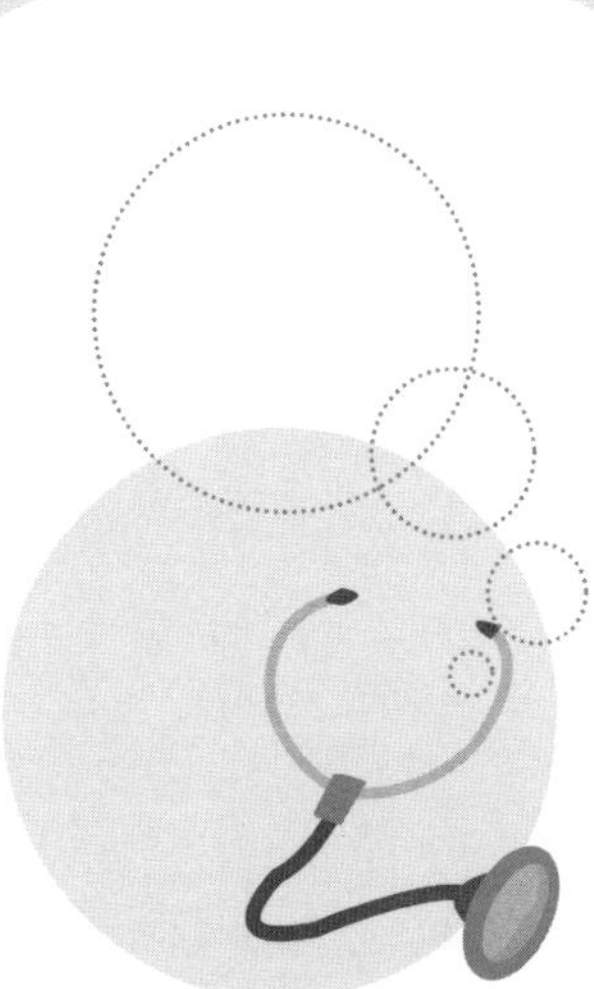

Hospital 4-1-1

場所からみた治療のしくみ

外来医療の内容と手順

一般的な治療は外来医療からはじまります。外来医療は、専門用語では「入院外医療」と表現されます。居宅における継続的な治療や、入院治療のための準備段階の役目も担っています。

外来診療のしくみ

外来診療は、患者が病気を発症してはじめて来院する初診[※1]と、継続的な治療を行なう再診に分かれています。

初診は、患者が病院の入口に入り、受付をした時点ではじまります。

受付で事務員から問診票が渡され、患者が記入します。それと同時に受付の事務員がコンピュータ[※2]に患者情報を入力します。入力が終わるとカルテを作成し、診察室へ運びます。

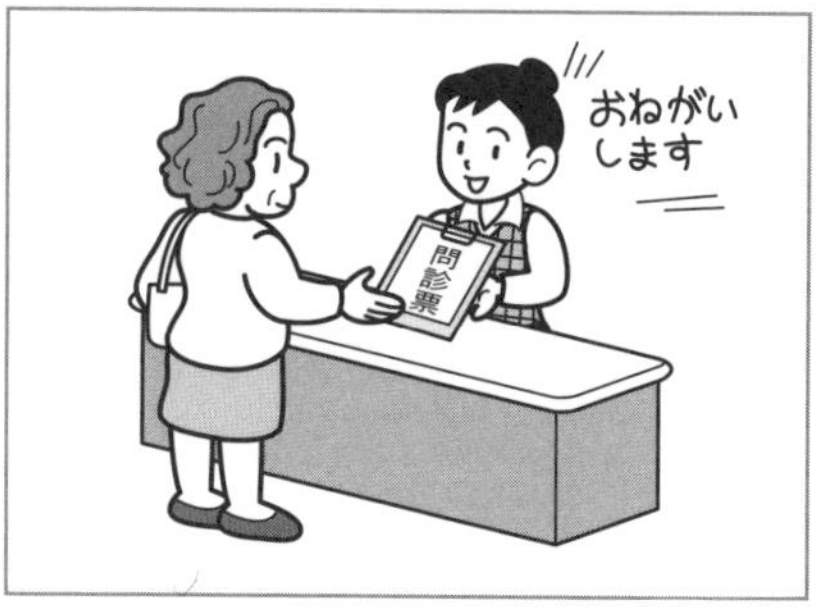

診察室では、医師が[※3]ルーチン検査を行なうように看護師に指示し、診察の前に患者はこの検査をすませます。

そのあとで、待合室で診察の順番を待ちます。診察は、ルーチン検査や問診と触診などにより、医師の仮説に基づく検査が行なわれます。

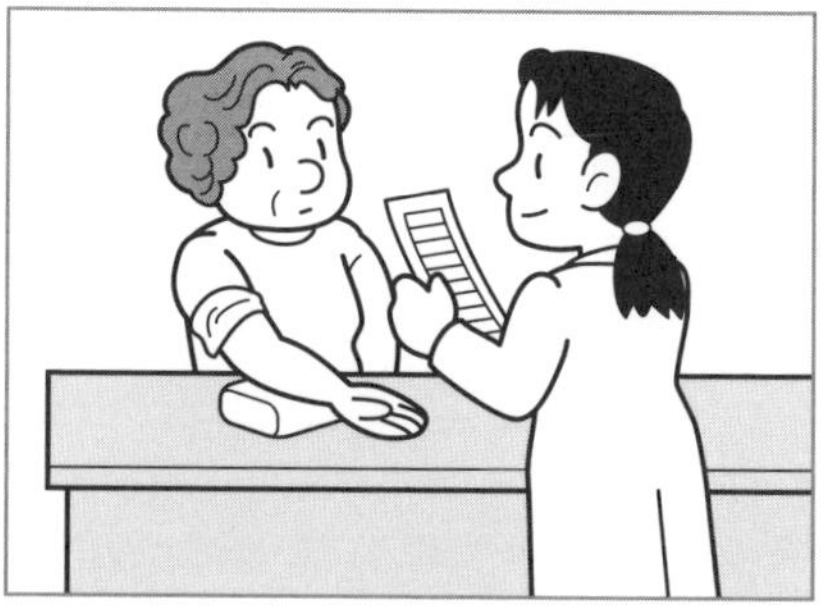

検査結果により病気が確定すると、点滴や処置、薬の処方を行ないます。もし、再診をする必要があれば、いつごろ受診すべきかを医師が患者に伝えます。

診察室を出てもう一度、受付に寄り会計をすませると、そこで診察は終了となります。

再診が行なわれる手順

再診とは、初診で経過観察が必要な患者や継続的な点滴・処置などが必要な患者に対する診療行為を指します。

再診患者は、再診受付と呼ばれる場所か、または自動受付機で診療の受付をします。受付がすむとカルテ入出庫の担当者がカルテを取り出し、診察室へ届けます。

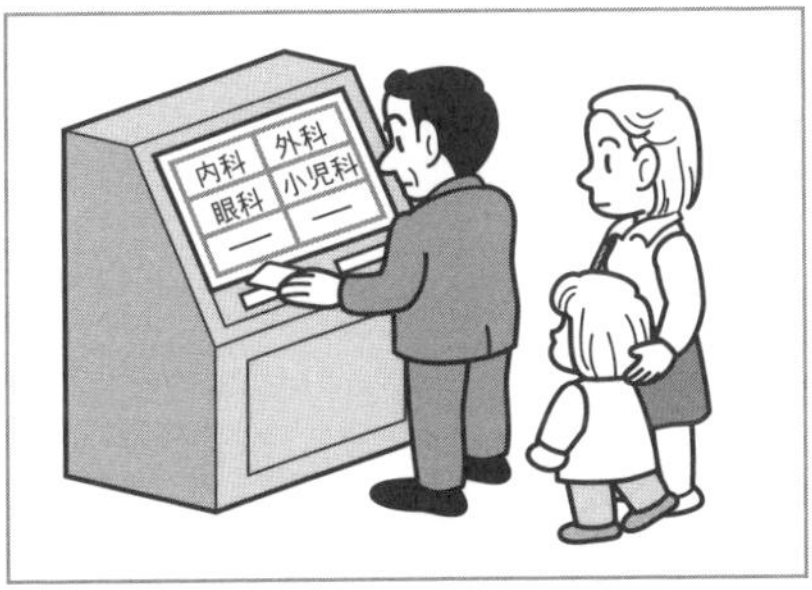

これを受けた看護師は、カルテの検査結果が出ているか、本日の診察前の検査などの指示が出ていないかなど、内容を確認します。そのあと診察となり、診察が終わると受付で会計を行なって診療終了となります。

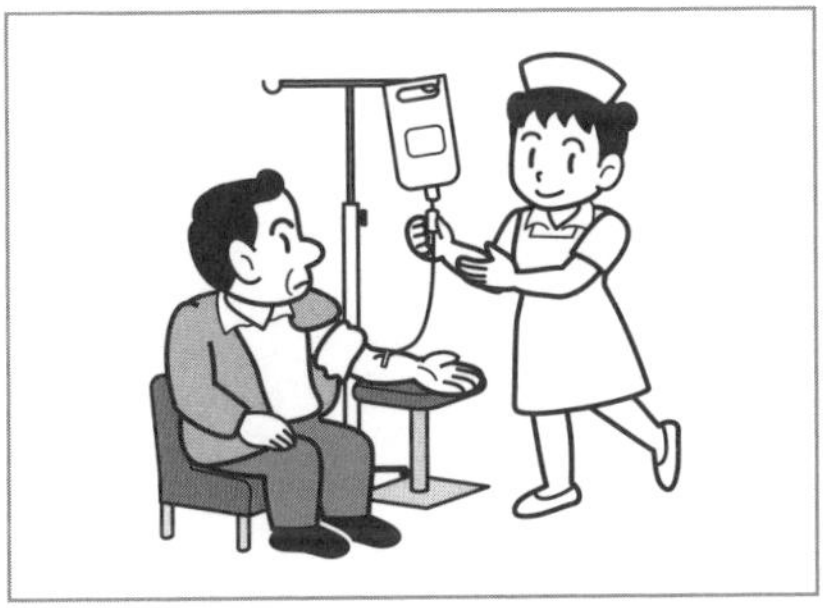

再診については、患者が毎日点滴を行なう場合があります。この場合は、通常診察をせずに点滴のみを看護師が行ないます。

※4医師法から解釈すると、診察をしないで看護師が点滴を行なっているようにみえます。

しかし、医師がカルテに、「○○さんについては、1日～5日まで毎日点滴を行ないなさい」といった指示を出しているため、この行為は許されるのです。

近年、外来医療は医療政策により急激な変化がみられます。以前は入院で行なっていた、ソケイヘルニア手術や白内障の眼内レンズ挿入術なども、外来で行なわれるようになってきています。

今後は、外来医療も医療の高度化や疾病の重度化といった最近のトレンドにあわせて、どんどん変わっていくに違いありません。

※1 初診については、さまざまな定義があるが、この場合は、病気を発症してはじめて病院を訪れる場合。

※2 患者情報とは、この場合、患者の氏名、性別、生年月日、住所、電話番号、保険証番号などを指す。

※3 初診患者に対して、あらかじめ行なうことが決められた尿検査などの検査。

※4 医師法では、医師でなければ医業を行なってはならないと定めている。

Hospital 4-1-2

場所からみた治療のしくみ

入院医療の内容と手順

入院医療は、患者が重篤なため管理下に置いて継続的な医療管理が必要な場合と、教育的入院、検査入院などのケースがあります。

入院医療のしくみ

入院医療は、医師が入院を決め、患者やその家族が入院を了承した時点からはじまります。疾病発症から入院に至るまでのプロセスは、当該病院の外来を受診しているケース、救急車で運ばれたケース、地域の診療所や病院から紹介されたケースなどが考えられます。

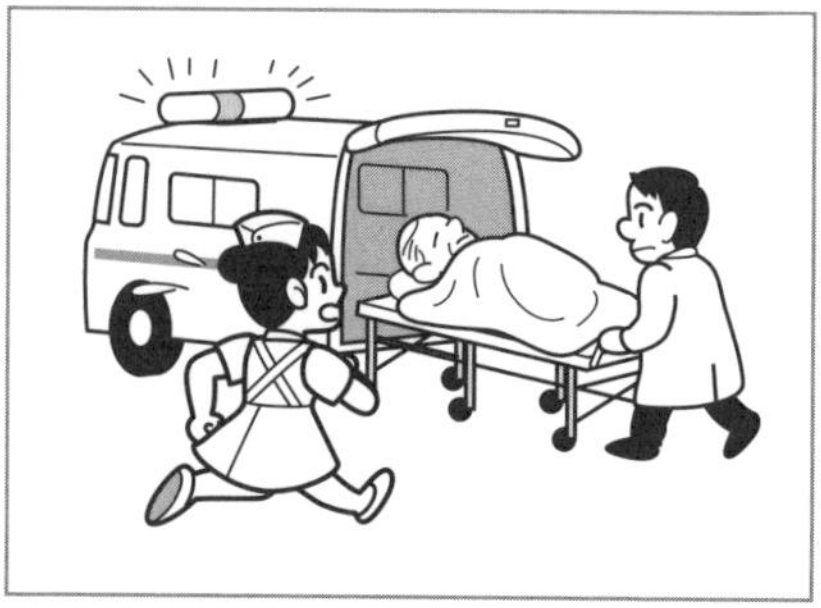

入院の緊急度は、「緊急入院」と「予定入院」に分けられます。

緊急入院は、救急車で来院して入院が必要と判断されるケースや、外来受診時[※1]にすぐに入院しなさいと説得されるケースがあります。

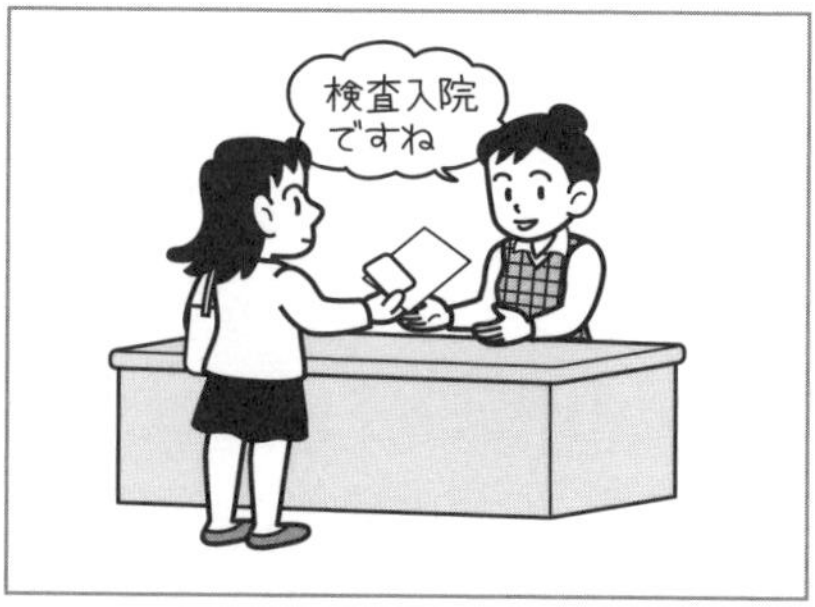

予定入院は、他病院から転院するケースや、手術・検査の予定に合わせて入院するケースです。

手術による予定入院のしくみ

手術をする際、多くの病院では予定入院・予定退院が行なわれています。外科的な手術を行なう病気の場合、大部分の患者は手術後、決められたような同様の治療経過をたどります。そのため、治療の標準化がしやすいといえます。

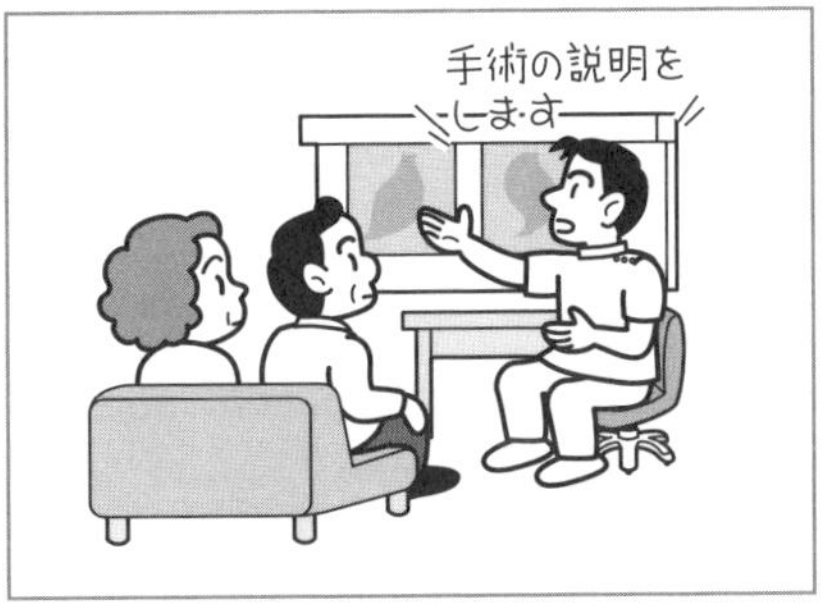

言い方をかえれば、治療の標準化は、スケジュールどおりに病気が回復していくことを意味し、患者の退院日の予定も立てやすくなります。さらに現在、病院では在院日数を減らす努力をしているため、術前の入院はあまりすすめないようにしており、入院期間の短縮化を図っています。

手術の予定日が決まると、約1週間前に外来で手術に必要な検査を行ないます。この検査は、感染症[※2]の検査や胸部レントゲンなどです。検査時に手術や入院時の注意などの説明があり、患者は手術の同意書など関係書類にサインします。

入院日に患者は看護師からさまざまな質問を受けます。看護師は、その質問をもとにアナムネ[※3]を完成させます。その後、医師から入院の説明を受け、入院治療計画書を渡されます。入院日の夜に眠れないようであれば、睡眠薬が出されることもあります。

手術当日、直前に術前処置が行なわれ、手術室に運び込まれて手術開始となります。

手術が終了するとリカバリールーム（回復室）で2時間程度過ごし、麻酔をさまします。その後、病室へ運ばれます。

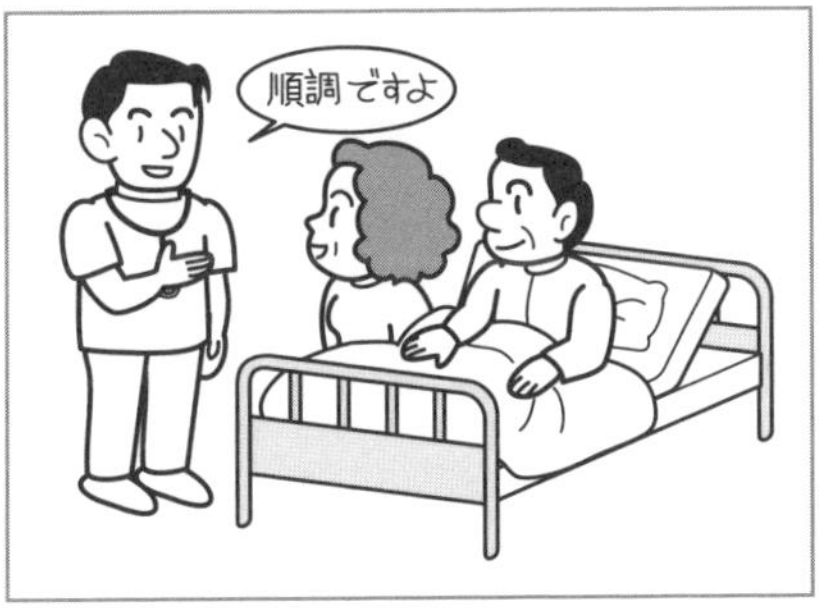

数日後、医師から手術の結果と、治療計画書どおりに退院が可能かどうかの説明があります。

手術は一般的に標準化が難しいように思われますが、実は一番標準化がしやすいものです。一方、内科的な治療は薬剤などで治療するため標準化が難しく、時間がかかる傾向にあります。

高齢化による複数の疾病を抱える患者が増加する現状では、入院医療は在院日数を減少させなければならないという非常に厳しい状態にあります。

※1　手足がしびれるので外来受診したら、脳梗塞を起こしていたといったこともよくある。その場合、すぐに入院し治療することが多く、まれに地域の救急病院へ、紹介をともなって救急車で搬送されることもある。

※2　感染症の検査は、梅毒やB型肝炎、C型肝炎の検査が一般的。

※3　55ページの※3参照。

Hospital 4-1-3

場所からみた治療のしくみ

在宅医療の内容と手順

近年、在宅医療という言葉も一般的になりました。在宅医療は、「病気療養を居宅で行なう患者のための医療」と位置づけられます。

往診と在宅診療

在宅医療には、「往診」と「在宅診療」と呼ばれるものがあります。

往診は、患者や家族の診療の求めに対して患者の居宅へ赴き診療を行なうことです。

在宅診療は、居宅で療養している患者に対して、計画的な医学管理のもとに定期的に訪問して、診療を行なうことと定義されています。

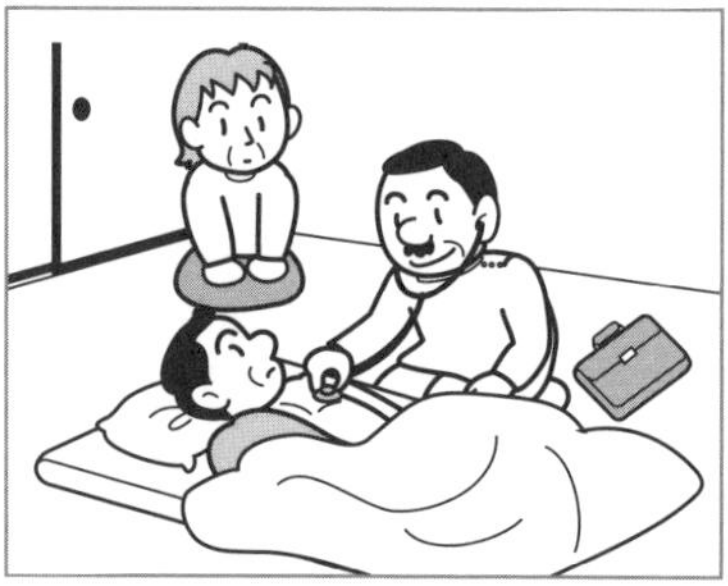

両者ともに通院が困難な患者が対象となるのですが、前者のほうが突発的な診療といった意味合いを持っています。

なお、在宅医療を担う医療従事者は、医師や看護師、理学療法士、作業療法士、言語聴覚士です。

今日の在宅医療

社会的な風潮により、現在では自宅で死を迎えるケースが増えています。※1

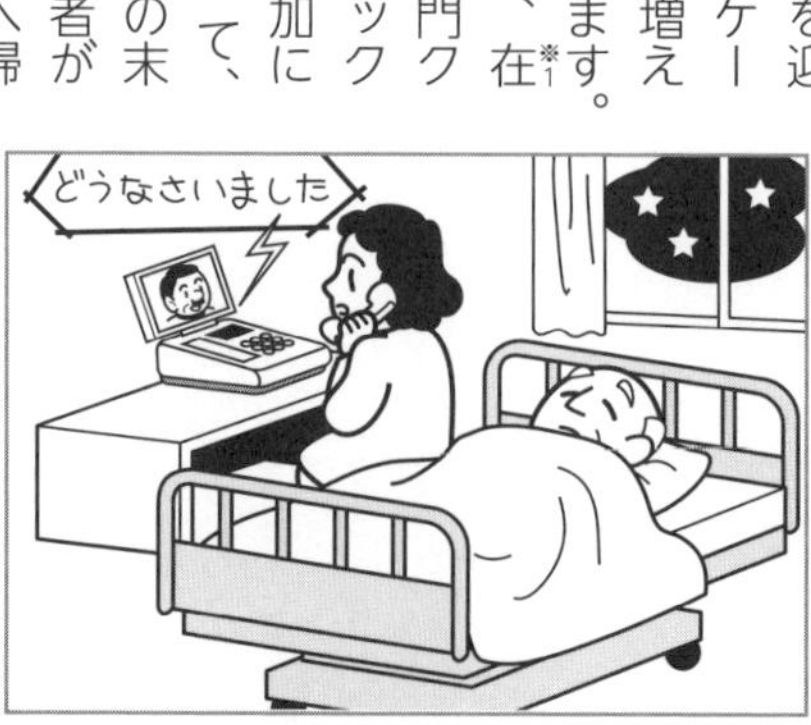

近年、在宅専門クリニックの増加によって、がんの末期患者が自宅へ帰ることが可能となっています。

在宅専門クリニックは、365日24時間の往診や在宅診療を行ない、質・量ともに地域の在宅患者へ医療サービスを提供しています。東京都内では、

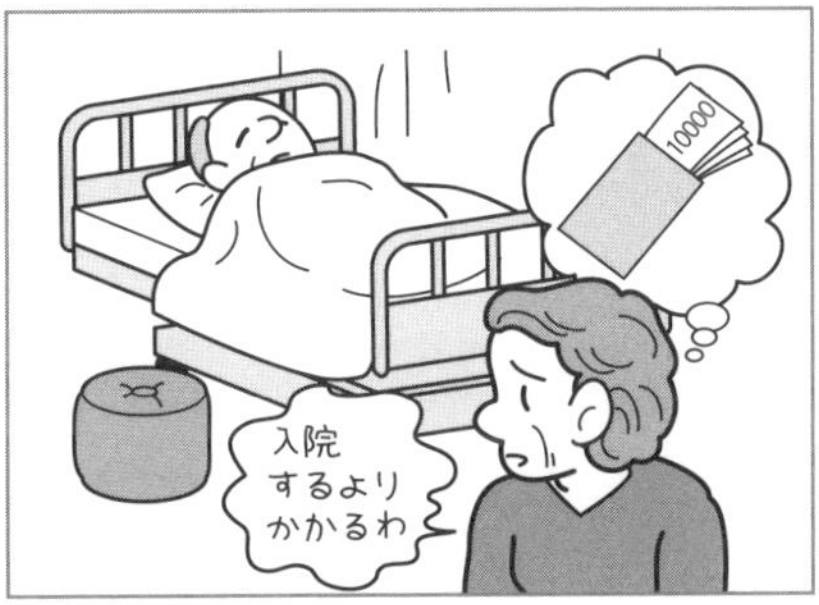
10000
入院するよりかかるわ

テレビ電話などを用いて緊急時にすばやく対応できる体制を整えている医療機関もあります。

社会的なニーズによって在宅医療は増えていますが、医療政策的な面での整備は遅れをとっています。

たとえば、医療施設に入院していれば看護や介護の手間はかかりませんが、自宅で看病をするとなると家族への身体的・精神的な負担は大きくなります。

そこで、２００６年度の診療報酬改定から、「入院から在宅療養への円滑な移行の促進」を目的とする「在宅療養支援診療所」が新設されました。

在宅療養支援診療所は、地域の在宅医療の中心的な役割を担い、患者やその家族に対して、病院・診療所、薬局、訪問看護ステーション等との連携を図りながら、24時間体制で往診、訪問看護等を提供する窓口となるものです。

なお在宅療養支援診療所には、いくつかの要件があり、これを満たした医療機関が地方社会保険事務局長へ届け出ることにより認められます。

訪問看護ステーションの役割

訪問看護ステーションは、訪問診療を陰で支える縁の下の力持ち的な役割を担っています。

たとえば、在宅医療を行なっている医師が、毎日特定の患者のもとへ赴くことは困難なことです。そこで、医師が訪問できない日には、看護師が患者の居宅へ赴いて点滴や処置を行なうというのが訪問看護ステーションの役目です。

そのほか、訪問時に患者の状態に変化があった場合、主治医に報告する役割も担います。

在宅医療は、医療政策上、重要な課題です。※2ＱＯＬの向上を目指すという点において、在宅医療がキーポイントになることは間違いありません。

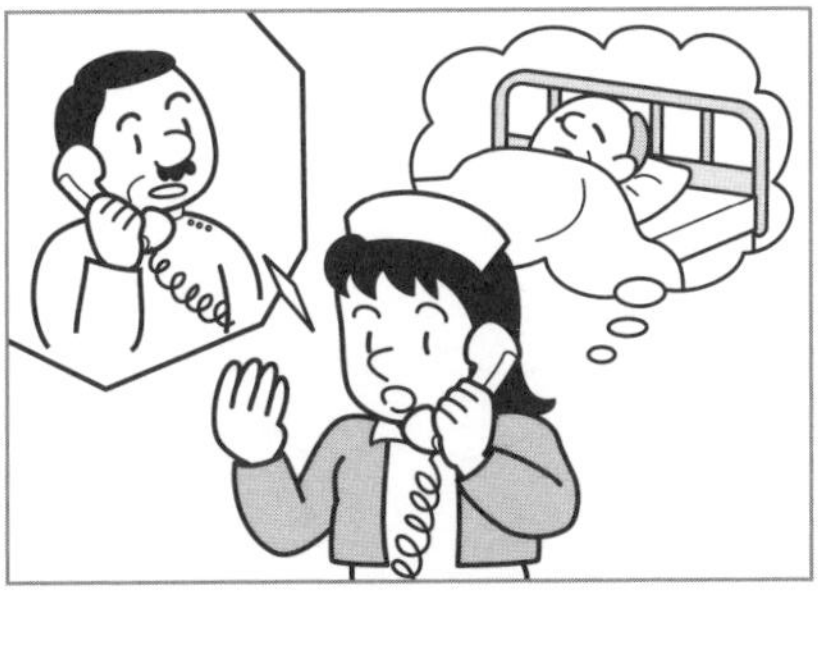

※1 在宅医療以外の外来診療などを行なわない専門クリニックは、増加傾向にある。
※2 57ページの※3参照。

Hospital 4-2-1

症状ステージからみた治療のしくみ

急性期医療の内容と手順

急性期医療とは、病気の発症から回復期や亜急性期まで移行するまでの期間における医療を指します。

急性期の定義

「急性期医療」や「急性期病院」などという言葉があります。急性期の状態とは、病気を発症し、急激に健康が失われ不健康となった状態です。医療においては、14日以内が急性期の目安とされています。不健康の度合いが大きくなると最悪の場合、死に至ることになります。

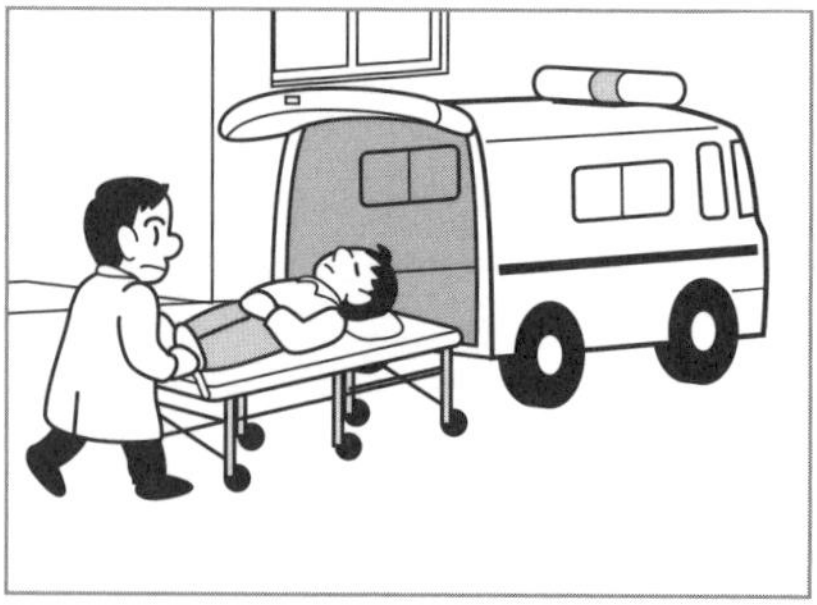

急性期の段階を図示すると、次ページ図のようになります。病気が発症すると、急性期の状態です。急速に不健康の状態となり、病気の進行が止まると回復してきます。病気の進行が止まらないと、当然、回復も遅くなります。

急性期医療の特徴

急性期医療は、「病気の進行を止める」「病気の回復が見込める目処をつける」までの間、提供する医療です。その内容は、病気の進行を止めるために手術を行なったり、抗生物質※1を投じて細菌の増殖を抑えるなどの治療です。

たとえば、細菌性大腸菌による食中毒を起こした場合、細菌性大腸菌の増殖を抑制しなければ、病状はど

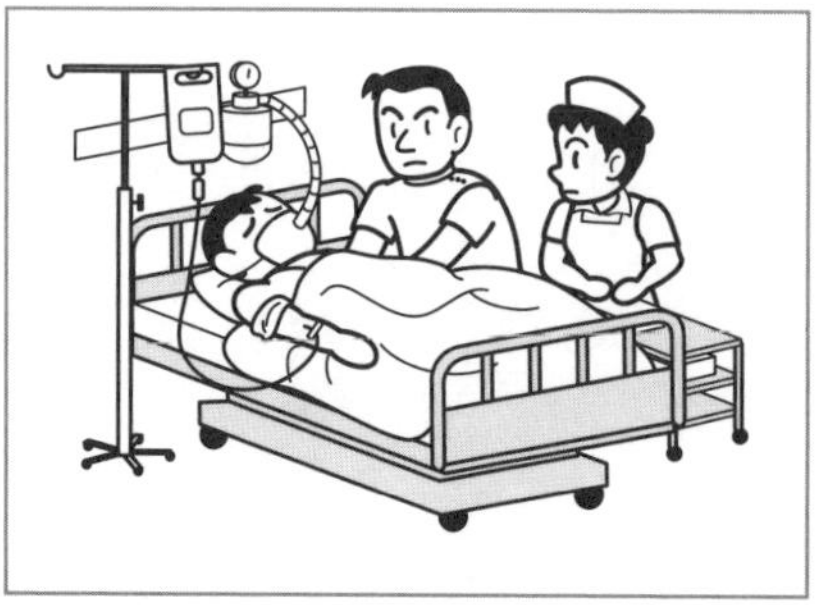

症状ステージでみた急性期医療

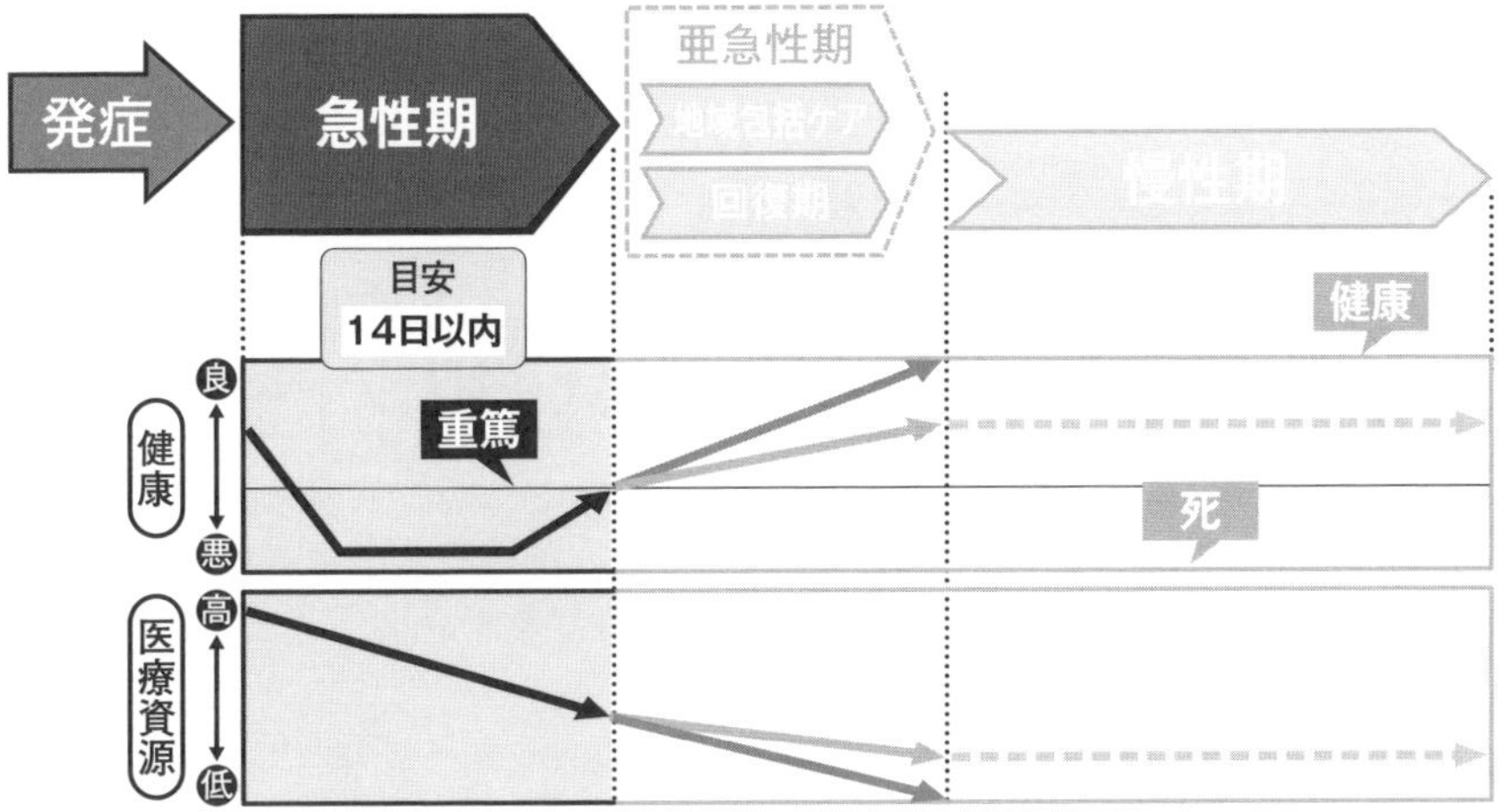

んどん悪化します。そうなる前に、体の免疫で細菌性大腸菌の増殖を抑制できれば治療（医療サービスの提供）は必要ありません。

　しかし、体の免疫に頼るより抗生物質を投与すれば、細菌性大腸菌の増殖を早く抑制することができます。この治療によって早めに病気の進行を止め、回復の軌道にのせることができるのです。

　また、急性期医療は患者が不健康の状態で死と隣り合わせということも珍しくありません。救命救急センターやICU[※2]などに運び込まれる患者がまさにそうです。いつ急激に不健康の状態が進み、体の状況が悪化しないとも限りません。

　また、急性期では、病気の進行が止まったとしても、いつまた急激に悪化するかわからない不安定な状態にあります。

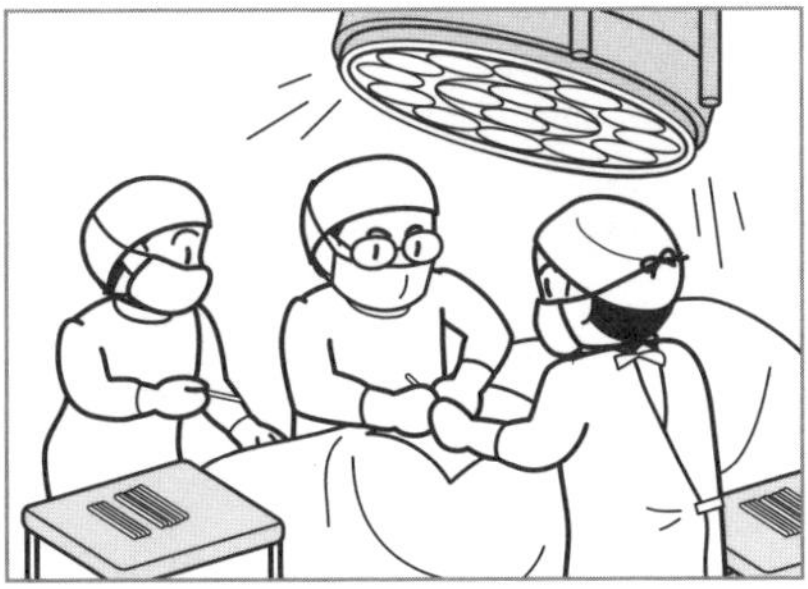

　このように、急性期医療では予断を許さない事態が続きます。こうした状況では、医師や看護師の手間がかかります。そのため、急性期医療は、医療費が高騰してしまうのです。

※1　抗生物質は、ペニシリンに代表される菌の増殖を抑える薬。
※2　ICUとは、集中治療室のこと。

Hospital 4-2-2

症状ステージからみた治療のしくみ

亜急性期（地域包括ケア）医療の内容と手順

亜急性期医療とは、病気が発症し、急性期の状態を脱したが医療管理が必要な期間の医療を指します。診療報酬点数では、地域包括ケア病棟入院料と回復期リハビリテーション病棟入院料が対象となります。

亜急性期の定義

一般的に亜急性期医療は、急性期医療と慢性期医療の中間に位置します。以前は、急性期、亜急性期・回復期、慢性期といった概念のもとに医療政策がなされてきましたが、２０１４年度診療報酬改定から、急性期医療後に自宅などへ帰ることや、地域のための病床として「地域包括ケア病棟入院料」が創設されました。

また、以前の「亜急性期入院医療管理料」から「地域包括ケア入院医療管理料」へと変更され、より地域の高齢者を包括的にケアしていく意味合いを持つ入院医療が提供されることになりました。

亜急性期における地域包括ケアは、急性期状態を脱し、病気や身体の状態が安定するまでの期間となります（次ページ図参照）。この期間に自宅や介護施設などへ移る準備をすることになります。

地域包括ケア病棟の特徴

地域包括ケア病棟は、病気になり急性期医療の状態を脱し、その後、自宅などへ向けて治療やリハビリテーションを行なうことで、病気発症前の状態の生活へ戻ることを目標とします。退院し、自宅などで在宅医療を受けたり介護施設で介護を受けることで、慢性疾患を抱えていたり介護状態にあっても、地域社会で安心して療養生活が送れるようにするための病棟です。

たとえば、高齢で重い糖尿病を持つ患者が、[※1]足の大腿骨頚部骨折で入院

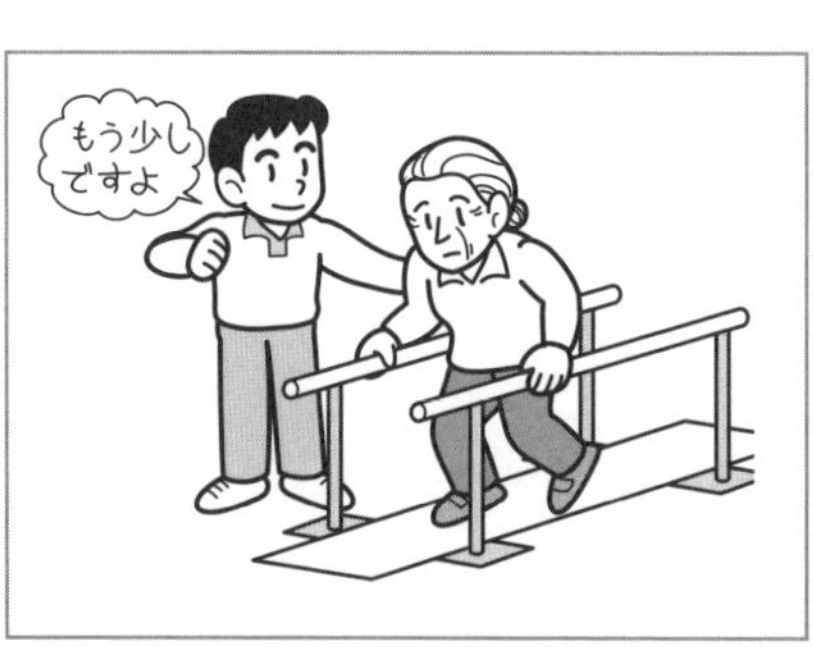

症状ステージでみた亜急性医療

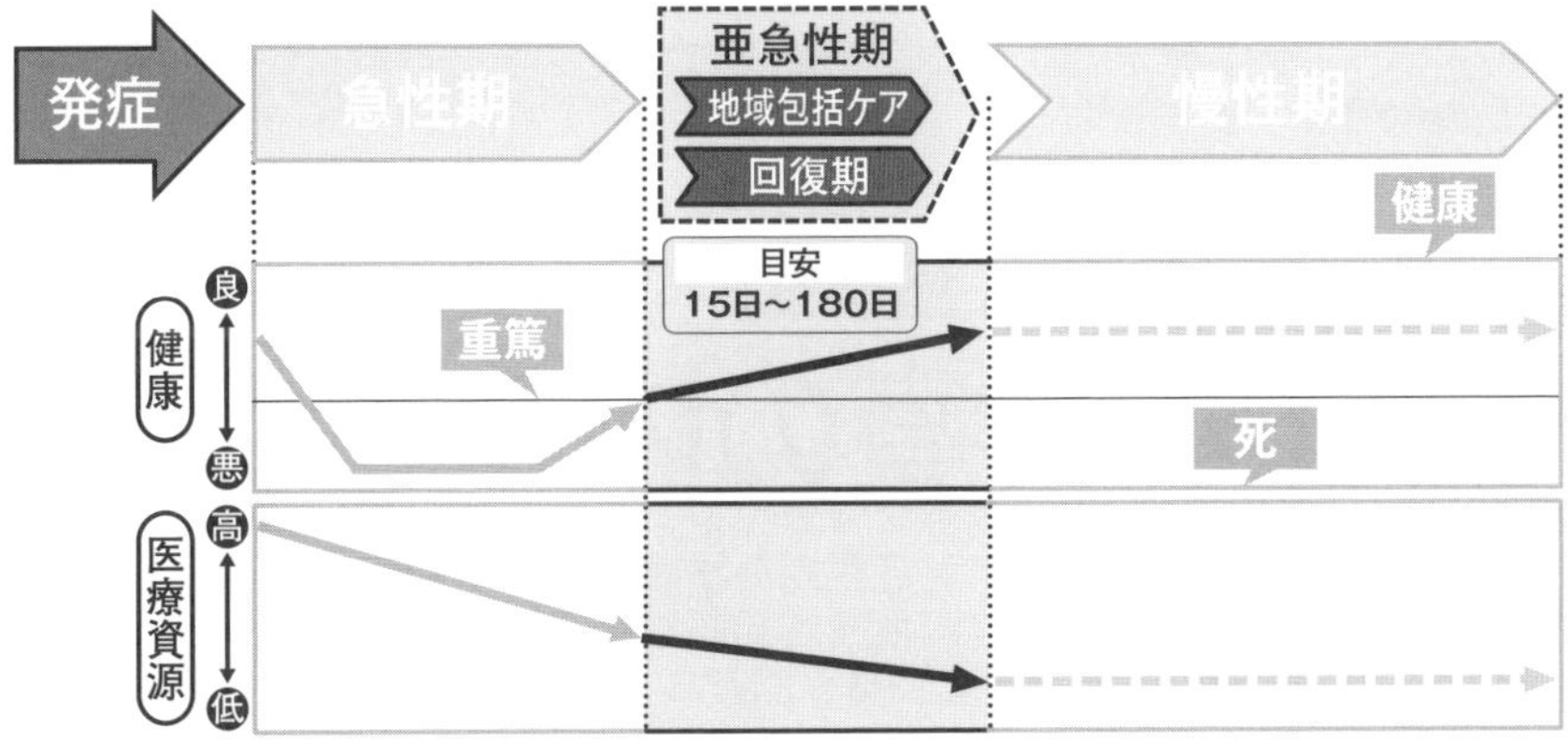

したとします。急性期医療では、大腿骨手術によって人工骨頭挿入術[※2]を行ない、歩行のリハビリが行なえる状態となります。この時点で急性期医療は終了ですが、入院してリハビリや糖尿病治療が必要な状態だとすると、急性期後の入院医療が必要だと判断されることになります。

高齢者は急激な回復は難しく、ゆっくり回復していくため、ある程度入院期間が必要になります。

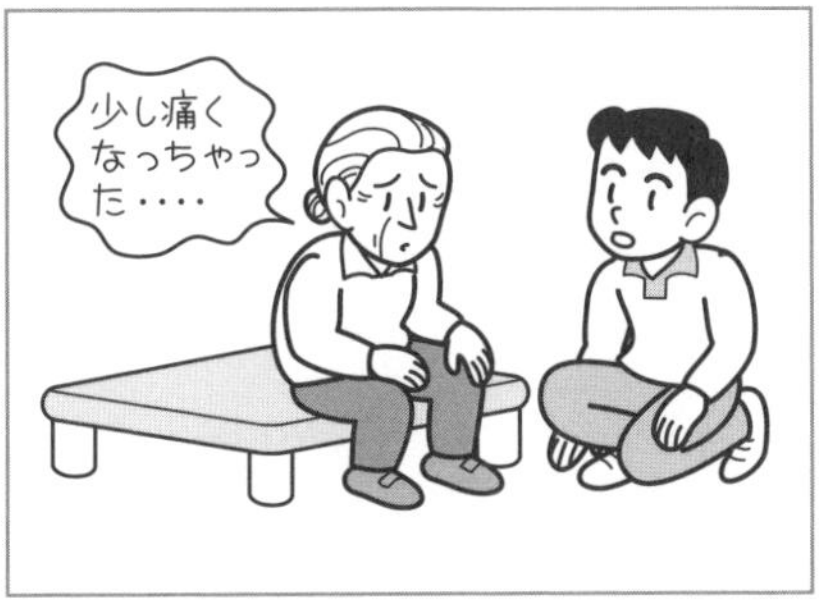
少し痛くなっちゃった・・・・

地域包括ケア病棟では、自宅などへの復帰を見据え、急性期後の入院医療は60日までと定められています。

現実的には、入院患者の7割程度が自宅などへ帰ることを目標とし、残りの3割程度は他の医療機関へ転院することが想定されています。地域包括ケア病棟は、高齢者が地域へ帰ることができるように、急性期後に安心して自宅療養ができるようにするための医療です。

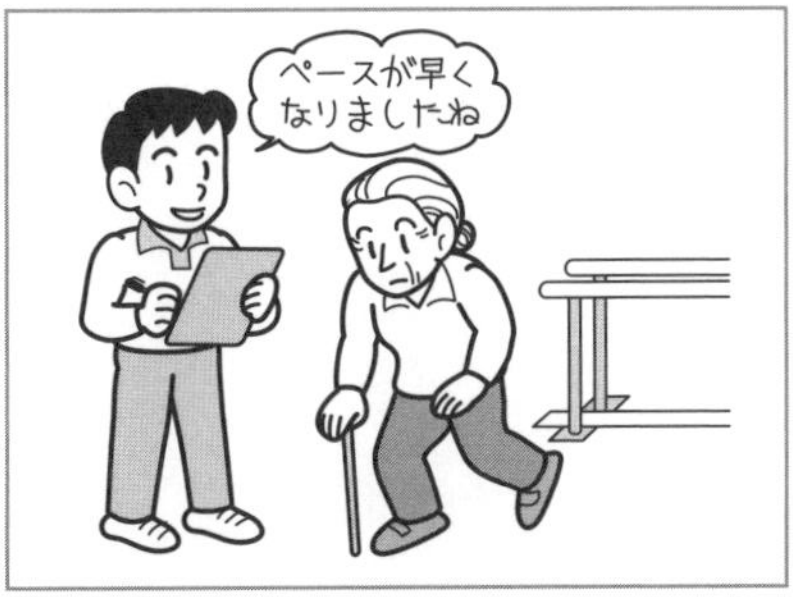
ペースが早くなりましたね

※1 骨粗しょう症や老齢化により起こりやすい骨折。

※2 骨折した部分に金属製（主にチタン）の骨や関節に似せたものを埋め込み、そのかわりをさせるもの。

Hospital 4-2-3

症状ステージからみた治療のしくみ

回復期医療の内容と手順

回復期医療とは病気が発症し、急性期の状態を脱して健康な状態へと回復していく期間の医療を指します。亜急性期医療が慢性期へと移行していくのに対して、回復期医療は健康へと身体が回復していきます。

回復期の定義

亜急性期医療の一部である回復期医療の概念は、リハビリテーションの社会的な認知とともに導入されてきました。この概念が導入されるまでは、急性期において治療やリハビリテーションが行なわれてきました。

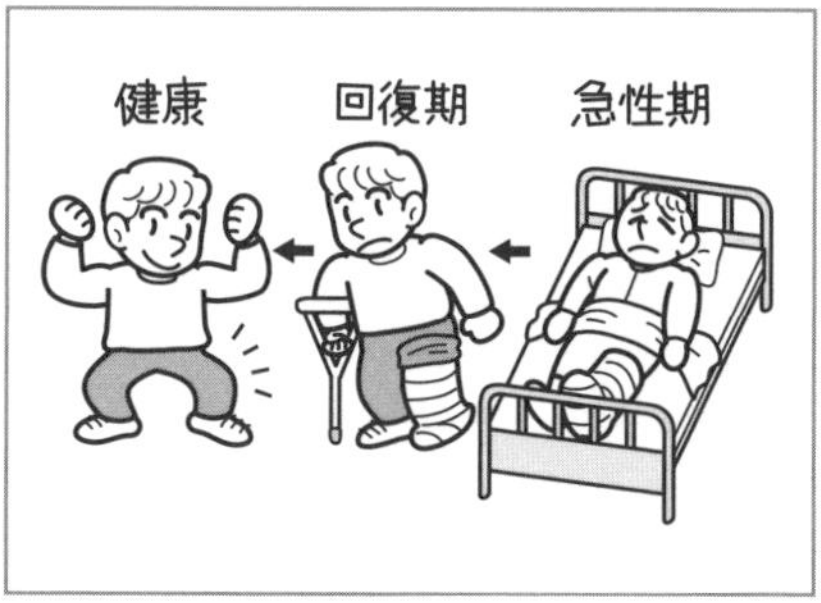

しかし、平均在院日数の抑制策を中心とした医療政策の進展により、急性期以降の医療で社会へ早期復帰をさせるためのステージが必要となりました。

回復期を図示すると、次ページ図のようになります。急性期を脱し、健康な状態やそれに準ずる状態になるまでの期間が対象となります。

回復期医療の特徴

亜急性期医療が慢性期へとつながっていくのに対して、回復期医療は、健康な状態やそれに準ずる程度まで病気や身体を回復させることが目的となります。ただし、回復期でも医療が必要な状態であることに変わりはなく、場合によっては容態が急激に悪化することも考えられます。とはいえ、一般的には薬剤や治療行為も少なく、「リハビ

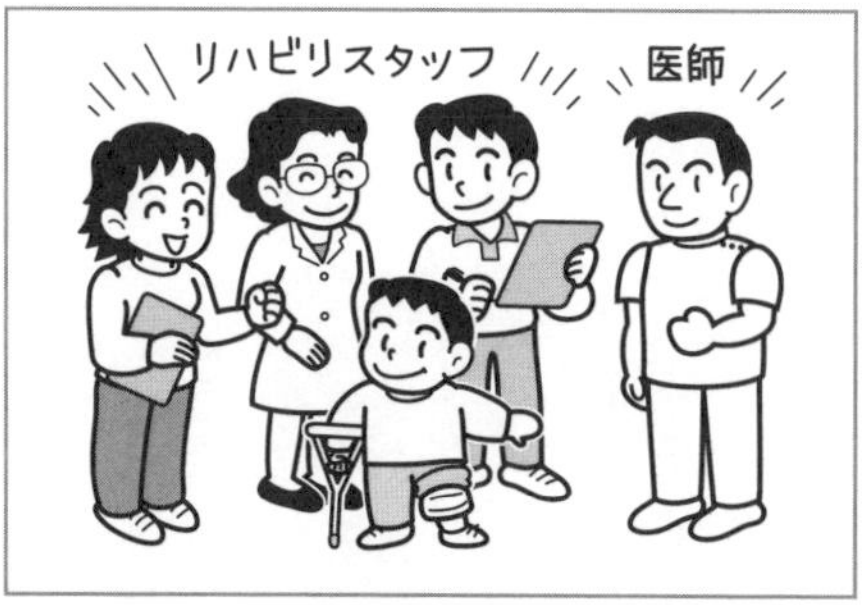

症状ステージでみた回復期医療

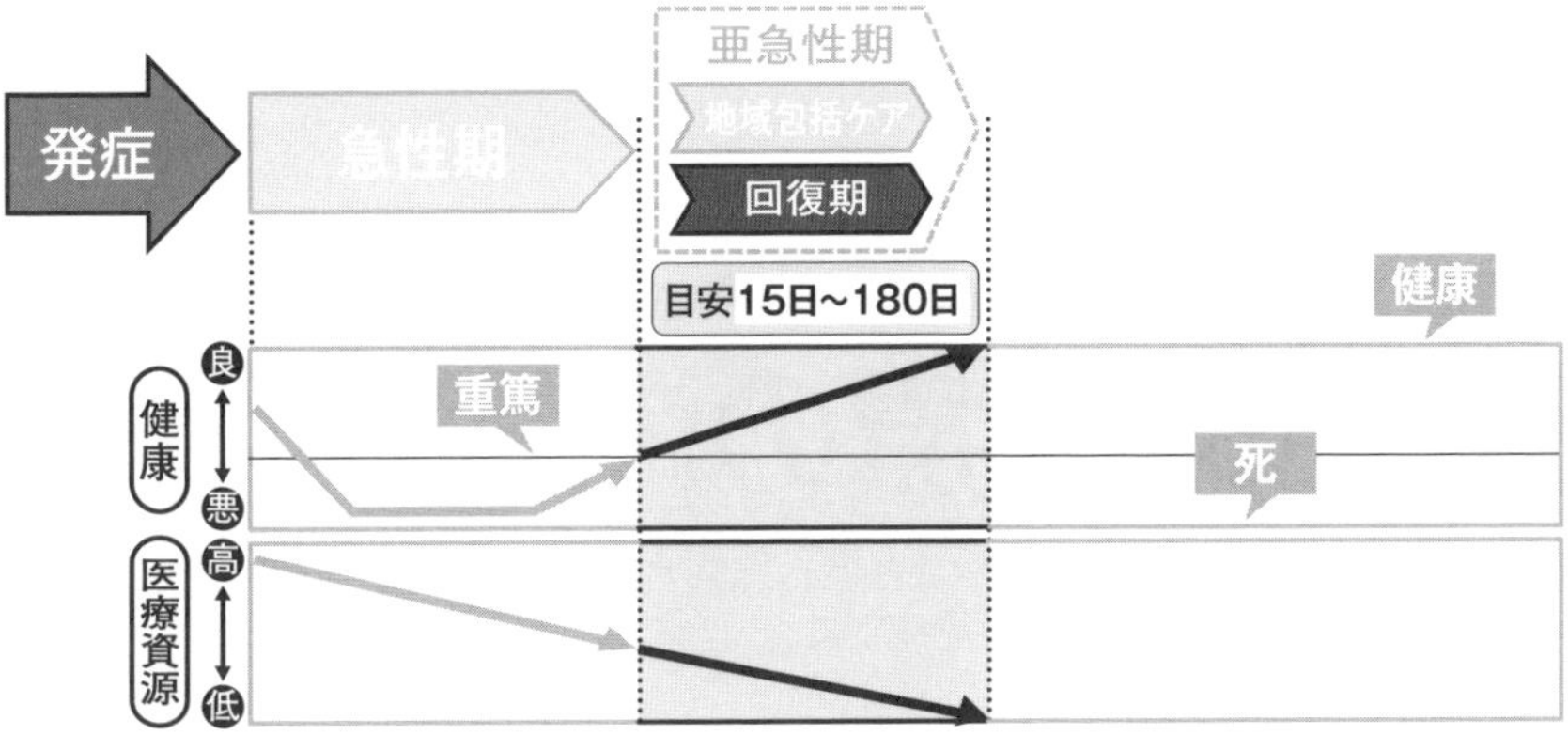

リテーションが必要な状態」というのが回復期医療の特徴です。

ここで、回復期医療について例を挙げてみましょう。

たとえば、小学生が自転車で交通事故にあい、足を骨折したとします。急性期の状態を脱すると骨折した部位はほぼ元どおりになり、その後、回復期医療へと移行します。骨折治療で1か月間安静を余儀なくされると、患者は筋力低下により起立や歩行が困難な状態となります。そこで、理学療法士による筋力トレーニングと起立の訓練、その後、歩行訓練が行なわれます。ある程度、歩行が可能になって日常生活への支障がないと医師が判断すれば、退院となります。

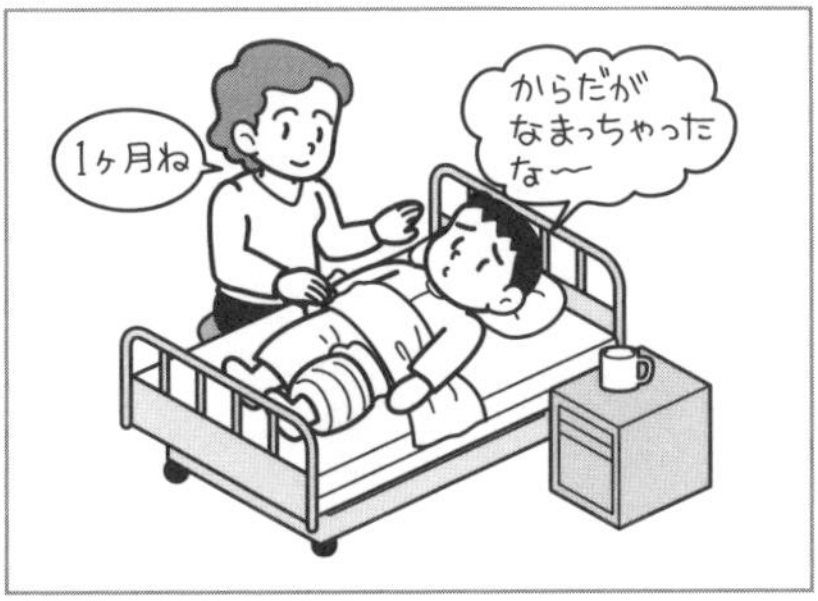

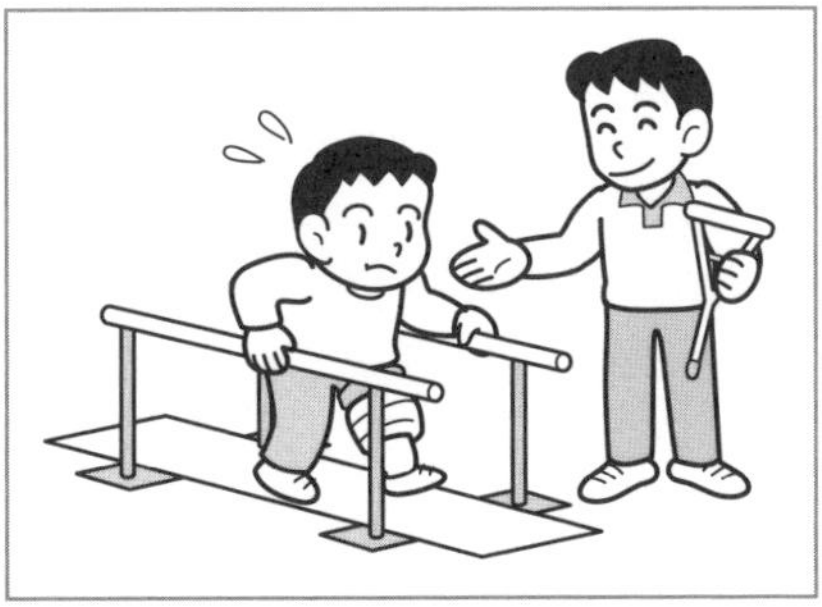

回復期医療は、診療報酬上では回復期リハビリテーション病棟というベッドの設置が定められています。

回復期医療では、リハビリテーションを中心とした医療が想定されています。回復期医療は、医師やリハビリスタッフなどを中心とした医療が行なわれています。

Hospital 4-2-4

症状ステージからみた治療のしくみ

慢性期医療の内容と手順

慢性期医療は急性期や亜急性期を脱し、病気・身体は安定しているものの完治はしていない状態における治療です。

慢性期の定義

慢性期とは、不健康の状態が安定的に持続する状態です。といっても急性期のような死と隣り合わせという状態ではなく、生命の危険は少ないが不健康といった状態です。

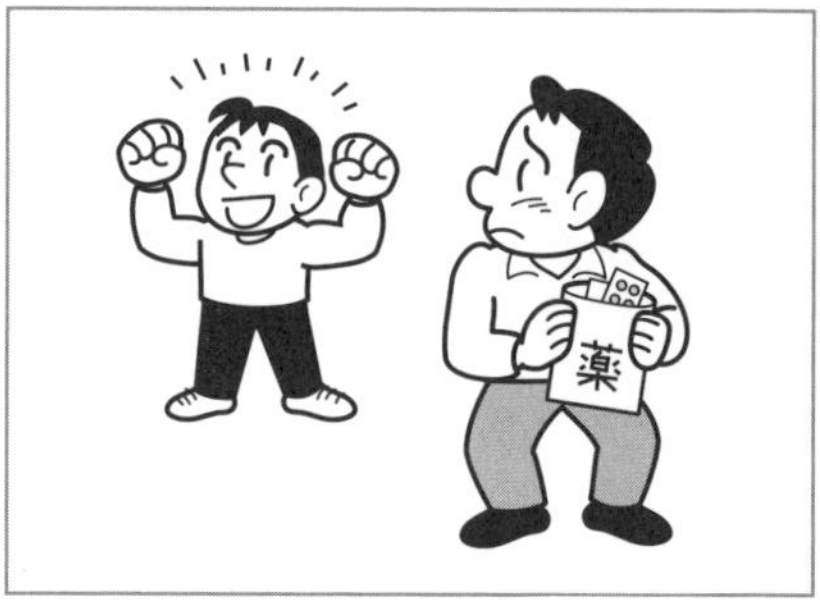

慢性期は、180日以降を指すのが一般的ですが、場合によっては90日以降から慢性期といわれることもあります。

慢性期を図示すると次ページ図のようになり、急性期や亜急性期を脱し、病状が安定した期間となります。治療が終了しても麻痺などが残っていて、介護が必要なケースは要介護状態といい、慢性期医療とは区別されます。この期間では合併症[※1]が起きなければ生命に危険が及ぶことはまれです。

慢性期医療の特徴

慢性期医療は、急性期などに比較すると病気の進行もゆっくりです。病気が完治するわけでもないので、治療も継続的に行なわれます。

たとえば、糖尿病[※2]をイメージするとわかりやすいでしょう。糖尿病は完治するわけではありませんが、治

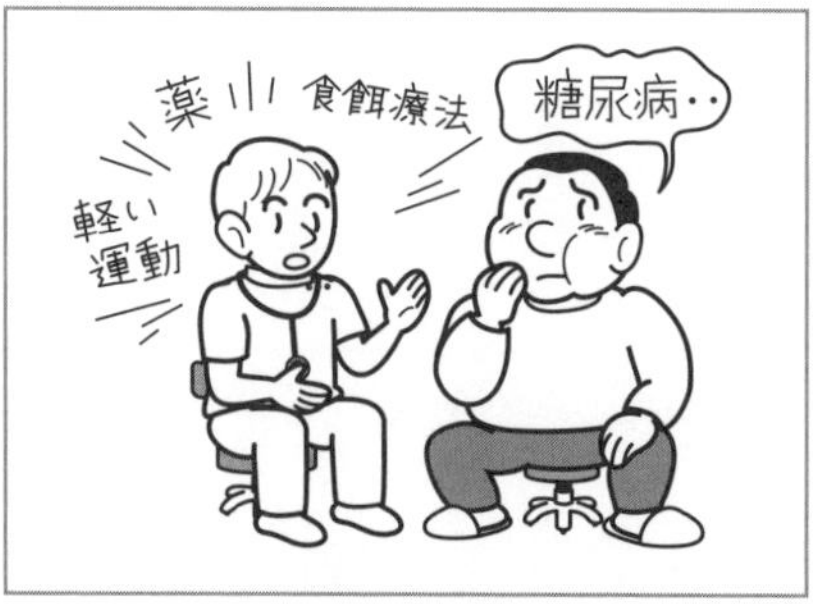

症状ステージでみた慢性期医療

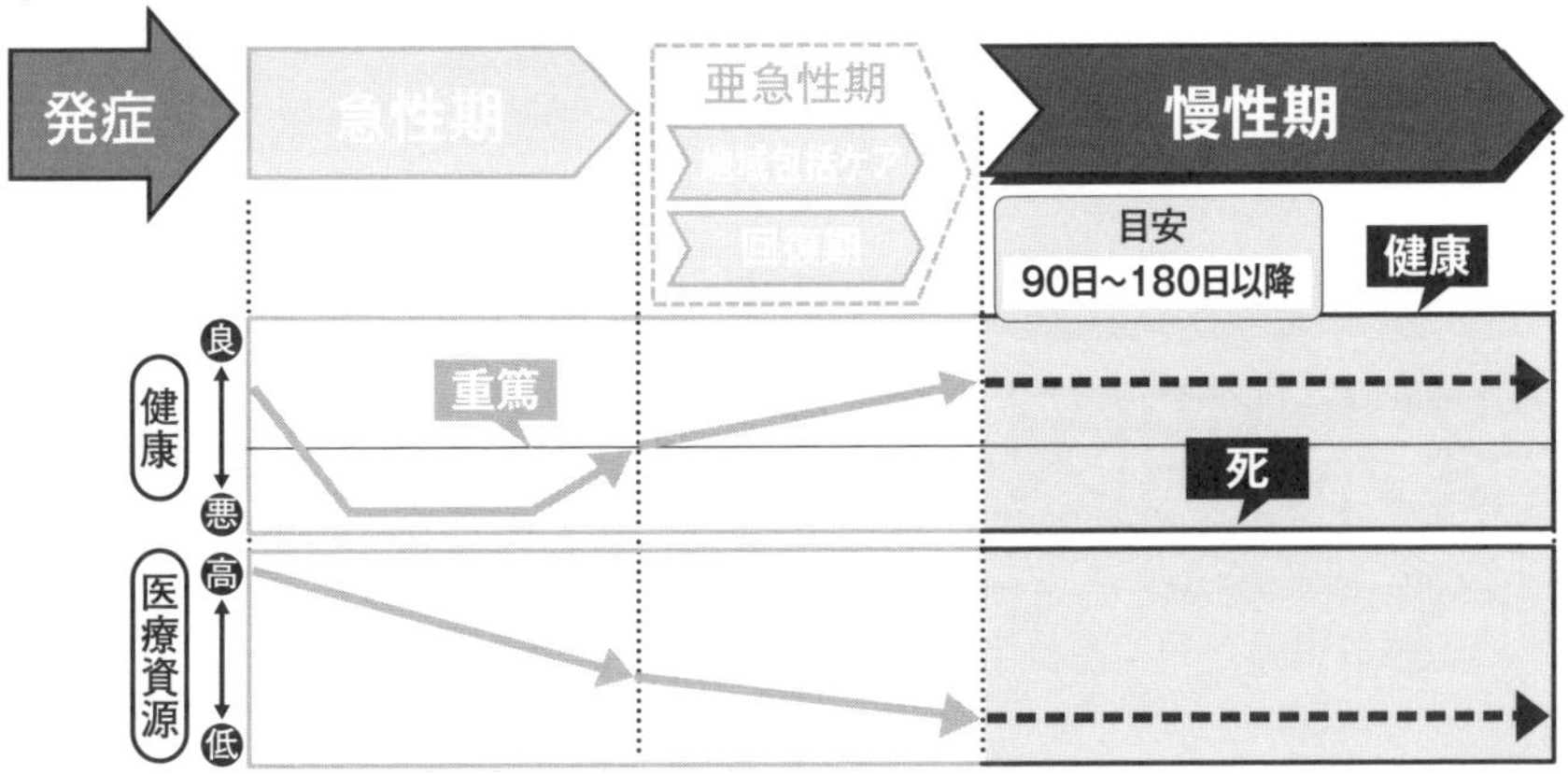

療により一時的に病気の進行を遅らせることは可能です。しかし治療を行なわなければ、より早く失明や手足の壊疽へと病気が進行してしまいます。このような状態で病気の一進一退が続くのが慢性期医療の特徴です。

もうひとつ例を挙げてみます。たとえば、脳梗塞を発症し急性期の治療と亜急性期にリハビリテーションを行なったとします。その後、慢性期へ移行していくのですが、慢性期医療においては、この患者が脳梗塞を起こした原因となる疾患の治療、たとえば高脂血症や高血圧の治療を行ない、脳梗塞が再発しないように治療していきます。

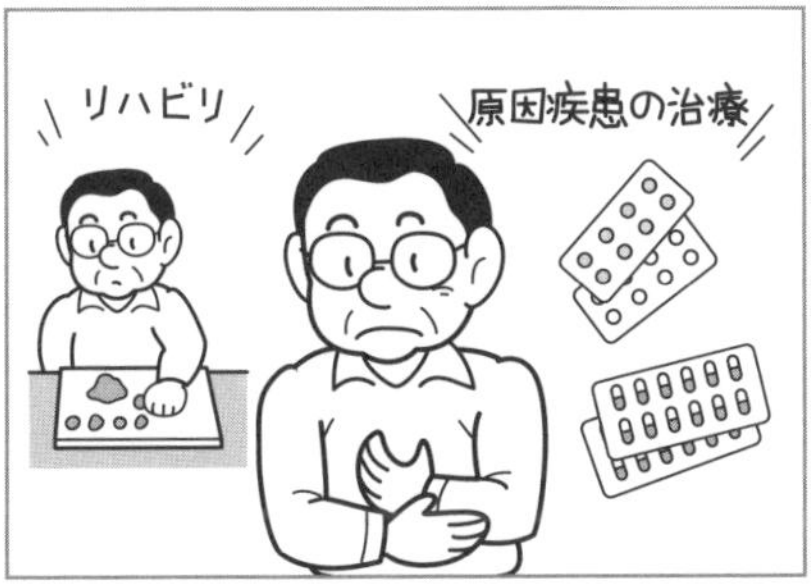

さらに、脳梗塞により四肢に麻痺が残った場合は、機能維持[※3]のためにリハビリテーションを行なうことになります。

慢性期では、医療と介護をミックスした状態となります。徐々に医療管理の割合が少なくなり、介護の占める割合が増えていきます。質のよい慢性期医療を提供するには、医療管理と介護の役割分担が重要となるのです。

※1 病気を併発する状態。たとえば、脳梗塞で治療中にインフルエンザに罹患するなど。
※2 糖尿病、高血圧などの生活習慣病は、慢性疾患ともいわれている。
※3 維持のためのリハビリテーションとは、麻痺などの回復がこれ以上見込めない場合、身体機能の低下を防ぐためのリハビリテーションのこと。

Hospital 4-2-5

症状ステージからみた治療のしくみ

終末期医療の内容と手順

終末期医療は、別名ターミナルケアとも呼ばれています。がんや神経難病など、不治の病の患者が死に至るまでの間際の医療とされています。

終末期の定義

終末期とは、不治の病と宣告されて数か月程度で死亡すると予想された場合の、宣告から死までの期間です。終末期には、患者や家族が身体や精神的に不安定になる時期でもあります。

終末期医療の特徴

終末期医療は、次ページ下図のように4種類のパターンに分類されます。自宅での高密度医療、病院や施設における高密度医療、自宅におけるＱＯＬを重視した医療、病院や施設におけるＱＯＬを重視した医療です。

近年、自宅で終末期を望む患者や、自宅での看取りを望む家族が増えています。また、病院や施設においても[※1]緩和ケア病床といった終末期の医療のための病床も増加しています。

治療については、患者や家族の要望により、アクティブに最後まで治療を行なうのか、患者のＱＯＬを重視するのかで分類されます。

終末期の2つの例を示してみましょう。がん末期のＡさんとＢさんの、それぞれのケース例です。

＊　＊　＊

Ａさんは、医師に肺がんで半年の余命と告知されました。告知されしばらくは生きる気力もなく生活していましたが、現実を認識し今後の治療などについて[※2]セカンドオピニオンやインターネットによる情報収集を行ないました。

その結果、自分は積極的な治療をせず、ＱＯＬの高い終末期を迎えることを決め、最後は奥さんに自宅で看取ってもらいたいと望みました。

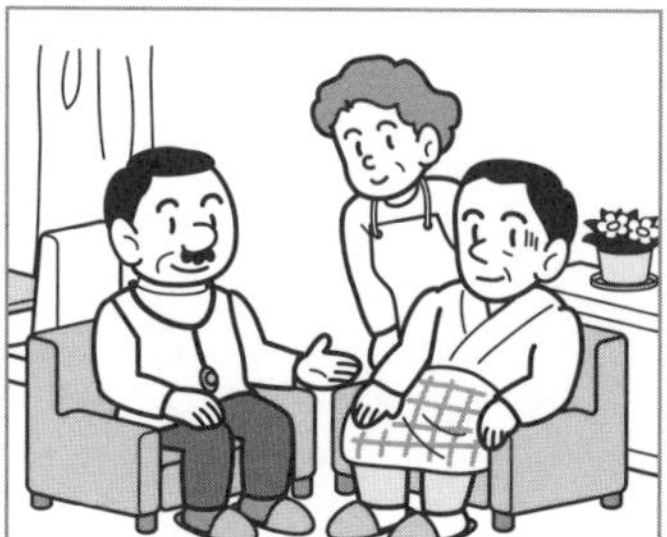

体が動くうちは、

症状ステージでみた終末期医療

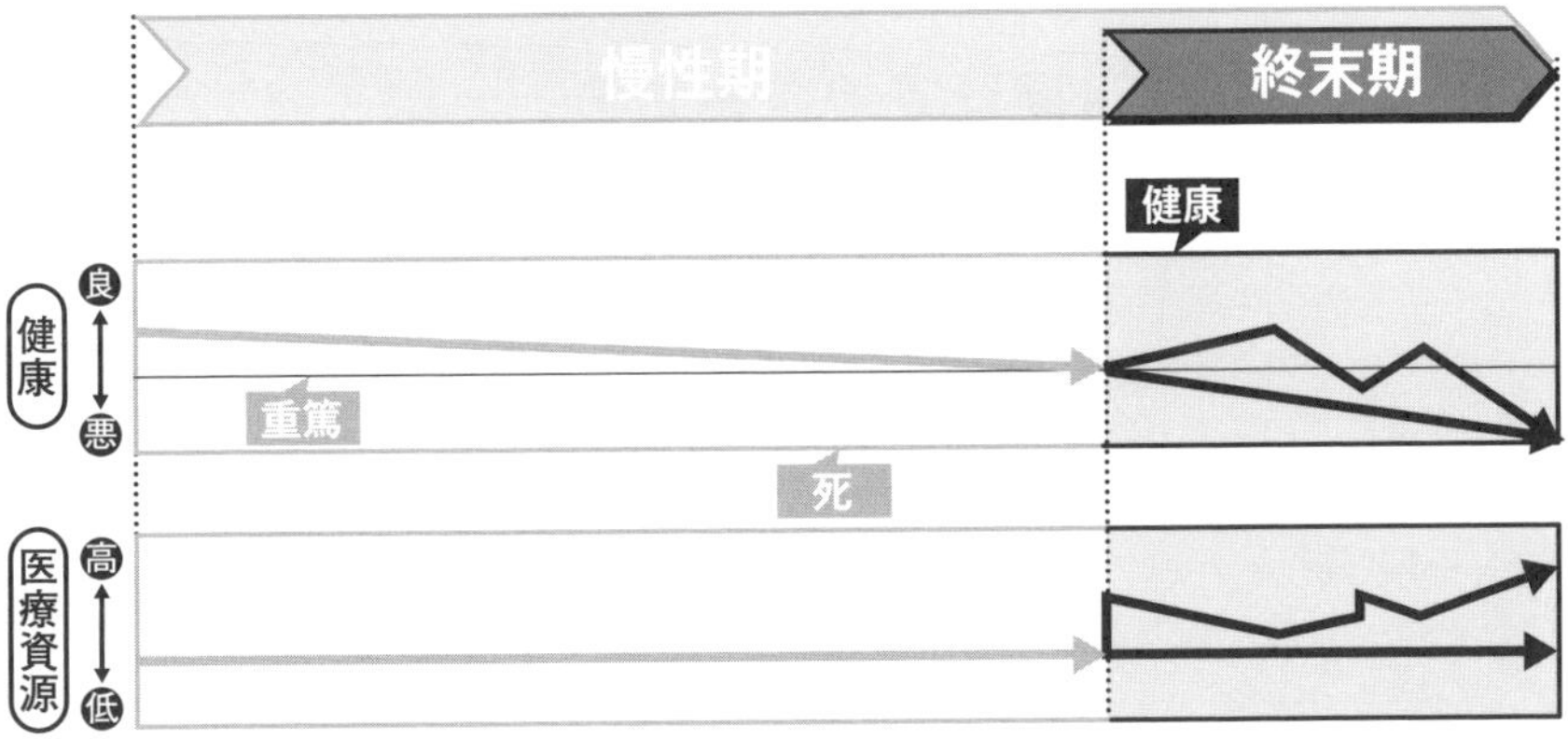

終末期医療の４分類

自宅 高密度医療	自宅 QOL重視医療
病院・施設 高密度医療	病院・施設 QOL重視医療

家族と海外旅行などをして有意義に過ごしました。その後、容態が悪化し在宅診療を行なうクリニックと訪問看護ステーションに疼痛の管理と緊急時の対応を依頼しました。

＊＊＊

Bさんは末期の肺がんと診断され、余命半年と告知されました。がんを克服するため、さまざまな医療機関を訪れて、治療について検討しました。

そんななか、がん専門病院に願いをたくし、抗がん剤治療を行なうことにしました。抗がん剤治療は身体的・精神的にも厳しく、Bさんの体力はかなり消耗しました。そのかいあり抗がん剤の効果が出はじめ、Bさんは小康を保ちました。

その後も抗がん剤治療を続けましたが、告知から10か月後、ついにBさんは亡くなってしまいました。

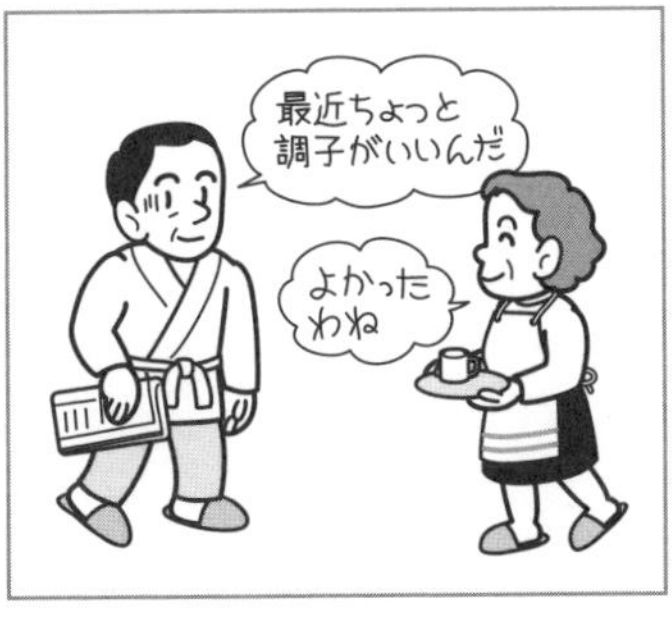

＊＊＊

終末期医療は、最終的には患者と家族の選択になります。どの選択をしても、患者が悔いを残さないように手助けをする治療といえます。

※1 終末期の患者に対してアクティブな治療を行なわず、疼痛管理などQOLの向上に向けて医学的管理を行なう病床。別名ホスピスともいわれる。

※2 納得した治療を受けるため、主治医以外の医師からの意見も聞くこと。

Column 4

手術が日帰りでできるもの

ここ数年、「入院してもすぐに退院を促す病院が増えている」という不満の声が聞かれてきます。日本の急性期病院では、すでに平均在院日数が14日を切るところも珍しくありません。

米国は、在院日数が世界で一番短いとされています。心臓のバイパス手術も1週間程度といわれています。このことからも、米国で入院するということは、かなり重篤な場合と考えられています。

日本より医療の質が高いといわれている米国においては、入院費も桁外れです。日本の入院費は一般病床で3万円～6万円／日といわれていますが、米国では2,000ドル～3,000ドル（約21万～31万円）／日といわれています。

ここで、両国の出産のための入院日数をみてみましょう。

米国では出産のための入院は日数は1泊2日程度です。以前は日帰りで出産が行なわれていましたが、出産後の事故が多く、法律で1泊2日とされました。

それに対して日本では、出産のための入院は5日～7日程度です。これをみても、米国での入院日数の短さが際立っています。出産をはじめ、米国では極力入院をさせないシステムとなっているのです。

日本でもここ数年、日帰り手術が行なわれるようになりましたが、これは米国のデイサージャリー（Day Surgery；日帰り手術）を見習ったものです。

日帰り手術が行なえるものは、白内障などのための眼内レンズ挿入術、ヘルニア手術などです。

日帰り手術で有名な佐久総合病院（長野県）の日帰り手術センターでは、眼内レンズ挿入術が、朝9：00に来院して午後5：00には帰宅できるとしています。小児のソケイヘルニアについても夕方には帰宅できるとのことです。佐久総合病院では、このような日帰り手術を年間1000症例以上も行なっています。

今後も日帰り手術センターが増加することが予想されます。それと同時に、全国的に日帰り手術が認知されていくでしょう。

平均在院日数と人口1000人あたりの病床数

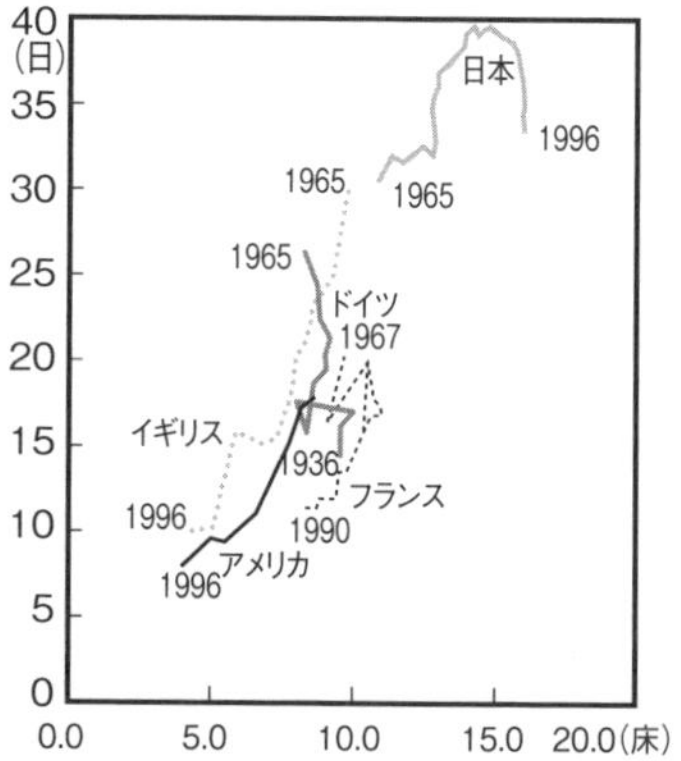

（出所）医療マネジメント学会「急性期病院のあり方と外来分離」じほう（2002年）

5章

病院運営のアウトライン

Hospital 5-1

病院の収支構造をみてみる

病院は非営利ですが、経営活動を行なっています。
病院の収支構造はどうなっているのでしょうか?

病院の収入のしくみ

病院の収入は、大きく分けて外来収入、入院収入、健康診断などのその他の収入の3つに分かれます。外来収入は、病院の規模により差があり、無床診療所と５００床以上の病院では１人１日あたり単価に約2倍の格差があります。

入院収入では、有床診療所と５００床以上の病院を比較すると、１人１日あたり収入で約２・５倍、入院1件あたり収入は約３・１倍の格差があります。

この収入の格差の理由として、施設規模が大きくなるほど重傷度が高い患者を診療していることが挙げられます。

日本の医療費は、診療行為による出来高算定によるため、重傷度が高い患者に対しての医療費は高額になる傾向があります。

病院の支出のしくみ

病院の支出は、人件費が一番多く占めます。一般的には、人件費率が45%~50%の病院が優良病院で、50%を超えると経営が厳しくなるといわれています。

次に支出の割合が大きいのが材料費です。この内訳は、医薬品と医療材料が中心となります。病院による差はありますが、材料費は支出の15%~25%を占めます。

また、病院特有にみられるのが減価償却費の高い点で、費用の5%~15%を占めます。病院は建物の固定資産額が大きいだけでなく、医療機器も高額です。

たとえば、最近流行の粒子線治療装置などは施設と医療機器で１００億円もするといわれています。

経営の合理化を進めている病院では、委託費の比率が高くなります。人件費の圧縮のために、医療事務部門や給食サービスの外部委託化が進んでいます。そのため、委託費率と人件費率は相関し、委託比率が高いと人件費率が低くなるのが一般的です。

基本的に、病院は人件費率が高いビジネスです。よって、効率的で効果的な人材育成と、適正な人材配置が病院を黒字にするか赤字にするかを分けるポイントとなります。

主な診療科別の１人１日あたり診療収入（DPC病院）

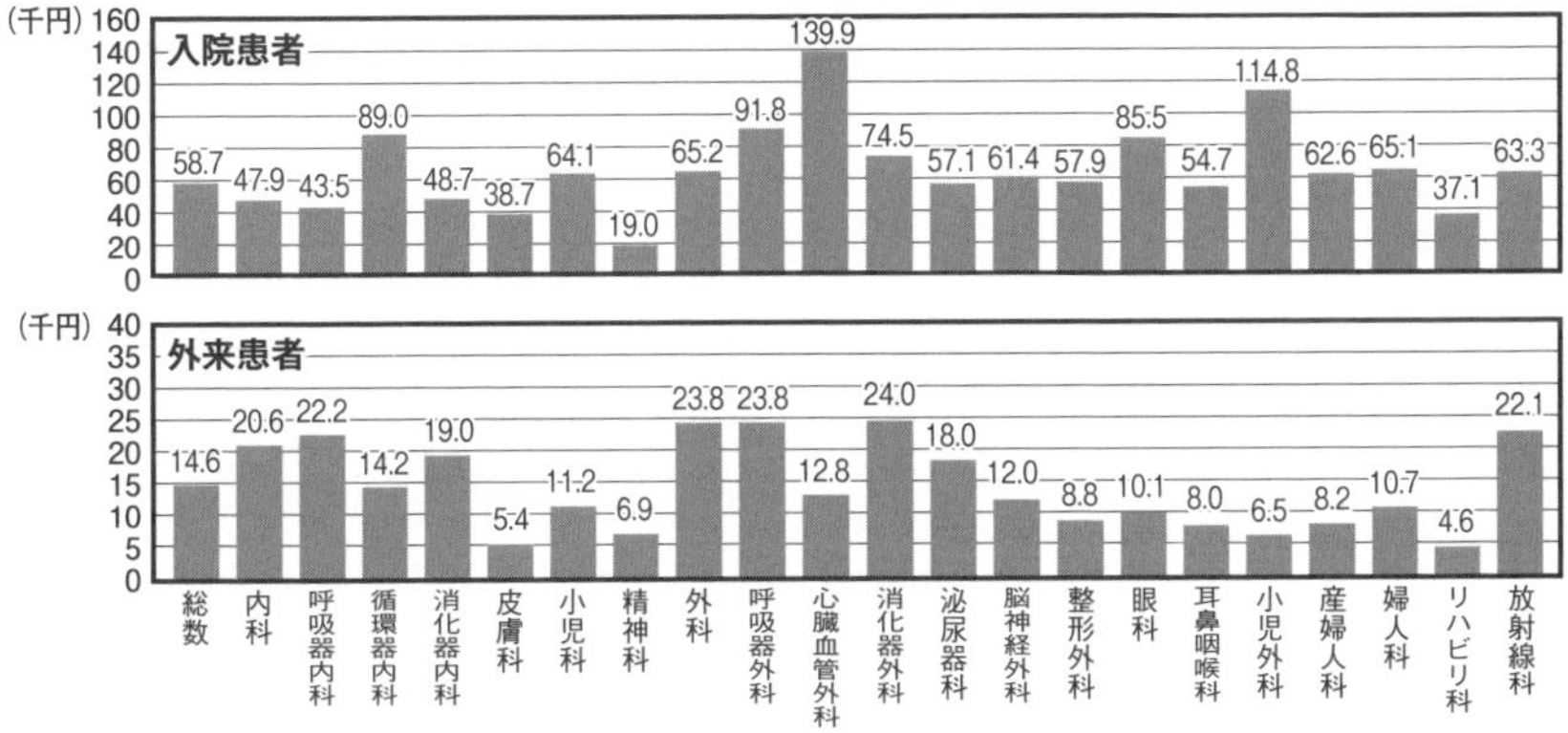

（出所）全国公私病院連盟、社団法人日本病院会「2015年病院運営実態分析調査の概要」

一般病院の損益率の分布（国公立を除く）

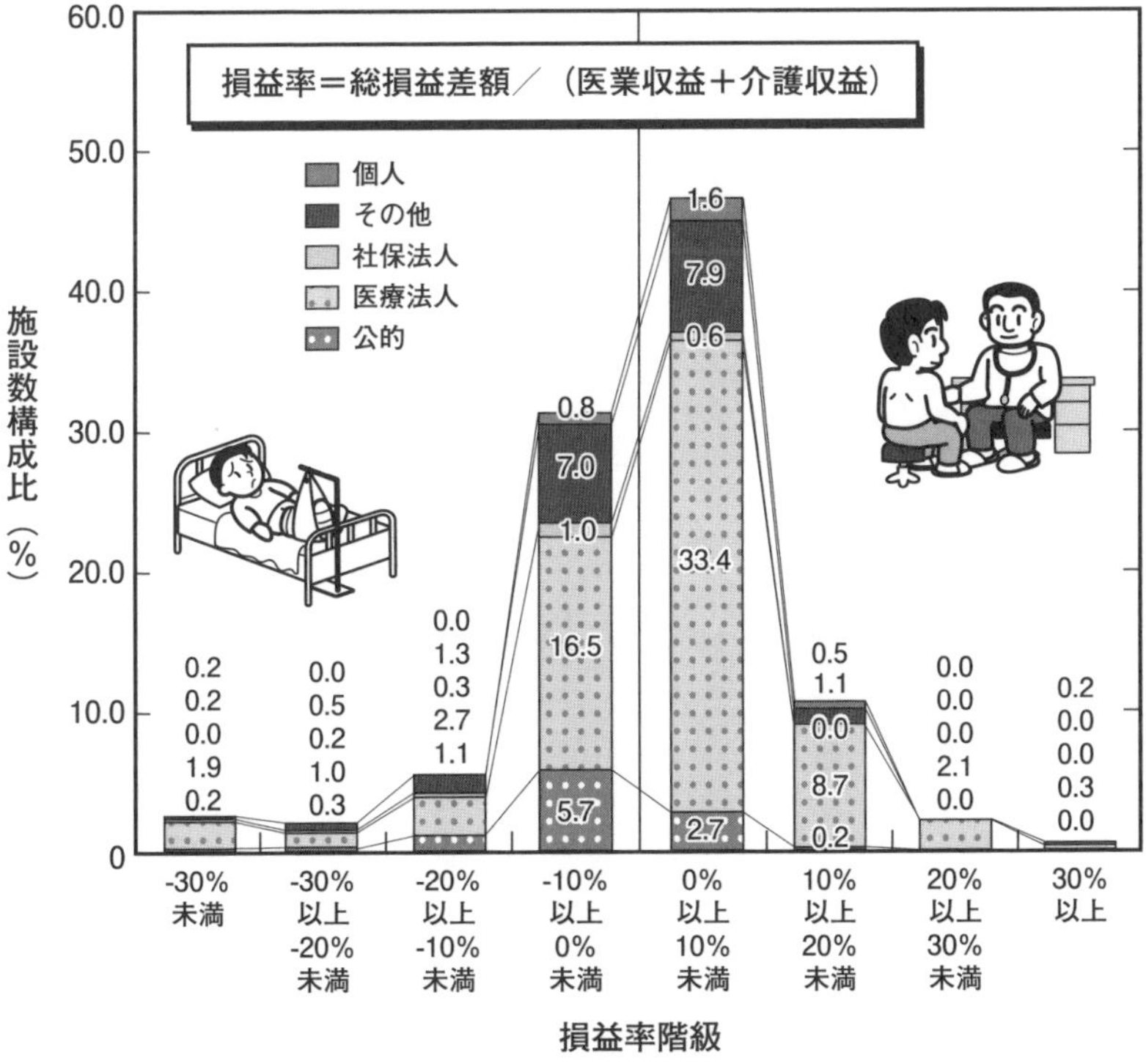

（注）病院については、その他の医業・介護関連収益および費用を勘案し、総損益差額を用いて作成している。

（出所）厚生労働省「医療経済実態調査の報告」（2015年6月実施）

Hospital
5-2

台所事情の厳しい病院経営

国民医療費は増加の一途、病院の経営破綻もあまり耳にしません。病院の経営状態は良好なのでしょうか？

病院の経営事情

全国公私病院連盟の２０１５年度の報告書によると、黒字の病院は28・5%、赤字の病院は71・5%です。診療報酬がマイナス改定された２００２年度に至っては、赤字の病院が約8割との結果になりました。民主党政権後の診療報酬改定では、10年度１・５５％、12年度１・３８と引き上げられましたが、赤字病院が再び増えつつあります。

赤字を続けると、一般の会社であれば倒産や経営者の交代など、なんらかの形で業界からの退場を命じられるのですが、病院ではそのようなことがなぜ起きないのでしょうか？

それに答えるキーワードは、「キャッシュフロー」と「過去の資産、貸し倒れ」に集約されます。

キャッシュフローは、キャッシュフロー計算書に表わされるように、現金の流れです。損益計算書が赤字になっても、キャッシュフロー計算書が黒字になっていれば企業は潰れません。一方、病院は固定資産が大きいため、減価償却費が大きくなります。結果的には赤字なのですが、病院の口座には現金が残るしくみとなります。

次に、過去の資産についてみてみます。日本の病院は、高度成長期に設立されたものが多く存在します。設立当時は田舎だった地域が再開発され、土地が高騰し[※1]優良資産となっているケースも多々あります。そこで、銀行も担保が続く限り融資に応じたり、場合によっては、地域の商業施設へ売却することもあります。

最後に、貸し倒れについてです。病院の貸し倒れ率は低いのが特徴です。どの業種においても貸し倒れは大問題です。得意先の倒産により売掛金が回収できなくなり、連鎖倒産することもあります。

しかし病院は、社会保険では基本的に7割が保険で賄われていますので、残りの3割に対しての貸し倒れですみます。

また、救急病院などで、外国人の無保険者が費用を払えないなどのケースが増加していますが、これについても救急指定病院などには、補助金が繰り

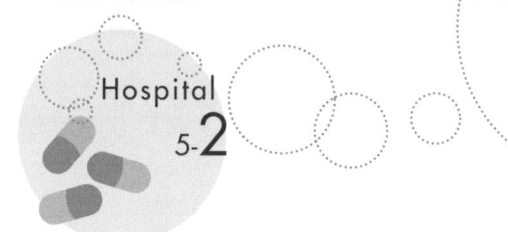

6月1か月分の総収支差額からみた黒字・赤字病院の数の割合年次推移

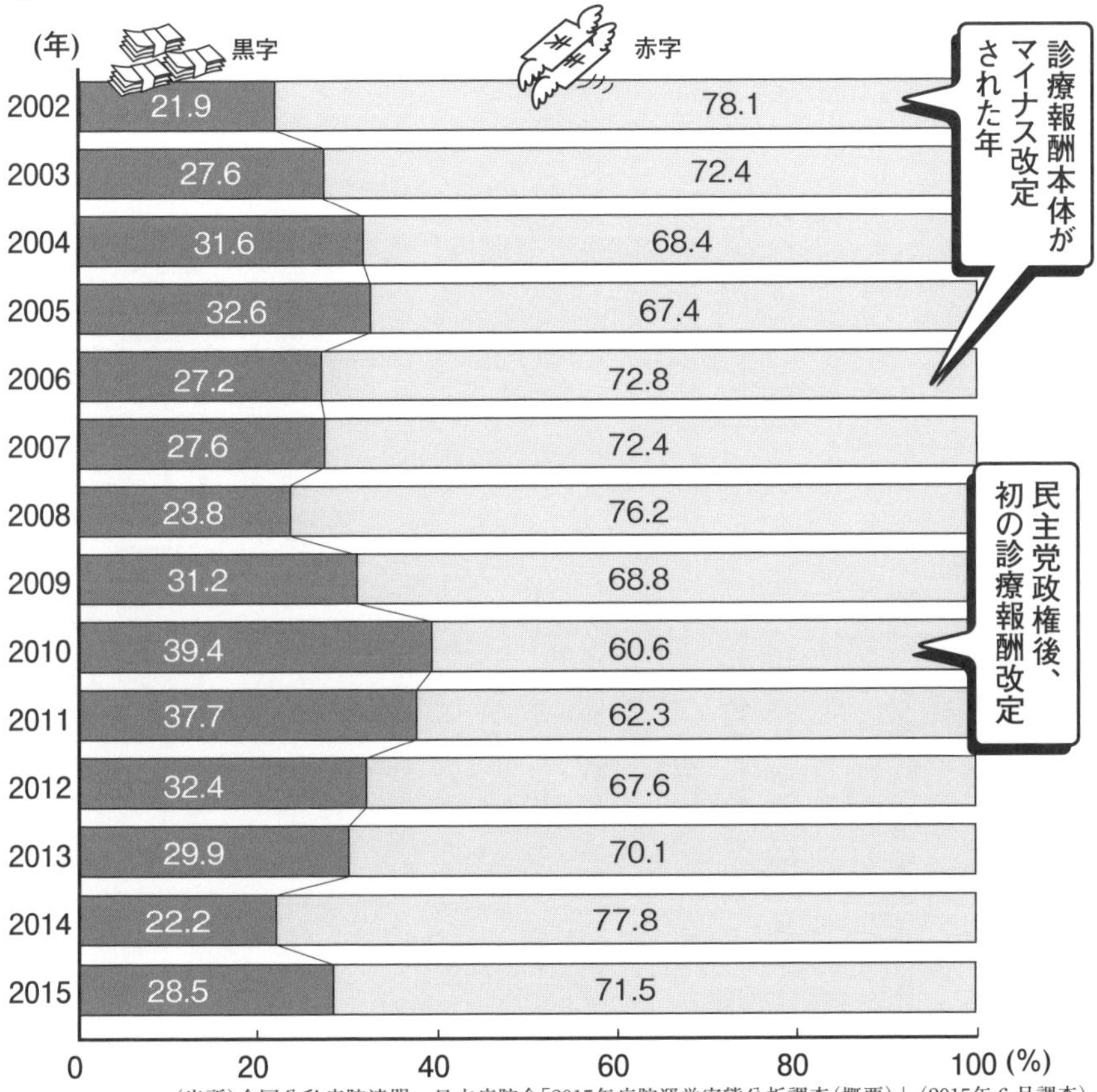

(出所)全国公私病院連盟、日本病院会「2015年病院運営実態分析調査(概要)」(2015年6月調査)

入れられていて、全額まるまる損をするわけではありません。

とはいえ、医療費を踏み倒されるのは病院にとって打撃となります。

赤字による弊害

赤字自体も問題ですが、この状態で病院経営が続くことの弊害が心配されています。赤字が続き、資産を食い潰している状況が長期にわたると、今後は病院の建て直しや医療機器の買い替えができなくなる可能性があります。今後の医療の質を左右する大きなテーマとなることは間違いありません。

※1 簿価の10倍以上はざら。

Hospital 5-3

重要なのは診療の標準化

クリティカルパス（ＣＰ）、ＥＢＭなど、医療の世界にも標準化の波が起こっています。

日本の医療は欧米諸国と比較して、非常に効率が悪いと指摘されています。その理由としては、出来高払いの診療報酬制度、低い患者の自己負担、そして医療が標準化されていないことなどが挙げられてきました。

そのため、ＷＨＯ（世界保健機関）の「２０００年版世界保健報告」（２０００年６月）で、日本は「保健サービスの到達度」では総合第１位（１９１か国中）でしたが、「保健システムの効率性」では10位となっています。

平均在院日数を短縮せよ！

とくに近年は、保険財政が悪化したことにより、非効率なシステムを看過するわけにはいかなくなりました。

ＷＨＯから問題視されたのが、平均在院日数です。世界的には、この平均在院日数が医療の質を測る指標になっています。

そこで、厚生労働省は病院が平均在院日数の短縮化を進めるようなしくみを、診療報酬体系の中に組み込みました。

患者にも好評のクリティカルパス

平均在院日数を短縮するには、クリティカルパス（ＣＰ）の導入が最も効果的です。

ＣＰとは、患者に対するケア内容を縦軸に、時間の経過を横軸にとり、診療・ケアの計画を二次元構造で示したものです。

医師や看護師などは、このＣＰに沿って必要な処置や検査を行ない、患者はＣＰによる説明を受けることにより、入院中の診療計画を知ることができます。

患者はこれまで、いつどういう治療をするのかわからなかったのですが、ＣＰ導入により、これが改善されます。なお、ＣＰは「クリニカルパス」とも呼ばれます。

ＣＰが普及するにつれて、医療の標準化、すなわち、ＥＢＭ（Evidence Based Medicine：根拠に基づく医療）が進められています。

これまでの医療は最初の「Ｅ」がExperience（経験）でした。今後、ＥＢＭが定着することにより、患者も安心して医療を受けられるようになると期待されています。

WHOの医療保健システム評価

順位	保健サービスの到達度		保健システムの効率性
	総合	健康の到達度（平均寿命・健康寿命）	
1	日本	日本	フランス
2	スイス	オーストリア	イタリア
3	ノルウェー	フランス	サンマリノ
4	スウェーデン	スウェーデン	アンドラ
5	ルクセンブルク	スペイン	マルタ
6	フランス	イタリア	シンガポール
7	カナダ	ギリシャ	スペイン
8	オランダ	スイス	オマーン
9	イギリス	モナコ	オーストリア
10	オーストリア	アンドラ	日本

クリティカルパス導入のメリット

- **医師**　必要な検査・処置・薬剤のオーダーの抜けがなくなり、医療の適正化につながる
- **看護師**　看護師の責任分担が明確になり、看護意識と責任感の向上につながる
- **コメディカル**　チーム医療への積極的な参加による質の向上が期待される
- **経営側**　医療の質の向上とコストの管理につながり、経営の改善に寄与できる
- **患者**　受ける医療の内容が理解しやすい

クリティカルパスの例

《患者様用クリティカルパス》

＿＿＿＿＿＿＿＿＿ 様　　＿＿＿＿＿ 病棟 ＿＿＿＿＿ 号室

病名：＿＿＿＿＿＿＿＿＿＿＿＿＿＿＿＿

心臓カテーテル（AM）

経過日付	入院日	2日目・検査前	検査後	検査後1日目・退院
検査	血液・心電図・レントゲンの検査があります	心臓カテーテル検査		
治療・処置	刺入部位の除毛を行ないます	点滴前に検査着に着替えていただきます	心電図の器械をつけます　出血しないよう止血バンドをします	朝、器械をはずします　刺入部位の消毒をします
点滴		検査前より点滴をはじめます	検査後点滴を1本行ないます	
内服	医師の指示通り内服してください			
食事	治療食が出ます	朝食は食べられません	検査後1時間したら食事が食べられます	治療食が出ます
水分		水分・お茶の制限はありません（ジュース・牛乳類禁）	帰室後より水分を多めにとってください	
安静	制限はありません	車椅子で検査室に向かいます	治療後、トイレまで歩けます	制限はありません
清潔	シャワー・入浴ができます	今日は入浴を控えていただきます		退院後入浴ができます

特定医療法人　○○会△△病院　循環器科
注：病名、入院期間等は現時点で考えられるものであり、今後治療を進めていくうえで変わる場合があります。

備考	

主治医：＿＿＿＿＿＿　　担当看護師：＿＿＿＿＿＿

Hospital 5-4

医薬品の情報収集と選定

多種多様な医薬品や医療材料の中から
病院はどのように選択し、採用するのでしょうか。

MRの情報提供

新薬が発売されると、MR[※1]は医師や薬剤師に情報提供するため、パンフレットを持って訪れます。病院に訪れるのは、緊急でない限り、午前・午後の診療の合間や夕方です。

訪問時、MRは新薬の薬効と、どのような機序で薬剤成分が作用していくのかを説明していきます。当然、医師や薬剤師から副作用や同効の医薬品との違いなどについて質問を受けます。たいていは、薬剤部の薬剤部長やDI[※2]担当に対して新薬の情報提供をします。

病院が新薬の採用を決断するとき

病院が新薬を採用する際には、いくつかのプロセスがあります。まず、医師が新薬を使用したいと思うかどうかが起点になります。その後、薬剤部が病院として、その新薬を受入れ可能かどうかを決めます。その後で、薬事委員会で承認される必要があります。

医師が薬剤の採用を決断するにはいくつかのポイントがあります。一番重要なのは薬剤の有効性、次に副作用の問題、最後に、患者の支払負担です。薬剤が高額だと患者の支払負担が増えるので採用は敬遠されがちです。

また、薬剤部で薬剤の採用を決めるポイントは、薬効や副作用のほか、商品名やパッケージデザイン、使用期限、取扱方法などです。商品名やパッケージデザインが類似した製品を導入すると処方ミスや調剤ミス、服用ミスが生じたりするからです。

そのほか、他医療機関の採用状況も調べます。その薬剤についてある程度の信頼性もわかり、近隣の医療機関に使用結果などを確認できるからです。

薬事委員会で検討され採用が決定しても、医師が処方するとは限りません。医師は医薬品の効果、副作用、患者の経済性の3点をつねに念頭に置き、最適な処方を心がけているからです。

※1　MRとは、Medical Representativeの略で、医師や薬剤師などに医薬品情報を提供する製薬会社の社員。医薬情報担当者。
※2　2章-7の※3参照。

新薬採用までのステップ

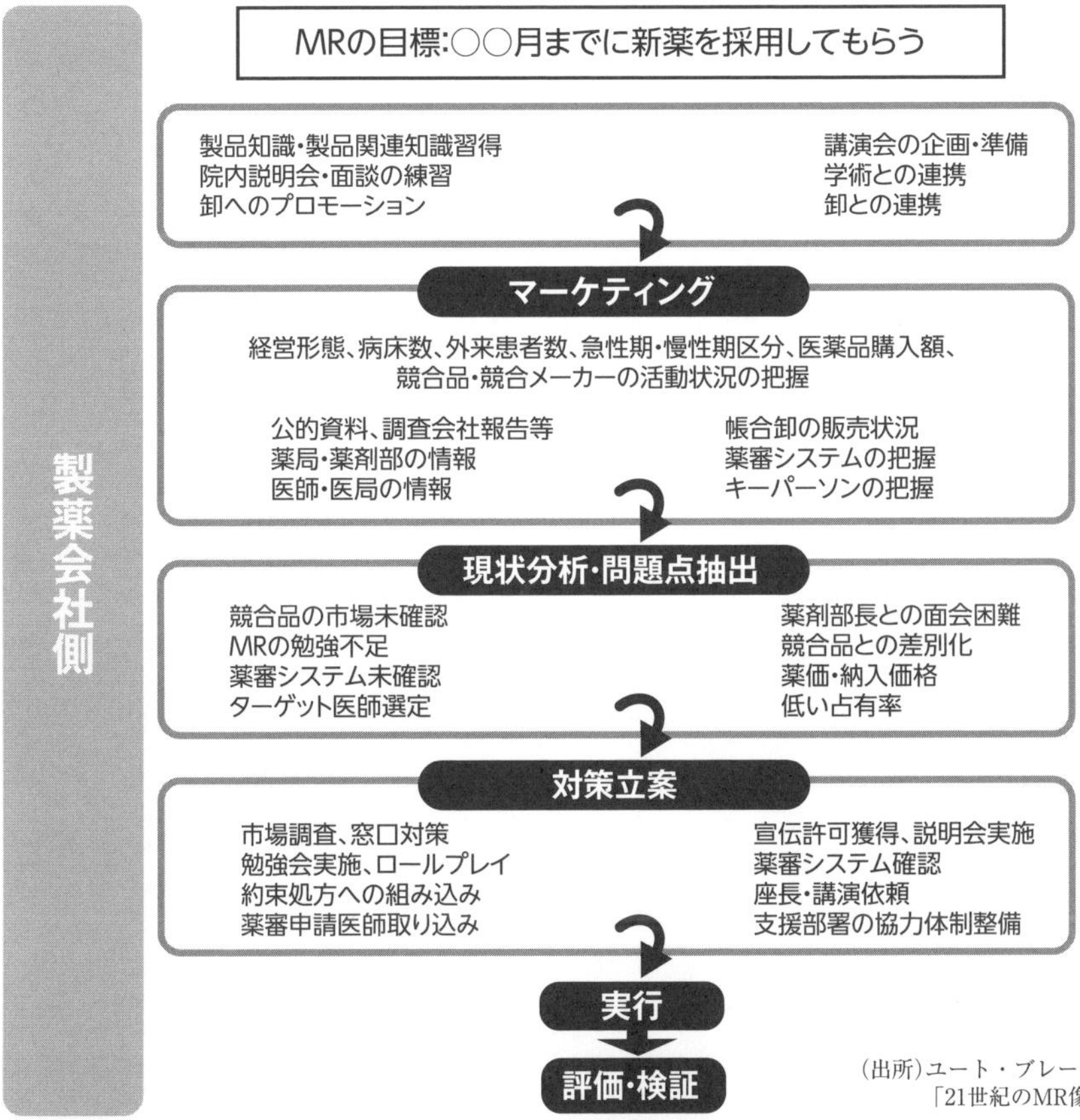
製薬会社側
MRの目標:○○月までに新薬を採用してもらう
製品知識・製品関連知識習得
院内説明会・面談の練習
卸へのプロモーション
講演会の企画・準備
学術との連携
卸との連携
マーケティング
経営形態、病床数、外来患者数、急性期・慢性期区分、医薬品購入額、
競合品・競合メーカーの活動状況の把握
公的資料、調査会社報告等
薬局・薬剤部の情報
医師・医局の情報
帳合卸の販売状況
薬審システムの把握
キーパーソンの把握
現状分析・問題点抽出
競合品の市場未確認
MRの勉強不足
薬審システム未確認
ターゲット医師選定
薬剤部長との面会困難
競合品との差別化
薬価・納入価格
低い占有率
対策立案
市場調査、窓口対策
勉強会実施、ロールプレイ
約束処方への組み込み
薬審申請医師取り込み
宣伝許可獲得、説明会実施
薬審システム確認
座長・講演依頼
支援部署の協力体制整備
実行
評価・検証

(出所)ユート・ブレーン「21世紀のMR像」

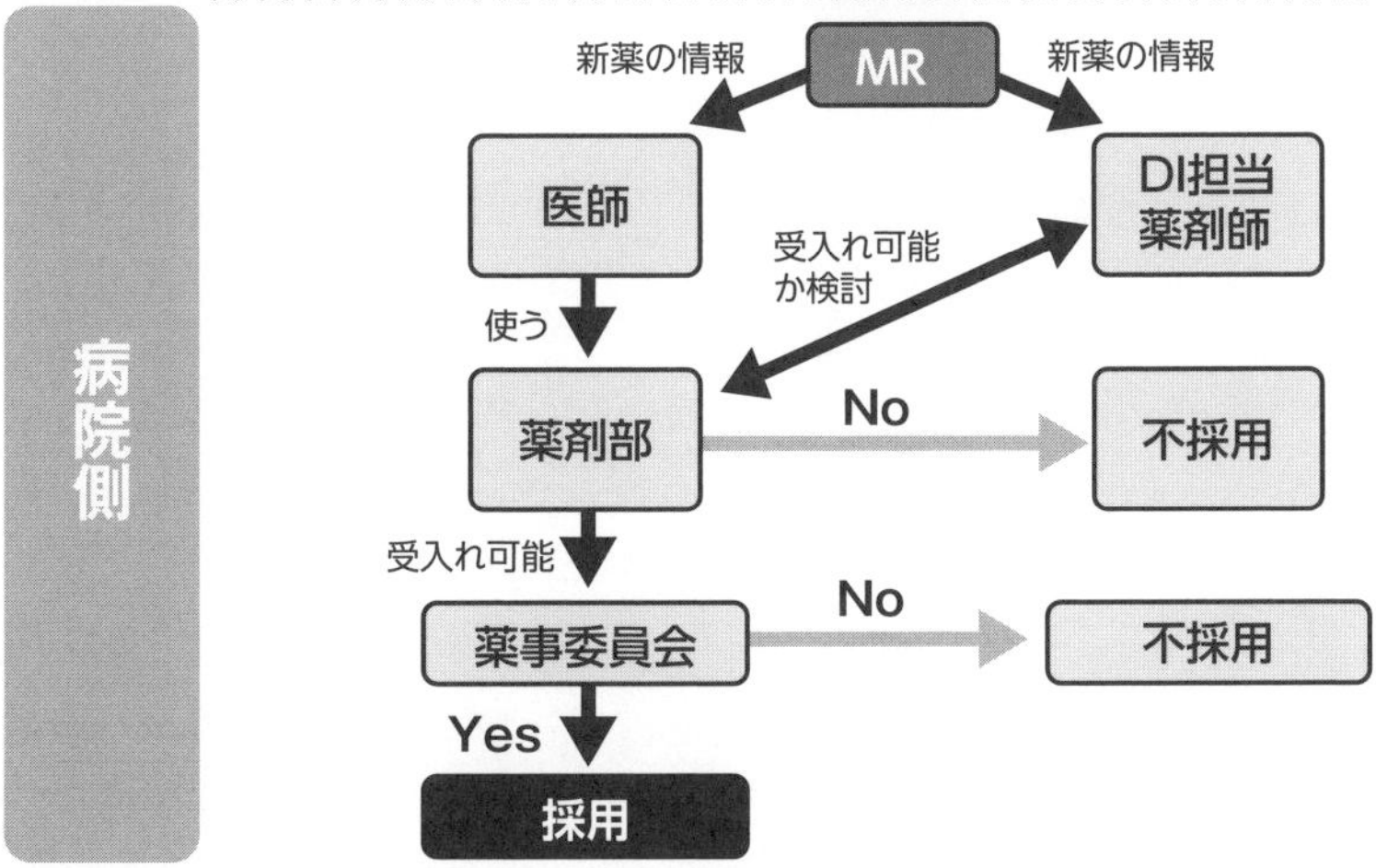
病院側
MR
新薬の情報
新薬の情報
医師
DI担当薬剤師
受入れ可能か検討
使う
薬剤部
No
不採用
受入れ可能
薬事委員会
No
不採用
Yes
採用

Hospital 5-5

各種委員会が院内で開かれる理由

病院内では委員会や会議が数多くあります。
各種勉強会や、チーム医療のためなど目的はさまざまです。

感染症対策委員会

MRSA※1による院内感染が社会問題となったときに、診療報酬で規定されました。委員会の目的は、院内感染や感染症に関する対策について規定を作成したり、院内におけるさまざまな感染症について周知するために活動しています。

褥瘡《じょくそう》対策委員会

高齢化とともに寝たきり患者が増加しています。寝たきりの患者は褥瘡※2になると長期入院になりやすいものです。そのため、医療の質を向上する観点から、委員会の設置が診療報酬で必要とされました。

褥瘡対策委員会は、褥瘡経験のある医師や看護師を中心として、褥瘡の予防や褥瘡ができてしまった場合、早く完治することを目的に活動しています。

医療安全管理委員会

社会的ニーズを背景として、医療事故への対策が官民で進められています。有名病院などでも医療事故が頻発している昨今、どの医療機関でも安全な医療を提供する体制の整備が求められています。

そこで、診療報酬により委員会の設置が必要とされました。この委員会は、ヒヤリ・ハット※3の事例収集と事例の検討、業務改善や患者安全のための業務設計を行なうことを目的として運営されています。

医局会

医局会は、病院の診療方針や症例検討を行なう場となっています。院長をはじめ医師が中心となる会議ですが、事務長や看護部長が参加している病院も多くあります。

CTなど大型医療機器の導入についてもこの会議で協議し、経営会議で最終決定が下されます。

薬事委員会

医薬品の採用や、院内における医薬品の情報について議論・交換する場となっています。また、この場で医薬品採用の手順や、採用ルールを決めています。医局会と一緒に行なわれることが一般的です。

病院内に設けられる委員会・会議の例

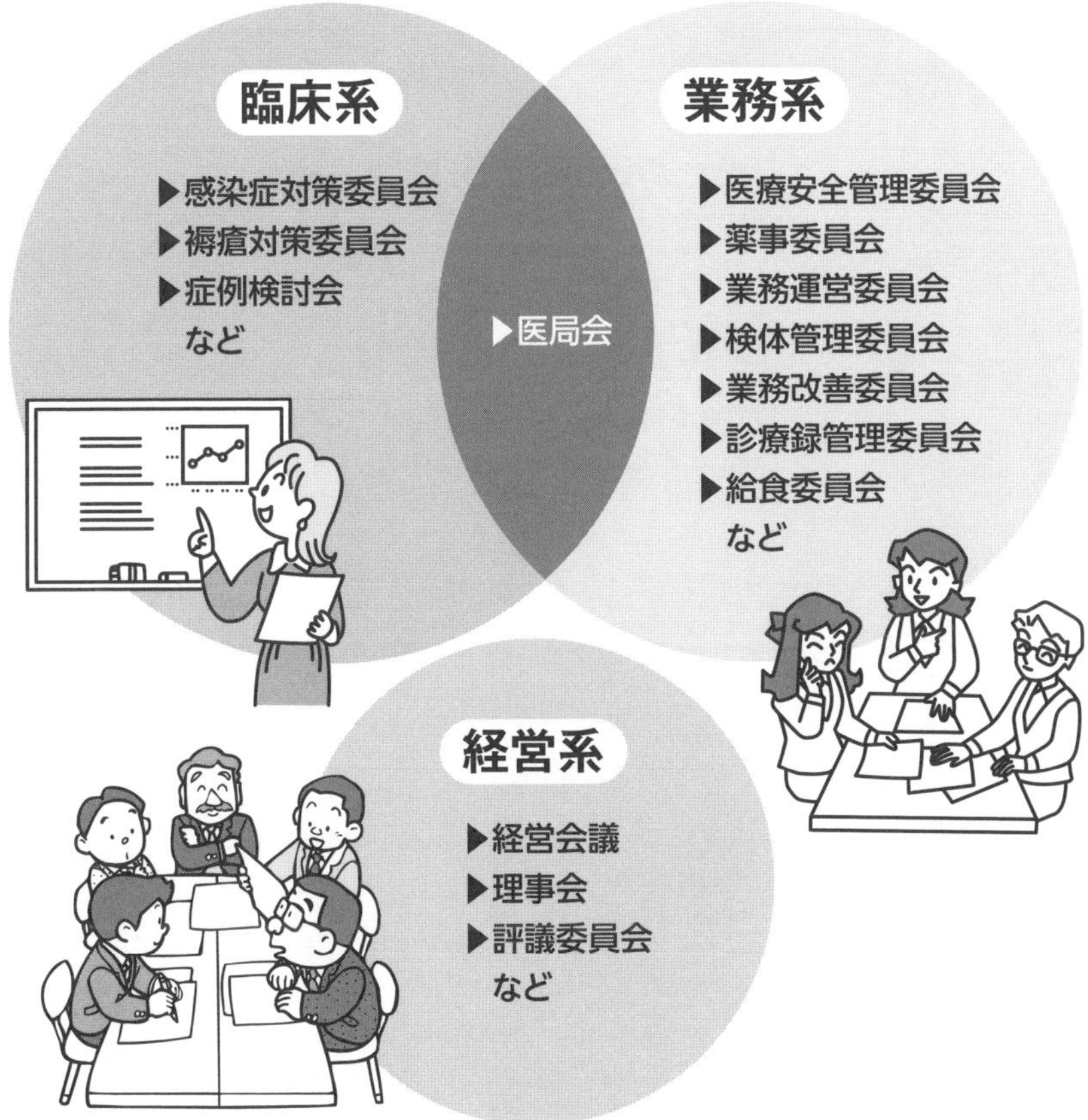

経営会議

院長、事務長、看護部長が中心となって、経営全般についての話し合いが行なわれます。

たとえば、病院の収支や今後の運営方針などが議題にあがります。CTなどの大型医療機器の導入についても、この会議で最終決定されます。

＊＊＊

以上のほか、患者の満足度向上委員会や給食委員会、看護師長会議、医療材料委員会などあります。

各部門内においても委員会を抱えています。医療技術の発展のためとはいえ、複雑な病院組織ゆえ委員会は乱立する傾向があります。

※1 MRSAとは、メチシリン耐性黄色ブドウ球菌のこと。
※2 57ページの※2参照。
※3 55ページの※2参照。

Hospital 5-6

病院職員の採用傾向

病院の職員の募集・採用はどのように行なわれるのか
一般企業との違いがあるのかみてみましょう。

病院のホームページを閲覧すると、職員募集のお知らせがあります。それをみると、医師と看護師については常時募集している病院が多数あるようです。

また、新聞の折込み広告をみても、医師や看護師、理学療法士、作業療法士など、リハビリスタッフの募集が中心となっています。

病院の形態により違う採用形態

病院職員は、病院の規模により採用方法が異なります。

小規模の病院では、各職種の定数割れが生じると随時募集をかけるのが一般的です。大規模の病院は、採用計画を立て、1年に一度4月入職のための採用スケジュールが一般的です。中型の病院は、大規模と小規模の折衷型で、中途・新卒ともに採用を行なっています。

病院がこのような採用形態をとっている背景には、各病院の収入が伸び悩み、これ以上、人件費がかけられなくなってきたことも理由のひとつです。

また、病院の設立母体による違いもあります。個人や医療法人などの民間病院は、各病院により採用方法が違います。

たとえば、日赤や済生会などは新卒は各県の支部による採用ですが、中途採用については各医療機関により行なわれることがあります。国立病院は、新卒はブロック単位で採用が行なわれますが、中途採用は各病院で行なっています。

職種による違い

医師の就職については、2種類の方法があります。

ひとつ目は、大学医局を通す方法です。医師は、つねに新しい知識を取り入れるための学習をしています。しかし、専門的な技術を身につけるためには経験も必要です。大学医局のローテーションにより、他院へ出向し経験を積みます。このとき、ローテーション先へ就職することになります。

このローテーションは、各医局やポストにより違いはありますが、2年程度が一般的です。大学医局のローテー

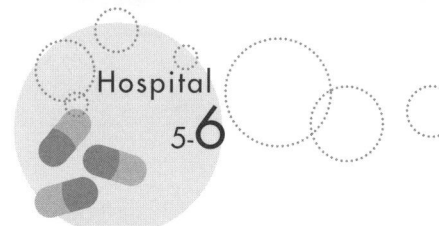

病院職員の募集状況

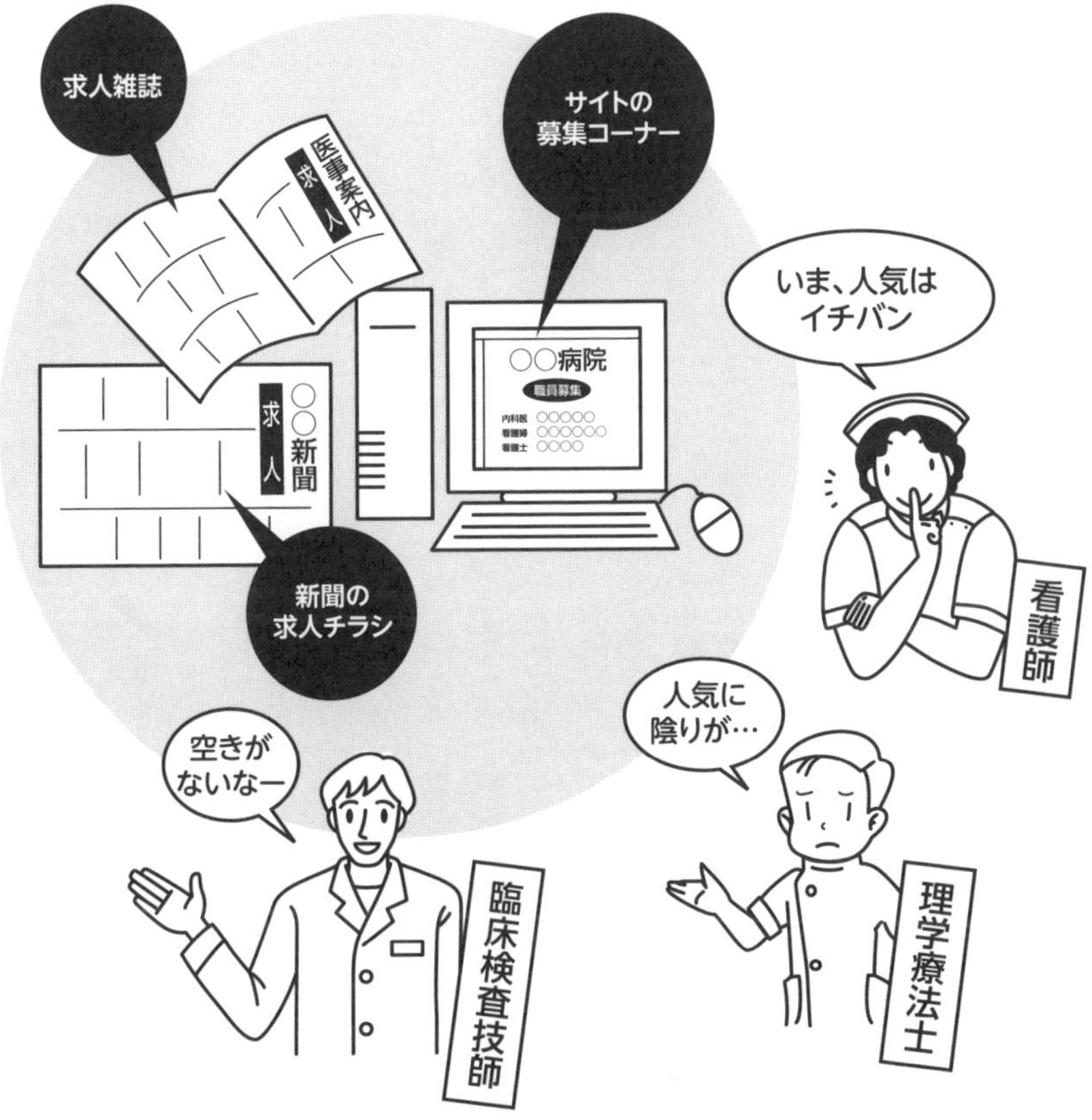
求人雑誌
医事案内
求人
サイトの
募集コーナー
いま、人気は
イチバン
○○病院
職員募集
○○新聞
求人
新聞の
求人チラシ
看護師
人気に
陰りが…
空きが
ないなー
臨床検査技師
理学療法士

ションについては、あくまで経験を積むためのものなので、短期間の赴任となります。

２つ目は、大学医局を通さず直接、就職するケースです。人材紹介業を通じた就職や、病院からの引き抜きなども行なわれます。

一般的に、どの病院も医療職については、職種により大きく募集形態が異なります。

臨床検査技師や診療放射線技師については、定員が空き次第募集をする形態となっています。

しかし、一部の不足している職種、たとえば、理学療法士や作業療法士、看護師については、常時募集している病院が多いようです。２００６年度診療報酬改定で看護配置の見直しがされ、看護師の不足が顕著となりました。１００人単位で募集をかける大学病院もみられます。新卒求人状況をみても、40人卒業見込の学校に２００人の求人が来ることも珍しくありません。

病院内業務のアウトソーシング

意外かもしれませんが、病院内の業務にもアウトソーシングの対象となるものがあります。

病院業務は、ブラックボックスだと思われがちですが、実際にはさまざまな業者が出入りしています。その中で病院運営の根幹を担う代表的な委託業者について紹介します。

臨床検査業務とは

臨床検査会社は、血液の検査から細胞の検査までを外注委託で行なっています。委託に対するインセンティブは、血液検査のオートアナライザー[※1]など大型設備投資が削減できることや、人員を配置する必要がないことが主因です。

病院においても臨床検査会社が必須となってきています。年に数度しか行なわれないような特殊な検査については、病院で検査体制を整えることは不可能なため、臨床検査会社へ委託することが常識になっています。

さらに、病院経営の悪化・運営の合理化から、臨床検査すべてを委託外注する動きも活発です。検査機器や人材まですべての外注のブランチラボや、人材を除く検査機器と試薬と運営について委託するＦＭＳ[※2]といった委託形態もあります。

病院給食業務とは

医療法の改正を受け、病院給食業務の全面委託が可能となりました。

それまでは、職員を雇い入れて教育し、食材の仕入れも病院が行なわなければなりませんでした。

病院給食は、「早い、まずい、冷たい」といった旧来のイメージがありましたが、病院給食の委託が可能となった現在では状況は変わりつつあります。

病院給食の委託が進むに連れ、病院直営の厨房の意識も変化し、効率化が進んで患者が満足する食事をつくることが可能になってきました。

その一方で、厨房の努力が足りず経営も思わしくない病院は、委託への道を選択しています。委託先の専門会社では、食材の一括仕入れ、教育やシステムの行き届いた病院の厨房をフル活動させて、利益を生んでいます。

医療事務業務とは

国公立病院の人員削減により一番影響を受けた部署が事務部門でした。その事務部門に代って受付や病棟クラーク[※3]を代行しているのは、医療事務派遣

○医療関連サービスへの満足度に関するアンケート結果

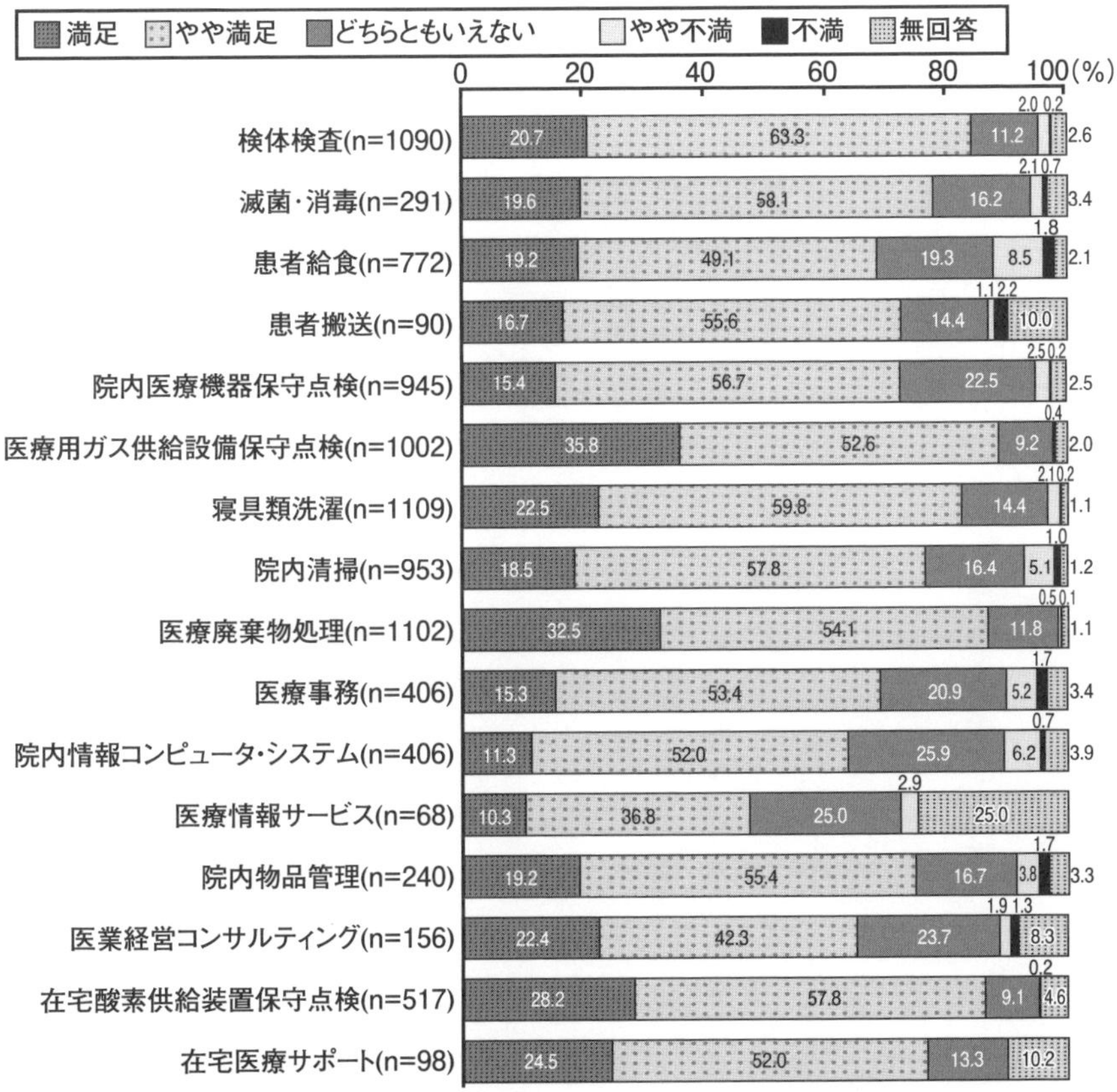

（出所）医療関連サービス振興会 「2012（平成24）年度医療関連サービス実態調査報告書」

全般的に、一定の満足を示す業者が多く、「満足」と「やや満足」を合わせた割合は、おおむね半数以上となっている。過去の調査結果と比較しても、各医療関連サービスの満足度について、大きな変化はみられない。

スタッフです。

病院の経営合理化の影響で、国家資格の必要のない部門は縮小傾向にあります。したがって、事務部門は合理化の対象となりやすいのです。そこで、いつでも拡大縮小がしやすいように、医療事務派遣を利用する施設が増えています。

最近は病院経営が厳しいため、合理化のため外注委託が増えています。その波及効果で、周辺業界も拡大中ですが、この流れは当分続くことでしょう。

※1 オートアナライザーは、血液生化学の検査で使用する高額な医療機器。
※2 FMSは、Facility Managed Systemの略。
※3 病棟クラークとは、病棟の医療事務員のこと。

Hospital 5-8

病院と取引するさまざまな業者

病院を理解するうえでは、病院業務を支えているさまざまな業者について知らなければなりません。

病院を支える医薬品&医療材料

病院を支える業者で取引比率が高いのが医薬品卸会社と医療材料卸会社です。病院は、医薬品メーカーから直接取引ができないため、医薬品卸会社から医薬品を購入します。

医薬品卸会社は日本全国に展開している広域卸と地場の卸、ジェネリック[※1]メーカーの販売子会社に分かれます。

広域卸は、売上2兆円を超えるような会社もあります。代表的な会社は、メディパル、スズケン、アルフレッサ、東邦薬品などです。このほか、地場の卸も全国に多数存在します。また、ジェネリックメーカーは、直販体制を敷いているメーカーも多数存在し、販売会社を子会社として有しています。

医療材料卸会社の流通は医薬品と同様ですが、医薬品卸会社と少々異なり、全国規模の会社はありません。最大規模の会社でも数県をまたぐ程度です。とくに地場の医療材料卸会社の力が強いといえます。

病院を支援する企業

そのほかにも、病院の支援を行なっている業者はたくさんあります。出版業、印刷業、教育事業などです。

出版業は、医療を専門とした出版社が多く存在します。医学総合、医療経営専門、看護総合専門、薬剤専門、医療事務専門など、さまざまな専門の出版社があります。規模的にも零細企業から大企業まであります。医療に特化した出版社が多いのは、それだけ医療職は勉強の必要があるという事実を表わしているともいえます。

また、病院はカルテや伝票類などを多く用いるため、印刷会社との取引も重要です。しかし、最近ではこれらの情報はデータ化され、印刷物は減少傾向にあります。それでも、処方箋だけでも、「外来処方箋」「注射処方箋」「入院処方箋」「麻薬処方箋」など、数種の印刷物になります。現在は、どの病院もIT化で印刷物を減らす努力をしていますが、思ったように減っていない現状があります。

教育業者も病院にとっては重要な存在です。新たな制度が導入されたとき

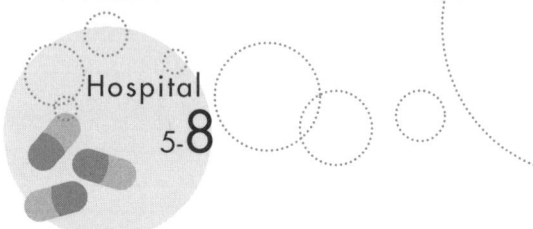

アルフレッサホールディングスが描くヘルスケアコンソーシアム構想

同構想の実現に向けて、医療用医薬品卸売事業を機軸とした
事業規模・事業領域の拡大を図るという。

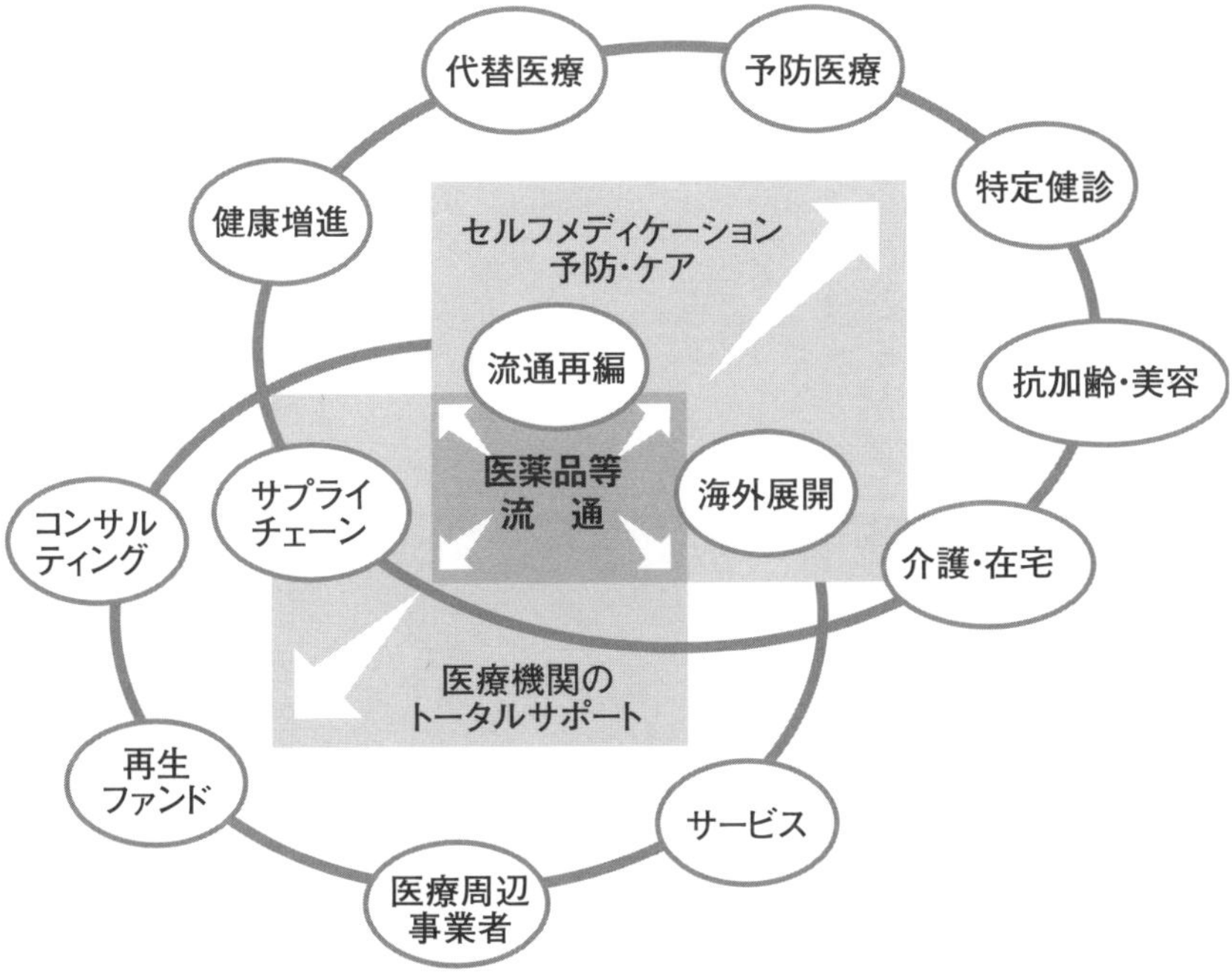

（出所）アルフレッサホールディングスのホームページより

などは、この教育事業者から情報提供を受けることが多いのです。

このような研修会は、一般的に1万5000円～3万円程度が主流です。病院から派遣される人もいれば、自腹で研修に参加する人も多いのです。しかし、一般的には医療業界は情報に対してオープンなため、勉強会は参加資格を問われず、2000円程度の勉強会なども数多く行なわれています。

医療業界は知の集積です。これからは、医療の知をキーワードとして商品を開発した業者が伸びることは間違いないでしょう。

※1　ジェネリックメーカーとは、特許が切れた新薬を有効成分、含量、用法、用量が同一で、効能・効果が同等な医薬品を製造・販売している製薬会社のこと。

進化してきた病院の経営管理

病院の経営管理は遅れているといわれていますが、実際にはどうなのでしょうか？

ここ数年、病院経営の手法は極端に2極化してきています。ここでは、ＩＴ化と最新の病院管理手法について説明します。

病院のＩＴ最前線

病院のＩＴ化は比較的歴史が浅く、レセプト作成のためにコンピュータが導入されたことがはじまりです。現在、最先端の病院管理システムとしてあげられるのは、電子カルテシステムです。

これを説明する前に、オーダリングシステムという発生源入力システムについて説明しましょう。

このシステムは、現在では1世代前のシステムですが、製造業で利用されているＥＲＰ[※1]に似たシステムとなっています。

オーダリングシステムの業務フローを例示すると、次ページ上図のようになります。薬剤処方を医師がＰＣ画面からオーダーすると、処方箋が発行されます。同時に薬歴が残され、薬剤の在庫管理、会計の計算がされます。最近は、ＳＰＤ[※2]により薬剤の処方から出庫数を割り出して、自動発注するシステムも構築されています。オーダリングシステムは、薬剤の処方などの指示を処理する機能だけでなく、検査データもリアルタイムで閲覧できるようになっています。

電子カルテシステムは、オーダリングシステムの〝医師版〟というイメージです。

ただし、手書きであったものをキーボード入力することや、紙で閲覧していた記録をディスプレイで閲覧しなければならないといった問題があり、導入は進んでいません。

経営管理の最前線

医療業界でも最新技術を導入し、日々経営課題に取り組んでいます。ここ数年、目まぐるしく新しい経営管理方法が導入されています。

ＡＢＣ（Activity-Based Costing）とは、活動基準原価計算のことですが、急性期医療の包括化の導入が議論されはじめた数年前、疾病別原価計算を行なう病院が増加しました。

その際に、従来の原価計算方式では、疾病別原価計算は難しいとのことで、活動基準原価計算を採用する病院が現

オーダリングシステムの業務フロー

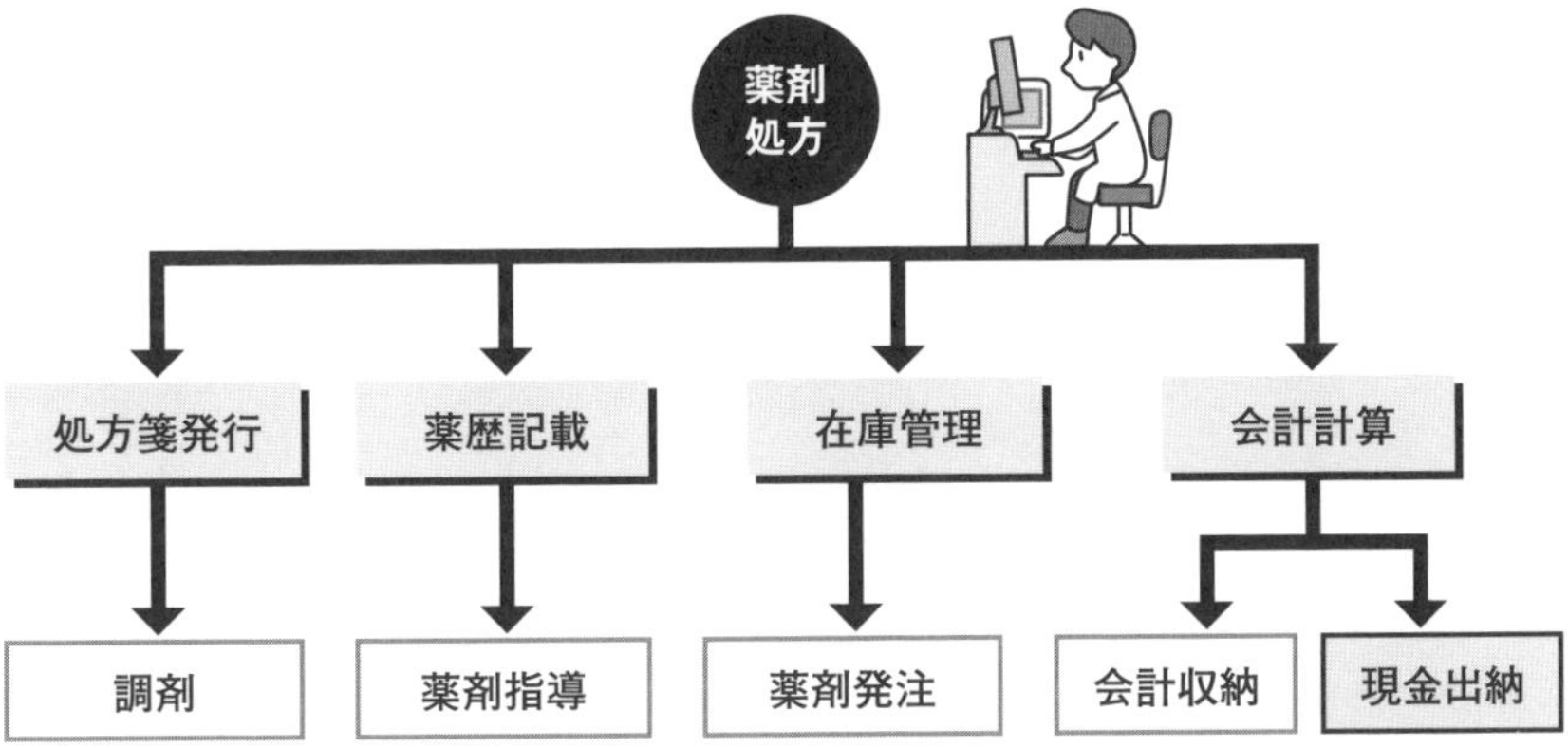
薬剤処方
処方箋発行
薬歴記載
在庫管理
会計計算
調剤
薬剤指導
薬剤発注
会計収納
現金出納

バランス・スコアカードとは？

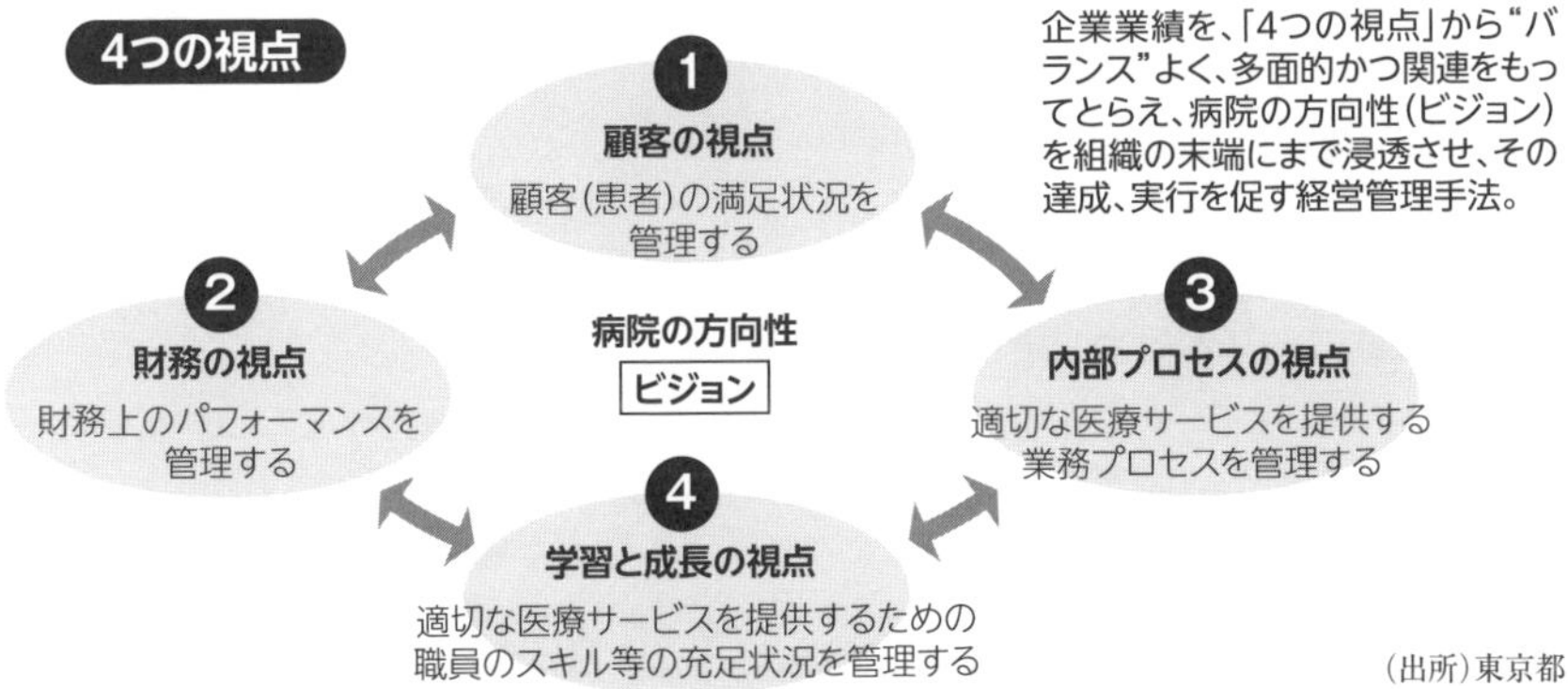
4つの視点
企業業績を、「4つの視点」から“バランス”よく、多面的かつ関連をもってとらえ、病院の方向性（ビジョン）を組織の末端にまで浸透させ、その達成、実行を促す経営管理手法。
1
顧客の視点
顧客（患者）の満足状況を管理する
2
財務の視点
財務上のパフォーマンスを管理する
病院の方向性
ビジョン
3
内部プロセスの視点
適切な医療サービスを提供する業務プロセスを管理する
4
学習と成長の視点
適切な医療サービスを提供するための職員のスキル等の充足状況を管理する

（出所）東京都

われました。

BSC（Balanced Score Card：バランス・スコアカード）とは、財務の視点にとらわれすぎていた経営管理を財務、顧客、業務、学習と成長、という4つの視点から総合的に評価をしていくための経営管理手法です（上図参照）。この手法は、ハーバード大学のロバート・キャプラン教授により提唱されました。

近年の病院管理は財務の視点が中心になりすぎているとの指摘があり、BSCの導入が推奨されています。導入したことで経営的な効果を上げた病院は、三重県の県立病院が有名です。

※1 ERPとは、Enterprise Resource Planning の略で、販売管理や生産管理、購買管理などを統合管理するシステム。

※2 SPDとは、Supply Processing& Distribution の略で、トヨタのJIT（Just in Time）の方式を物流に導入したシステム。

Column 5

経営の危ない病院の見分け方

病院の廃業が増加しています。患者からみたら、安心して受診を継続するために、危ない病院の見分け方を知りたいところでしょう。

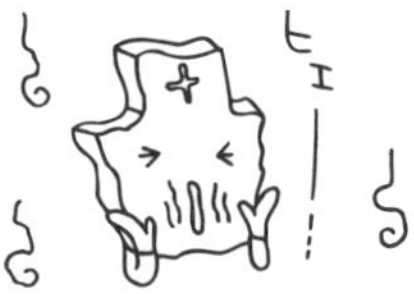

病院の廃業にはいくつかのパターンがあります。

①人材不足により廃業

最近、廃業で増加しているのが、医師や看護師の不足に起因したものです。医師や看護師の偏在は日本の医療崩壊の象徴とされていますが、病院間でも医師や看護師の偏在が起きています。医療機関の収入は医師数に比例するともいわれるほど、医師がいないことには病院経営は成り立ちません。

②医療政策とのカイ離が原因で売上減になり廃業

医療政策では、在院日数の短縮や医師や看護師を増やすことを要望しています。病院内の改革を行なわず旧態依然としている病院は、診療報酬改定により徐々に収入が落ちてきました。これにより負債が膨らんで廃業になるケースです。

③社会的ニーズとのカイ離が原因で廃業

診療所に多いパターンですが、以前は繁盛していたが近隣にライバル診療所ができたため、そちらに患者を奪われて廃業するケースです。これは、旧来の診療スタイルで、患者に怒鳴ったりするような診療所に多く見られます。

④後継者がいないために廃業

創業者が急死した際、後継者を育てていなかったため廃業するケースです。カリスマ院長がトップダウンで診療や経営を行なってきたために、後継者では経営を継続できなくて診療をやめてしまうパターンです。

⑤保険医療機関停止により廃業

医療機関の経営悪化は、不正請求という暴走を起こす要因になっています。医療機関の不正請求は、保険医療機関停止（保険診療を行なうことができなくなる）の措置に至る場合があります。こうなると通常５年間、病院は保険診療ができなくなるため、実質的には廃業という事態になります。

以上の5パターンは廃業のケースですが、ここで、経営が危ない病院の見分け方をお教えします。①薬などの仕入先に現金でその場で取引業者に支払うようにいわれている病院、②入院しても医師が回診に来ない病院、③対象患者がいないのに大型の機器を頻繁に入れ替える病院です。

みなさんが医療関係業者の方なら、このような病院には気をつけてください。

6章

病院とお金——診療報酬のしくみ

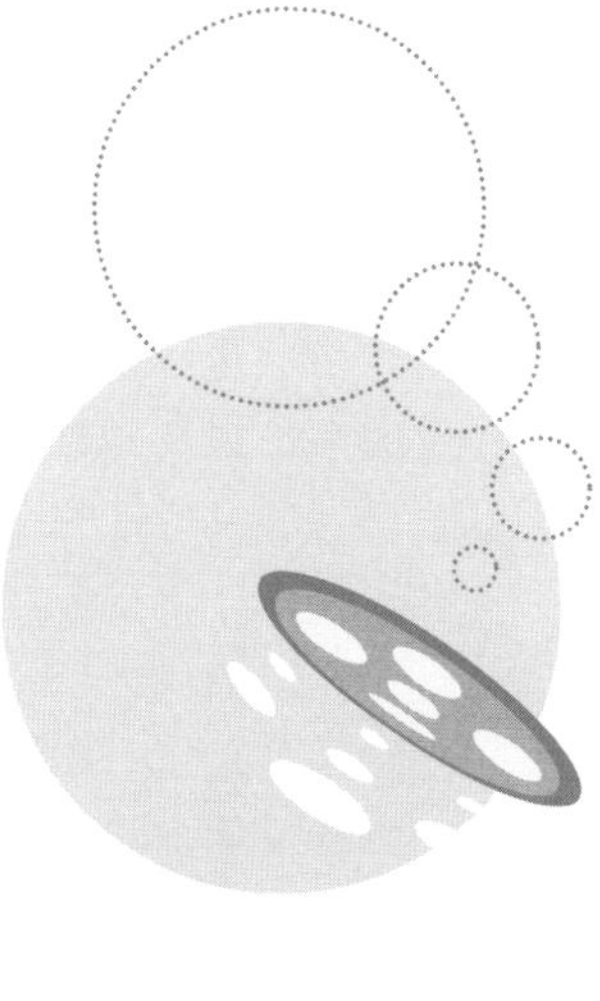

Hospital 6-1

医療の価格表は診療報酬

医師の診察・治療に対して患者はお金を支払います。医療に対する価格には「公定価格」があります。

診療報酬とは、社会保険により患者を診察・診療した医療機関や、保険調剤を行なった薬局などに支払われる代金のことです。

その額は、メニュー表のような、社会保険診療報酬点数表で定められています。現行の制度は１９５８年（昭和33年）にスタートしたものです。

医療のメニューは４０００種類以上

診療報酬制度は「出来高払い方式」を原則としているため、初診料は何点、○○手術は何点という具合につけられています。

点数は、医科、歯科、調剤あわせて４０００種類以上ともいわれる診療行為一つひとつに対して決められています。

診療報酬の点数は「1点＝10円」と定められているので、点数×10円がその診療行為の料金となります。診療報酬点数表には次の3種類があります。

①医科診療報酬点数表
②歯科診療報酬点数表
③調剤報酬点数表

診療報酬点数表の構造

このうち、医科診療報酬点数表の組み立てをわかりやすく表現したものが次ページ上図です。

中心は、①基本診療料と、②特掲診療料の二つです。基本診療料は「初・再診料」と「入院料等」の点数で構成されており、特掲診療料は「医学管理等」「在宅医療」「検査」を含む13部門で構成されています。

出来高から定額払い方式へ

前述したように、診療報酬制度は「出来高払い方式」が原則となっていますが、近年は「定額払い方式」が拡大傾向になります。

この方式は、「診療1件あたり」「診療1日あたり」などの要素で診療報酬単価を定め、診療の内容にかかわらず一定額を支払う方式です。

この「定額払い方式」を拡大することにより、厚生労働省は診療報酬体系を簡素化したいとしています。

医科診療報酬点数表の構造

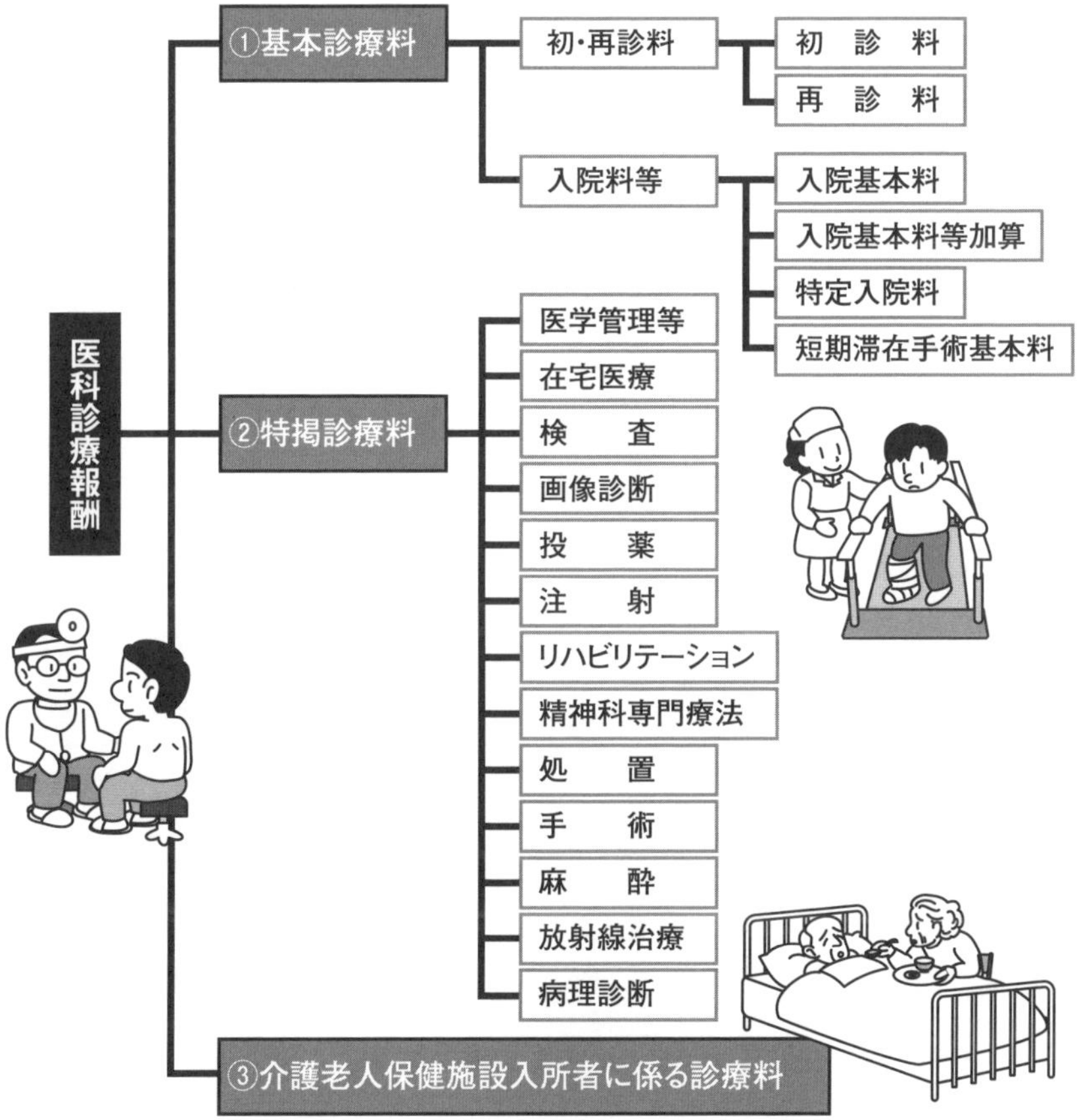

これからの病院経営に影響する診療報酬

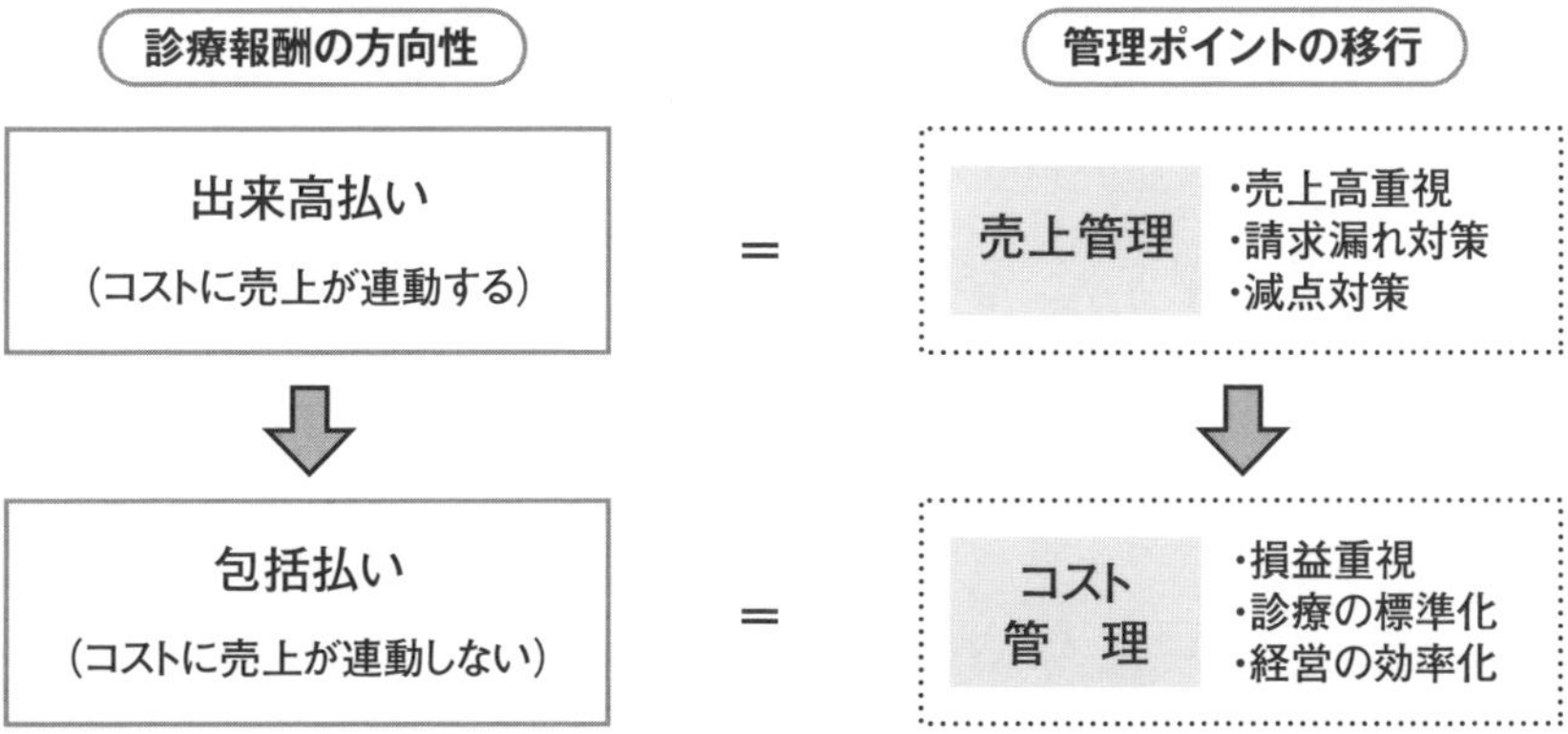

Hospital 6-2

レセプトは医療費の請求書

レセプトは、診察・診療に対する医療費を病院が保険者に請求する「請求書」といえます。

病院の収入の大部分は、公的医療保険の給付から成り立っています。医療費の患者の自己負担は、老人が1割（一部2割）、それ以外は一般的に3割です。つまり、病院は保険者から医療費の大部分を受け取ることになります。病院（医療機関）が医療費を請求するときの「請求書」がレセプトです。

レセプトのフォーマット

保険医療機関[※1]は、毎月1日～末日までの診療行為を保険者へ請求します。保険者の請求締切は、翌月の10日前後となっています。そのため、医療機関は月初になると前月分の診療行為のレセプト作成時期に入ります。

一般の人には馴染みのない、レセプトの書式について説明してみましょう。レセプトは、一般的にはA4サイズの用紙です。この用紙は、以下の①～⑥の内容欄を設けたフォーマットになっています。

①保険証番号

患者が所持する保険証の番号を記入します。

②患者氏名

患者の氏名です。

③病院名

保険者へ請求する病院の名称を記入します。

④病名

病名は、診療や治療を行なっている病気と、その病気の治療開始日と転帰[※2]が記載されます。

⑤診療区分別回数と点数

診察料（初診・再診）、指導、在宅、投薬、注射、処置、手術、検査、画像診断、その他に分類され回数と点数が表示されます。たとえば「再診×1回72点」などと記入されます。

⑥診療行為細目の点数と回数

診療行為は、診療報酬で定められた点数のつく医療行為すべてが表示されます。たとえば、「再診72×1、ECG[※3]（12誘導以上）130×1、処方箋料68×1」などと細目を記載します。

レセプトの作成方法

レセプトの作成は、どの医療機関でも医療事務員が毎月1日～10日までに行なうのが慣例です。この間、事務員

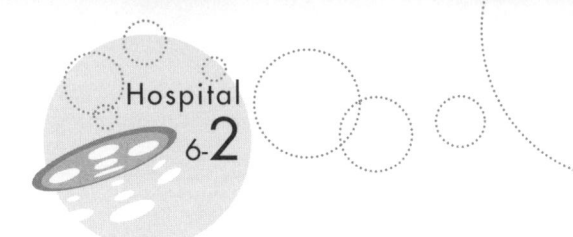

レセプトの内容フォーマット例

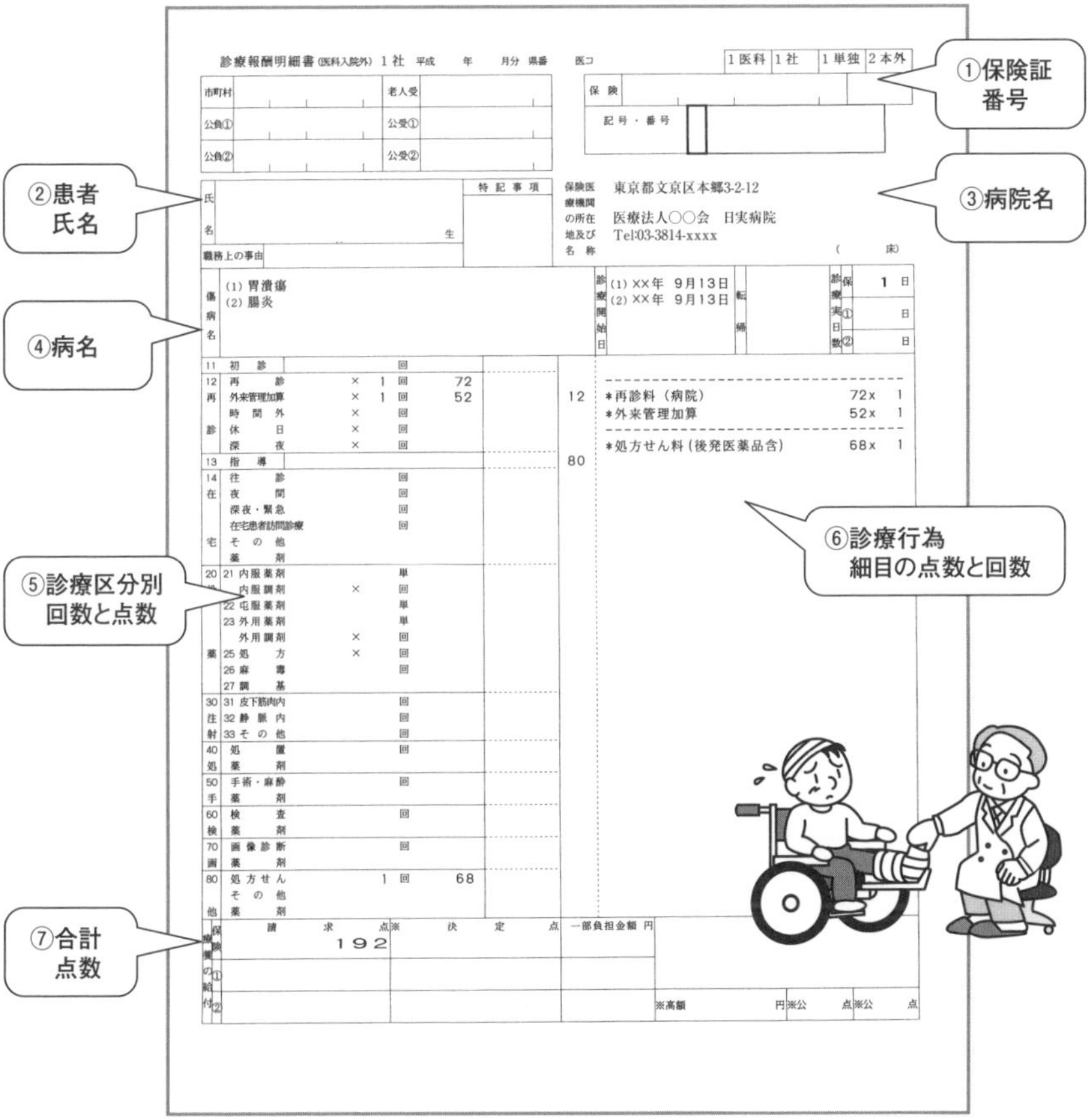

は残業が避けられません。

　レセプト作成業務で一番重要なのは、病名と診療行為が一致しているかどうかのチェック作業です。

　たとえば、胃潰瘍の薬を処方しているにもかかわらず、胃潰瘍の病名が記入されていない場合は、保険者は「この薬は不必要」と判断します。その結果、医療費は支払われなくなってしまいます。こうした事態を避けるために、医療機関は必死に病名と治療行為を突き合わせします。この作業がレセプト作成業務の大部分を占めるといってよいでしょう。

　なお、レセプトにある「医療行為」欄への入力は、日々の診療の会計を出す過程でなされるため、レセプト作成の際に入力することはありません。

※1　保険で診療ができる医療機関を保険医療機関という。

※2　転帰とは、その病気がどうなったかを表わす。治癒、中止、死亡などに分かれている。

※3　ECGは、Electrocardiogramの略で心電図のこと。

Hospital 6-3

診療報酬にもトレンドがある

診療報酬は医療行為の公定価格です。社会的な背景で医療政策は変わり、診療報酬に反映されます。

医療政策の方向性は、医療費の効率的配分が最重要課題となっています。これを受けて、診療報酬は「①患者のための医療・情報提供、②病院の機能分化、③患者の早期社会復帰」を後押しする形となっています。

患者のための医療・情報提供

手術を控えた患者であれば、「この治療法でよいのか？」といった不安は、当然抱えるはずです。そこで、2006年度診療報酬改定では、セカンド・オピニオン[※1]を促進する「診療情報提供料Ⅱ」が設けられました。これは、患者が主治医以外の他の医師や医療機関に受診し、病気や治療についてセカンド・オピニオンを求めるために、治療計画や検査結果、レントゲンフィルムなどの情報を提供することを目的にしています。

病院の機能分化

医療政策は、急性期と慢性期の医療をはっきりとさせる方向になってきています。そこで、急性期医療については一般病床でDPC[※2]、慢性期医療については、療養病床で患者の介護分類別・1日あたりの包括支払いの形で差をつけていく方向です。

DPCは、疾病別の1日あたりの包括支払いで、ホスピタルフィー＋ドクターフィーが算定できます。一方、現在の療養病床は、ホスピタルフィー部分と一部のドクターフィーしか算定できません。

患者の早期社会復帰を後押し

リハビリテーションを早期に行なうことにより、患者は早期に社会復帰できるとされているため、リハビリテーションを充実するための措置がとられています。

現在、リハビリテーションの種類には、理学療法、作業療法、言語聴覚療法があります。また、在宅医療についても評価が高まり、在宅専門診療所の開業ラッシュとなっています。

ちなみに、在宅療養支援診療所[※3]が在宅時医学総合管理料（重症者、単一建物1人の場合）を算定すると、患者一人につき5万円／月（5000点／月）になります。

さらに、重篤な管理が必要な患者に

2016（平成28）年度・診療報酬改定の概要

実質▲1.03%－α　ネット▲0.84%（+0.49－1.33%）

診療報酬改定（本体）改定率 ＋ 0.49%
各科改定率　◎医 科 ＋ 0.56%
◎歯 科 ＋ 0.61%
◎調 剤 ＋ 0.17%

薬価等改定率 ▲1.33%
薬価改定 ▲1.22%
材料価格改定 ▲0.11%

▶このほか、新規収載された後発医薬品の価格の引下げ、長期収載品の特例的引下げの置き換え率の基準の見直しにより約500億円減
▶大型門前薬局等に対する評価の適正化、入院医療において食事として提供される経腸栄養用製品に係る入院時食事療養費等の適正化、医薬品の適正使用等の観点等からの 1 処方当たりの湿布薬の枚数制限などにより、100億円超のマイナス措置が講じられる

改定の4つの視点

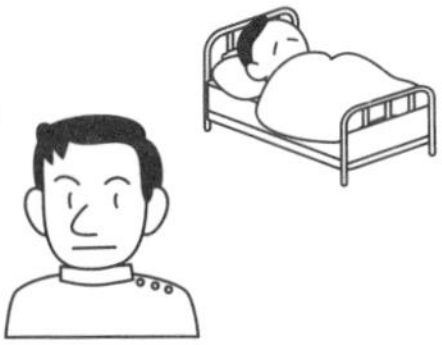

❶「地域包括ケアシステム」の推進と、「病床の機能分化・連携」を含む医療機能の 分化・強化・連携を一層進めること
- 「病床の機能分化・連携」の促進
- 多職種の活用による「チーム医療の評価」「勤務環境の改善」
- 質の高い「在宅医療・訪問看護」の確保　等

❷「かかりつけ医等」のさらなる推進など、患者にとって安心・安全な医療を実現すること
- かかりつけ医、かかりつけ歯科医、かかりつけ薬剤師・薬局の評価　等

❸重点的な対応が求められる医療分野を充実すること
- 緩和ケアを含む質の高いがん医療の評価
- 認知症患者への適切な医療の評価
- イノベーションや医療技術の評価　等

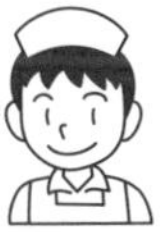

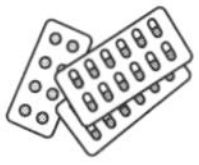

❹効率化・適正化を通じて制度の持続可能性を高めること
- 後発医薬品の価格算定ルールの見直し
- 大型門前薬局の評価の適正化
- 費用対効果評価（アウトカム評価）の試行導入　等

ついては、さまざまな加算メニューがあり、患者1人につき6万円／月（6000点／月）を超えることもしばしばです。

以上のように、診療報酬は医療政策の方向性を具体的に表わすものです。言い換えると、現在の医療政策は診療報酬により経済誘導されているといっても過言ではありません。

※1　セカンド・オピニオンとは、主治医以外の医師に助言を求めること。助言は、あくまで治療法の選択や病気について、違う見地からの説明などを行なう。

※2　DPCは、Diagnosis（診断）Procedure（診療）Combi nation（組み合わせ）の略。疾病別の1日あたりの包括支払い方式であり、ホスピタルフィー部分の支払方式。

※3　2006年度診療報酬改定により「在宅療養支援診療所」が設けられた。在宅療養支援診療所とは、地域の在宅医療の中心となる存在。4章－1－3参照。

Hospital 6-4

病院の規模で診察料は異なる

医療政策は病院規模別の診療スタイル区分を進めています。外来にはどんなスタイルがあるのでしょうか？

初診料の定義とスタイル

診察料は、「初診料」と「再診料」に分類されます。初診の定義は次の２つです。

①傷病を持って患者が医療機関をはじめて訪れた場合
②患者が違和感を訴え診療を求めた場合において、診断の結果、疾病と認むべき徴候のない場合

②の場合においても初診とみなされ、初診料を算定できます。

医療機関における初診料は２８２点です。２００床以上の病院では、さらに保険外併用療養費として、紹介状を持たない患者については、医療機関の任意で「初診料＋α」を請求できます。特定機能病院（大学病院本院等）などでは５０００円以上とすることとされています。

再診料の定義とスタイル

再診の定義は、「傷病について診療が継続中に診察を行なう場合」とされています。診療所と一般病床が２００床未満の病院では「再診料」、一般病床が２００床以上の病院は「外来診療料」を算定できます。

再診の診察料のしくみは少し複雑です。一般病床２００床未満の病院と診療所の場合は72点、一般病床が２００床以上の病院では73点です。

再診料は、検査などを行なわず、ていねいな診察をした場合は52点が加算されます。また、一般病床２００床以上の病院については、73点の中に簡単な検査などが包括されるため、再診時の診療単価も上がらないしくみとなっています。

再診料を比較すると次ページ中央のグラフのようになります。結局、診療所の収入が一番高くなるように設定されており、診療所の患者負担が一番高額となります。

今後も医療政策や診療報酬の面において、診療所や一般病床２００床を境界とする病院の規模により、診察料を区分していくことはほぼ確実です。

※　1点は10円。以下も同様。

初診料と再診料の施設規模による比較

初診料

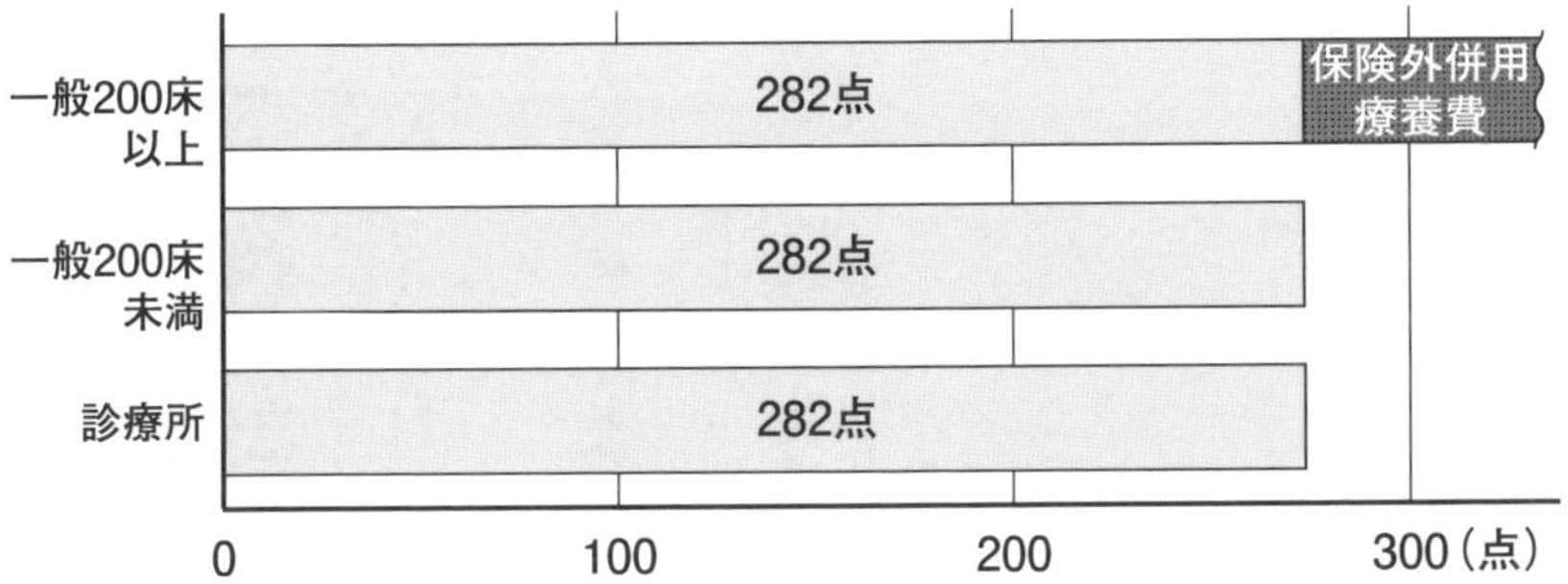

再診料

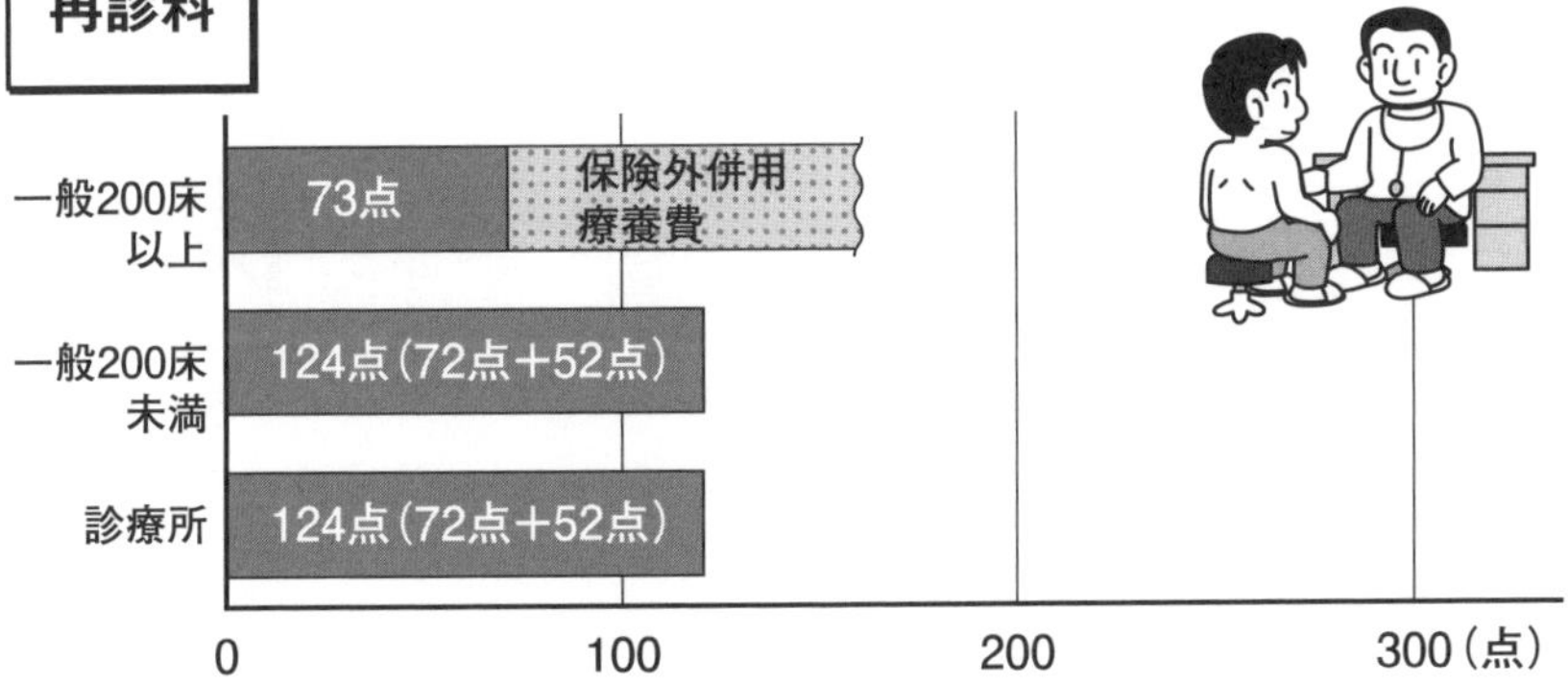

保険外併用療養費制度の届出状況（2014年7月1日現在）

1日の徴収金額	施設数（軒） 初診料
540円未満	48
540円以上1,080円未満	203
1,080円以上1,620円未満	209
1,620円以上2,160円未満	237
2,160円以上2,700円未満	138
2,700円以上3,240円未満	237
3,240円以上4,360円未満	46
4,360円以上	83

（出所）厚生労働省

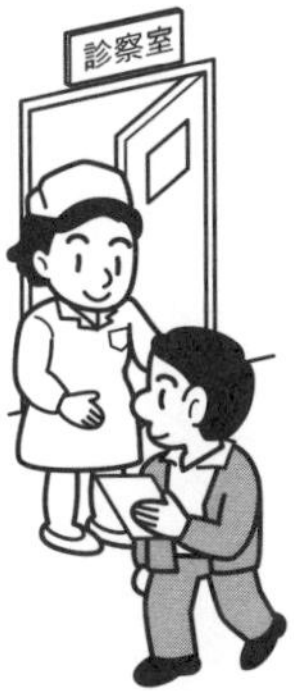

Hospital 6-5

看護師数と入院料の関係

診察料は医療機関の規模で異なることがわかりましたが、入院料の違いは何から生まれるのでしょうか？

看護師の人数と入院料は関係がある

病院を訪れると、「当院は、患者2人に対して看護師を1名配置しています」といった表示がされています。医療機関では、看護基準などの表示が義務づけられているためです。

2006年度の診療報酬改定から、それまでの看護師の常勤※1人数と患者による看護配置から、実質的な看護人員配置となりました。具体的には、一般病床は患者7人に対して看護師1名（以下、看護7：1と表記）の病院から看護15：1の病院まで4段階のグレードがあります（1・4：1は7：1に、2：1は10：1に、2・5：1は13：1に、3：1は15：1に）。

一番グレードの高い看護基準は看護7：1の一般病棟で、入院基本料※2は1となり、患者一人あたり1591点／日です。一方、看護15：1の一般病棟では入院基本料は4となり、患者1人あたり960点／日です。

看護師配置基準の「看護配置」とは、入院患者数に対するその病棟の看護師の常勤換算数です。以前の看護師配置基準「1・4：1」で説明すると、これは24時間のオールタイム看護で1・4：1の態勢を保っていると勘違いしがちです。しかし、たとえば42床の病棟では、実際には看護師30名が常勤換算で勤務していることを意味します。また、夜勤はこの人数からローテーションを組むので、実際には、昼間の病棟には13～15名程度が勤務しています。2006年度の改正は、こうした「基準」と「実際」の配置の格差を是正するために行なわれました。

さまざまな入院料

病院には、さまざまな機能を持った病床（病棟）があります。その機能は、ハードウェアとソフトウェア、人（医師、看護師）の違いによって区分けされています。ここでは、代表的な病棟の入院料について紹介します。

①特定集中治療室管理料

重症で医師が特定集中治療管理の必要があると認めた患者が入院する病床。別名ICU※3と呼ばれています。入院料は患者1人1万11点／日です。

②新生児特定集中治療室管理料

高度の先天性奇形や未熟児などの状

入院基本料の点数一覧

区分	基準	一般病棟	専門病院	障害者施設	結核病棟	精神病棟	特定一般	特定結核	特定精神
7：1	点数／日	1,591	1,591	1,588	1,591	—	1,599	1,599	1,350
	実質配置	7：1以上	7：1以上	7：1以上	7：1以上		7：1以上	7：1以上	7：1以上
	看護比率	70%以上	70%以上	70%以上	70%以上		70%以上	70%以上	70%以上
	在院日数	18日以内	28日以内	—	—		26日以内	—	40日以内
10：1	点数／日	1,332	1,332	1,329	1,332	1,271	1,339	1,339	1,278
	実質配置	10：1以上	10：1以上	10：1以上	10：1以上	10：1以上	10：1以上	10：1以上	10：1以上
	看護比率	70%以上	70%以上	70%以上	70%以上	70%以上	70%以上	70%以上	70%以上
	在院日数	21日以内	33日以内	—	—	40日以内	28日以内	—	40日以内
13：1	点数／日	1,121	1,121	1,118	1,121	946	—	1,126	951
	実質配置	13：1以上	13：1以上	13：1以上	13：1以上	13：1以上		13：1以上	13：1以上
	看護比率	70%以上	70%以上	70%以上	70%以上	70%以上		70%以上	70%以上
	在院日数	24日以内	36日以内	—	—	80日以内		—	80日以内
15：1	点数／日	960	—	978	960	824	—	965	868
	実質配置	15：1以上		15：1以上	15：1以上	15：1以上		15：1以上	15：1以上
	看護比率	40%以上		40%以上	40%以上	40%以上		70%以上	70%以上
	在院日数	60日以内		—	—	—		—	—
18：1	点数／日	—	—	—	822	735	—	—	—
	実質配置				18：1以上	18：1以上			
	看護比率				40%以上	40%以上			
	在院日数				—	—			
20：1	点数／日	—	—	—	775	680	—	—	—
	実質配置				20：1以上	20：1以上			
	看護比率				40%以上	40%以上			
	在院日数				—	—			

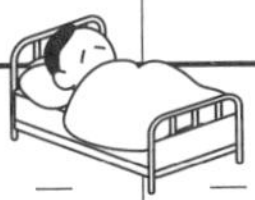

態で新生児特定集中治療管理が必要である新生児が入院する病床です。

③回復期リハビリテーション病棟入院料

脳血管疾患や大腿骨頸部骨折等の患者に対して、ADL[※4]能力の向上による寝たきりの防止と家庭復帰を目的とした、リハビリテーションを中心とする病床です。入院基本料は患者1人2025点／日（重症患者が一定割合以上である場合）です。

④緩和ケア病棟入院料

末期の悪性腫瘍及び後天性免疫不全症候群の患者を入院させ、緩和ケアを行ないます。一般的にはホスピスと呼ばれている病床です。入院基本料は患者1人4926点／日（30日以内）です。

※1 実質的な看護配置は、看護師が常時配置されていると仮定したときの人数による。
※2 1点10円。以下も同様。
※3 ICUとは、Intensive Care Unitの略。
※4 ADLとは、Activities of Daily Livingの略で日常生活動作と訳されている。

Hospital 6-6

個室料は病院によって違う

個室は高額だから看護が行き届いているはず？
料金と内容はどのように決められているのでしょうか？

病院の個室料は、ブラックボックス的な感じを受けるものです。個室料が各病院により違うことが、より不透明さを助長しています。

ここでは、個室料とはどのような制度で、各病院はどのように詳細を定めているのを明らかにしてみましょう。

保険外併用療養費制度と個室料

医療費は基本的に公的医療保険によって賄われています。その保険の対象外で、給付されない特別の料金の支払いを患者から受けることができる制度が「保険外併用療養費制度」です。

この制度は、個室料、初診時に紹介状を持参していない患者、予約診療、薬事法で承認されたが保険収載されていない医薬品の投与、入院期間が１８０日を超える入院に関する事項など、特別な費用の徴収を認めることを規定しています。

また、個室料を徴収する病院の病床数への制限は、国公立病院にしかありません。現在では、届出がなされたときに承認されれば、民間病院ではすべての病床で個室料を請求することが可能です。

個室料の施設基準は以下のとおりです。

①病室の病床数が４床以下であること
②病室の面積が１人あたり６・４㎡以上であること
③病床ごとのプライバシーの確保を図るための設備を備えていること
④個人用の私物の収納設備、個人用の照明、小机等及び椅子を有していること

医療機関の義務としては、以下のようなことが決められています。

①医療機関内の受付窓口、待合室等に特別療養環境室の各々についてそのベッド数及び料金を患者にとってわかりやすく掲示しておくこと
②入院を希望する患者に対しては、特別療養環境室の設備構造、料金等について明確かつ懇切に説明し、患者側の同意を確認のうえ入院させること
③確認については、料金等を明示した文書に患者側の署名を受けることにより行なうものであり、医療機関が

差額ベッド代のしくみ

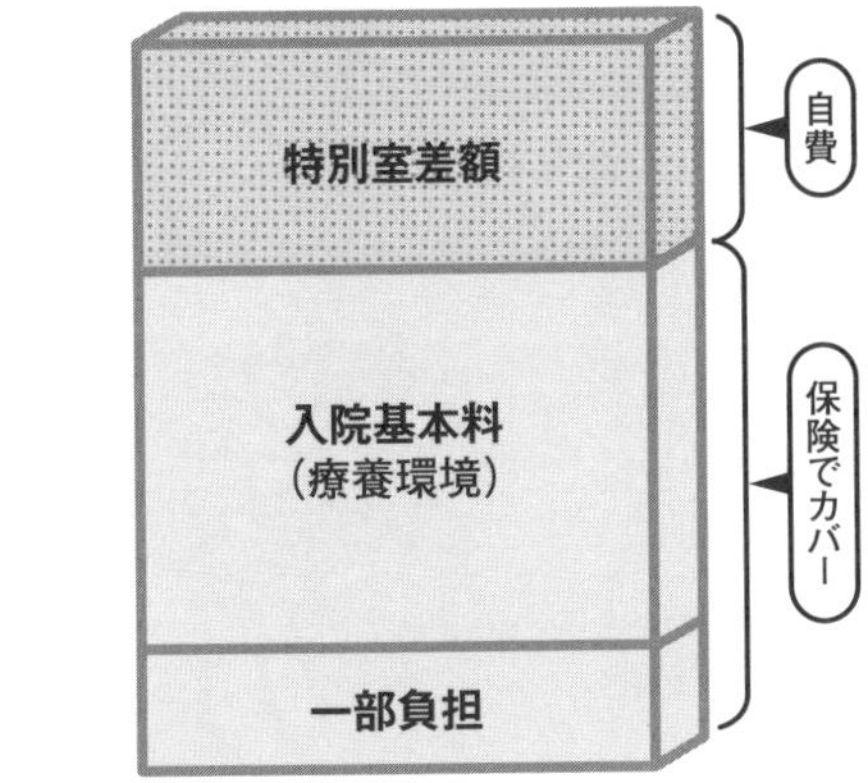

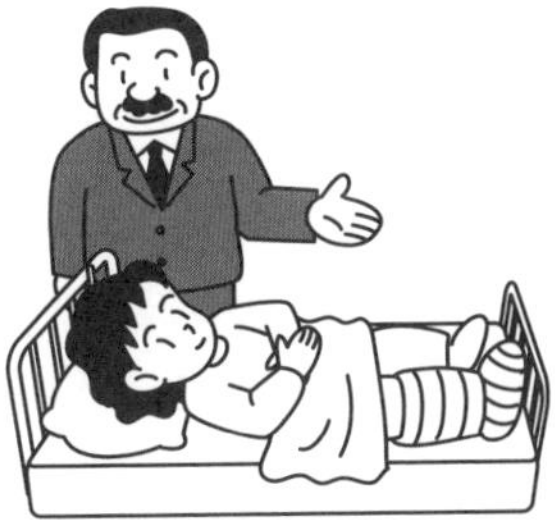

差額ベッドの徴収状況

（2014年7月1日現在）

	特別の料金の病床数	1日あたり平均徴収額（推計）
1人部屋	173,638床	7,812円
2人部屋	49,345床	3,130円
3人部屋	5,242床	2,878円
4人部屋	35,162床	2,509円
計	263,387床	6,129円
		最低100円 最高378,000円

（出所）厚生労働省調査

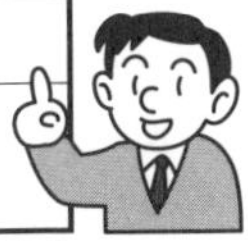

保存しなければならない

個室料の現状

全床個室といった病院が、ここ数年の間に全国に出現してきました。代表的な例として挙げられるのが、東京都中央区の聖路加国際病院です。当時は、病院界の常識からかけ離れたコンセプトであったため、その運営に注目が集まりました。聖路加国際病院では、病床の半分を個室料の算定対象としています。

さて、日本で一番高額な個室は、ホテルのロイヤルスイートを超えるようなグレードの個室となっています。1日の個室料が数十万円もかかる病室も珍しくなくなってきました。

個室料は、結局のところ病院個々によって自由に決められるものです。病院の経営方針の違いが、個室料の差となっているのです。

Hospital 6-7

Ｐ４Ｐは医療の質を評価する

出来高払い、包括払いに次ぐ支払い方式〝第三の波〟として期待されているのが「Ｐ４Ｐ」(Pay for Performance)です。

Ｐ４Ｐはインターネットの世界では「キーワード連動型広告」という意味で知られていますが、医療界では「高品質の医療提供に対して経済的インセンティブを、ＥＢＭに基づいた基準を測定することで与える方法」（Ｐ４Ｐ研究会代表幹事の武藤正樹氏による）とされており、その目的は単に高品質で効率的な医療にボーナスを与えるにとどまらず、高品質の医療への改善プロセスを促すことにつながることが期待できます。

すでにＰ４Ｐによる評価が導入されているアメリカやイギリスでは、「臨床指標」「患者満足度」「ＩＴ化度」などを評価しています。これにより、病院を「勝ち組」と「負け組」に分けることになります。

たとえば、パフォーマンスが上位２割の病院にはボーナスを与える反面、下位の２割にペナルティを与え、全体的に医療の質を向上させるインセンティブを働かせるのです。

なかでも、〝臨床指標〟は興味深く、急性心筋梗塞における「来院時にアスピリンの投与」「退院時にβブロッカーの投与」「来院後１２０分以内にＰＣＩの実施」などが指標として評価されており、まさに病院はＥＢＭを実施しながら、時間と闘うことになります。

ＤＰＣの〝ポスト調整係数〟として

Ｐ４Ｐは、２０１０年度から再編されたＤＰＣの「調整係数」（包括部分の医療費が前年実績と一致するように調整する係数）の代わりとしても注目を集めています。

日本におけるＰ４Ｐ導入に向け、２００７年3月24日に「医療の質に基づく支払い（Ｐ４Ｐ）研究会発足シンポジウム」が都内で開催されました。同シンポジウムでは、国際医療福祉大学の池田俊也教授が講演し、米国におけるＰ４Ｐの外来診療の質の指標として次ページ下表のような基準が用いられている事例を紹介しました。

診療プロセス、アウトカムの評価へ

病院管理学者のドナベディアン博士は、１９８０年に医療の質を評価する方法を「ストラクチャー（構造）」「診療プロセス」「アウトカム」という３つに分類しました。

これまでの日本の診療報酬体系では、施設やマンパワー、設備といった構造で医療の質を評価してきましたが、2008年度以降の改定では、プロセス評価、アウトカム評価が少しずつ盛り込まれています。

こうした流れは今後も拡大し、P4Pのようなしくみで医療の質を評価する流れに向かうことが予想されます。

DPCにおける診療報酬の算定方法

診療報酬額 = DPC包括評価部分 + 出来高部分

（DPC包括評価部分：入院基本料、検査、画像診断、投薬、注射　など）

（出来高部分：手術、麻酔、放射線治療　など）

包括評価部分 = 診断群分類毎の1日あたり点数 × 医療機関別係数 × 在院日数

医療機関別係数 = 機能評価係数Ⅰ + Ⅱ + 暫定調整係数 + 基礎係数

（暫定調整係数：2018年度に完全廃止）

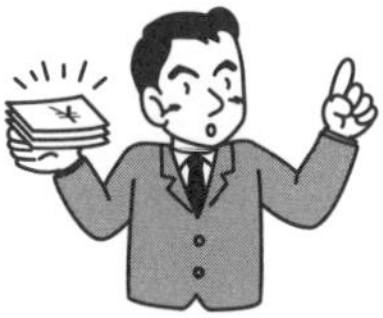

米国における外来診療の質の指標事例

冠動脈疾患	• **LDLコレステロールを下げるための薬物療法** 冠動脈疾患患者のうち、高脂血症治療薬を処方された割合 • **急性心筋梗塞後のβブロッカーの薬物療法** 急性心筋梗塞の入院患者のうち、退院後7日以内に外来でβブロッカーを処方された割合 • **心筋梗塞の既往患者のβブロッカーの薬物療法** 急性心筋梗塞の入院患者のうち、βブロッカーが継続処方された割合（退院後6か月間）
心不全	• **ACE阻害剤／ARBの割合** 左室収縮機能不全を有する心不全患者のうち、ACE阻害剤あるいはARBを処方された割合 • **左室機能の評価** 心不全患者のうち、左室機能の定量的または定性的評価の結果が記録されている割合
うつ病	• **抗うつ薬の投与（急性期）** 新規にうつ病と診断され抗うつ薬が投与された患者のうち、84日（12週間）の急性期の間投与が継続された割合 • **抗うつ薬の投与（安定期）** 新規にうつ病と診断され抗うつ薬が投与された患者のうち、少なくとも180日間（6か月間）投与が継続された割合

Hospital 6-8

混合診療は認められる？

混合診療とは保険診療と自費診療を同時に行なう診療。医療費はわかりにくくならないのでしょうか？

近年、「混合診療」という制度について議論されています。混合診療とは、保険診療と自費診療を同時に行なう診療を指します。

従来、保険診療を行なうにあたって自費の診療との相乗りはできません。唯一、保険外併用療養費制度を利用した保険診療は行なわれていますが、自費診療をともなう診療は保険診療では賄われません。

混合診療の考え方

保険外併用療養費制度では、個室料や薬事法により承認された薬剤などは、保険診療内において、患者が特定療養費部分を全額負担すれば治療を行なうことができます。

混合診療は次ページ上図のように、自動車保険の考え方に似ています。自動車賠償責任は、人身事故に対して一定の金額までは支払われますが、自動車の修理など物損事故は支払い対象となりません。そこで、自動車の修理などは、自費もしくは、民間の任意保険で賄うことになります。

これと同様に、混合診療では診療報酬で認められた診療については保険で賄い、保険で支払いを認められない部分は患者の自費となります。もし、混合診療が認められたとすれば、自動車保険のように、患者は自費部分をサポートする民間の医療保険に入らざるを得なくなるでしょう。

混合診療にメリットはある？

合理主義の米国では、医療分野についても例にもれず、基本的に民間保険によって医療保険がサポートされています。当然、民間保険会社が認めないサービスについては自費となります。

この結果、富裕層が加入する保険とそうでない人々が加入する保険では、受けられる医療サービスに大きな開きが生じています。

また、混合診療が認められるにあたって懸念される部分があります。

医療財政の逼迫から医療費の抑制政策を行なっている現在、混合診療が認められると、公的医療保険でカバーされる範囲が縮小する可能性があります。乱診乱療については断固歯止めをかけ

混合診療の考え方は自動車保険と似ている

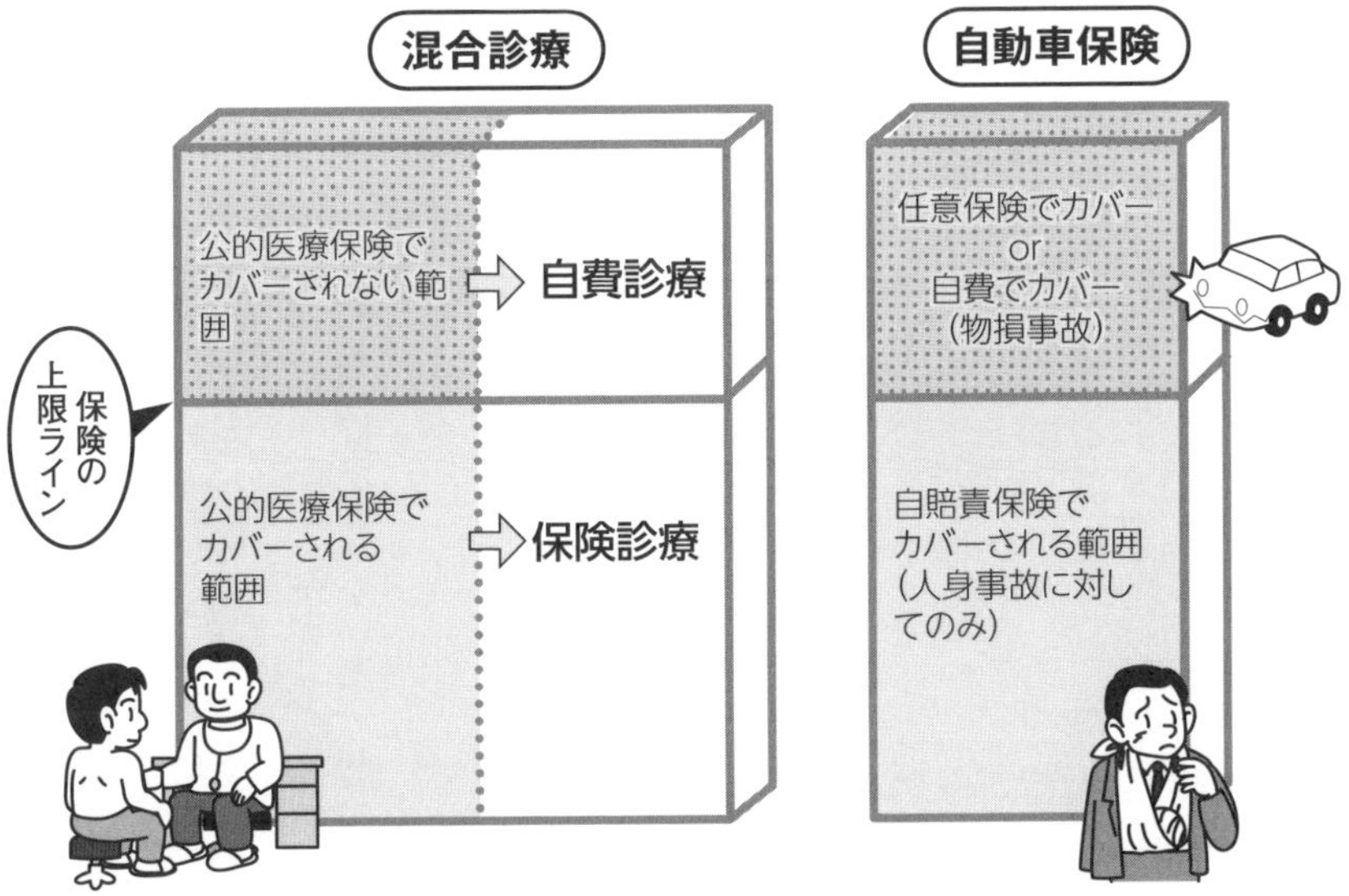

るべきですが、患者が本当に必要な医療サービスを受けられなくなる可能性もあります。

こうした概念には理由があります。似たようなケースとして、公的介護保険では要介護度に応じて給付に上限を設けているため、受けたいサービスが受けられないことがあります。

とはいえ、マスコミ等でも多数報じられているように、混合診療にもメリットは多数あります。ただし、メリットとデメリットを丁寧に検証し、これを解禁していくことが日本の医療の質を下げない方策だと思います。混合診療の安易な導入は避けてもらいたいものです。

そんななか、2014年6月24日に閣議決定した「日本再興戦略」改訂2014に「患者申出療養」制度の創設が盛り込まれ、16年度から導入されました。

患者申出療養とは、現行の評価療養・選定療養とは別の新たな保険外併用療養のしくみで、困難な病気と闘う患者の申し出を起点に、国内未承認薬などを迅速に使用できるようにするものです。

患者が患者申出療養を申出するときは、かかりつけの医師など身近な保険医療機関に相談し、相談された医師は大学病院等と連携して対応することになります。

Hospital 6-9

日本の医療費は高いのか？ 低いのか？

画像診断・薬剤・手術などは高額です。これらの医療費は高いといわれますが、なぜでしょうか？

高額な画像診断とは

画像診断は他の検査に比べても高額だといえます。たとえば、^{15}O標識ガス剤を用いた場合のポジトロン断層撮影（ＰＥＴ）※1は、７０００点※2です。これは、現在の画像診断装置の中でも最も高額な診療報酬となっています。

高額の理由は、設備投資に多額の費用を要するためです。ちなみに、一般的な腹部などの検査に用いるＭＲＩ（3テスラ以上）は２０５０点、同条件のＣＴ（マルチスライス64列以上）は１４５０点となっています。

保険適用で3割の負担であれば、医療費の目安は、ＰＥＴは2万１０００円、ＭＲＩは６１５０円、ＣＴは４３５０円です。

高額な薬剤とは

一部の高度な治療や検査に使用される薬剤も高額になります。

内服薬では、たとえばヨウ化ナトリウムカプセル－１８５０MBql（メガベクレル）（甲状腺機能検査用薬）が６万８０４０円です。そのほか、後天性免疫不全症候群用剤などは1錠２０００円程度します。

比較のために挙げると、一般的に使用されているオメプラール錠20（消化性潰瘍剤）は1錠１２８・９円です。

注射薬においては、シムレクト注射用20㎎が一瓶35万８７０９円です。この薬は拒絶反応抑制剤で、腎移植後の急性拒絶反応の抑制に対して効果があります。注射については高額な医薬品が多く、抗がん剤や血液製剤などでは1瓶数十㎎で数万円することは珍しくありません。

ちなみに、ＭＲＳＡに効果のある塩酸バンコマイシン０・５（点滴静注用）は1瓶２７１０・７円です。

高額な手術とは

手術についても驚くほど高額な手術があります。とくに高額なのは、心臓や脳の手術、胸腹部の悪性腫瘍を治療するための手術です。

たとえば、心臓で高額な手術は、単心室症または三尖弁閉鎖症手術（心室中隔造成術）で18万１３５０点です。そのほかにも10万点前後のものがたくさんあります。

なぜ、心臓の手術が高額になるかというと、人（医師や看護師など）と機材と時間を他の手術に比べて多く使うからだといえます。10時間を超える手術も多々見受けられます。

また、手術は医療材料も必要とします。たとえば、心臓ペースメーカーの埋め込み手術では、当然、医療材料として心臓ペースメーカーが必要です。この心臓ペースメーカーは、薬価により100万円〜250万円と定められています。

以上のように、医療においては高額な治療が存在します。医療制度改革の場において、一部の患者が日本の医療費のほとんどを消費しているという議論もなされます。ごく稀な症例についてのみ高額な医薬品や手術、医療材料を消費するという構造が今後どうなるのか気になるところです。

※1 3章-3を参照。
※2 1点10円。以下も同様。

金額階級別件数の推移（指数）

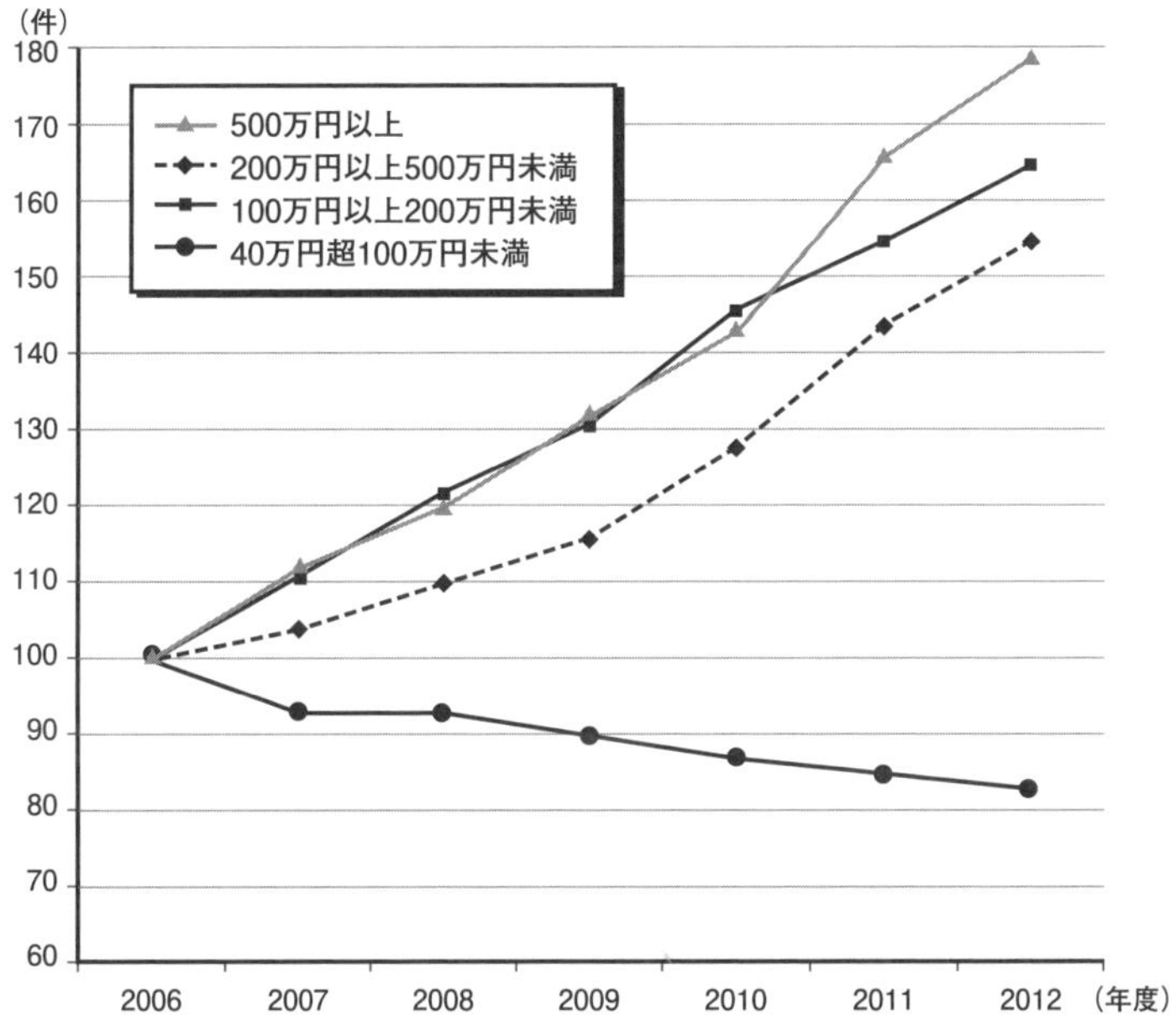

（注）2006年度を指数100とする　（出所）健康保険組合連合会資料

1000万円以上高額レセプト件数の年次推移

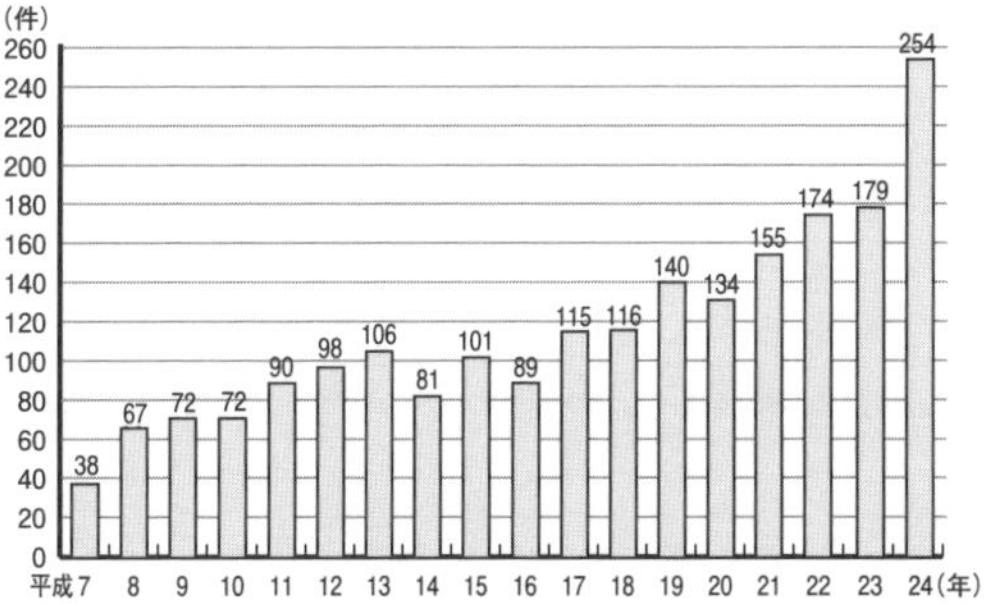

Column 6

診療報酬はどのように決定されるか

2年に一度の診療報酬改定時を医療機関はドキドキしながら迎えます。2014年度改定は、在宅医療の一部の点数が従来の４分の１に減額されるなど、医療現場に大きな衝撃を与える内容になりました。

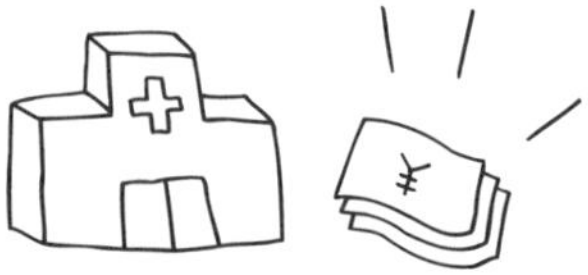

では、診療報酬はどのように改定されるのでしょうか。

診療報酬の改定については、社会保障審議会医療部会・医療保険部会において、政府の方針に沿った中長期的な大枠が取り決められます。

まず、中央社会保険医療協議会（いわゆる中医協）にて、具体的な方策が話し合われ診療行為個別の医療費が決定されます。中央社会保険医療協議会は、総会、診療報酬基本問題小委員会、調査実施小委員会、保険医療材料専門部会、薬価専門部会などから構成されています。

総会：中央社会保険医療協議会の取りまとめ役となり、政府に対して答申を出します。

診療報酬基本問題小委員会：診療報酬の骨子と具体的内容を取りまとめます。

調査実施小委員会：医療機関の経営実態について調査します。

保険医療材料専門部会：医療材料の償還価格について決定します。この会議では、しばしば日本の医療材料の内外価格差について議論されます。

薬価専門部会：薬価の決定方法について議論がなされています。ここ数年、日本はＯＥＣＤ各国に比べて医療費に占める薬剤費比率が高いとの意見が多く出され、どのように薬剤費比率を下げるかに議論が集中しているようです。

診療報酬が決定されていくプロセスは、各小委員会・専門部会で決められたものを総会の答申とする、というものですが、最終的な個別の医療費についての決定へのプロセスは公開されていません。

近年では、論文などから有用な予防や治療について診療報酬で評価されるようになってきましたが、以前は政治的な価格決定が多かったといわれています。今後は、どのようなプロセスで価格決定されていくか、その透明性を高めてほしいものです。

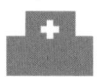

7章

医療政策と病院経営のかかわり

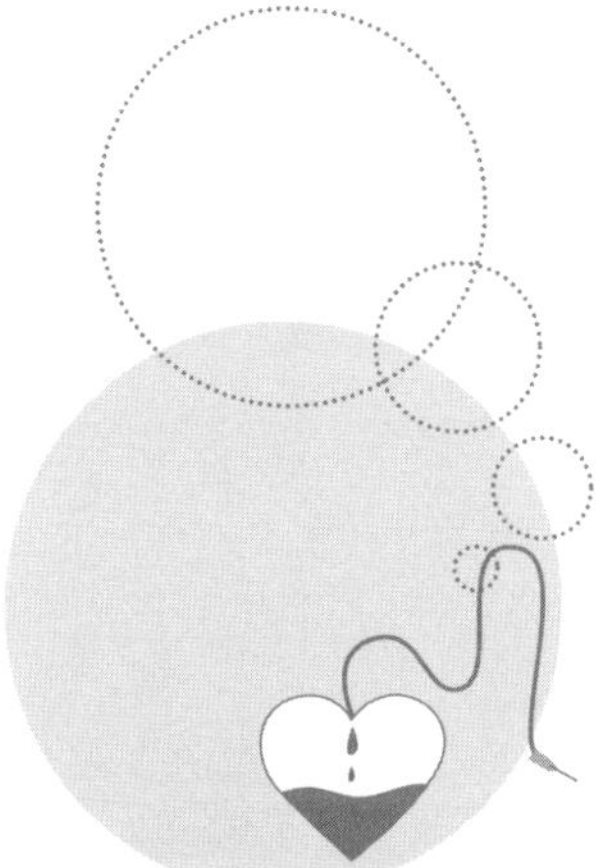

Hospital 7-1

日本の医療政策の特徴

日本の医療は「皆保険制度」「フリーアクセス」がキーワードになっています。

ＷＨＯの報告では、保健サービスの到達度（平均寿命・健康寿命）において、日本が世界一であることを5章・3で紹介しました。この快挙は、国民皆保険制度とフリーアクセスという2つの制度なくしては、なし得なかったといっても過言ではありません。

治療を受けたいとき、健康保険証1枚あれば日本全国どこの医療機関でも、安価で受診することができるのは、この2つの制度のおかげです。

ドラッグストアで一般の風邪薬を買うよりも、病院に行ったほうが安いのですから、その点では本当によい国だと思いませんか？

患者は大病院が好き？

フリーアクセスとは、大病院でも小さな診療所でも、自由に好きなところを受診できるという意味です。

しかし近年は患者が病院、とくに大病院に集中して受診する傾向が顕著になってきています。

厚生労働省の患者調査の中から、病院と診療所の外来患者数の推移をみると、１９６５年（昭和40年）から１９９６年（平成8年）までの31年間で、病院のシェアが22・9％から37・5％と大幅に増えました。病院のほうが診療所よりもコストがかかるため、患者の大病院志向が医療費の高騰を招いたといえます。その後の政策により、病院のシェアが再び下がってきました。

改革なくして皆保険の存続なし

世界に冠たる長寿社会を支えてきた国民皆保険制度とフリーアクセスも、高齢化と景気の低迷により、制度を維持することが難しくなってきました。

国民皆保険制度が１９６１年（昭和36年）に産声をあげてから、もう、44年です。人間でいえば生活習慣病が気になる年代です。人間と同様に、制度も時代の流れとともに体質改善を行なう必要があります。

国民皆保険制度を維持するには、混合診療（6章・8参照）を積極的に導入するほか、フリーアクセスに規制を設ける必要性が出てくるでしょう。

病院と診療所の外来患者数割合

（　）内の数字は％

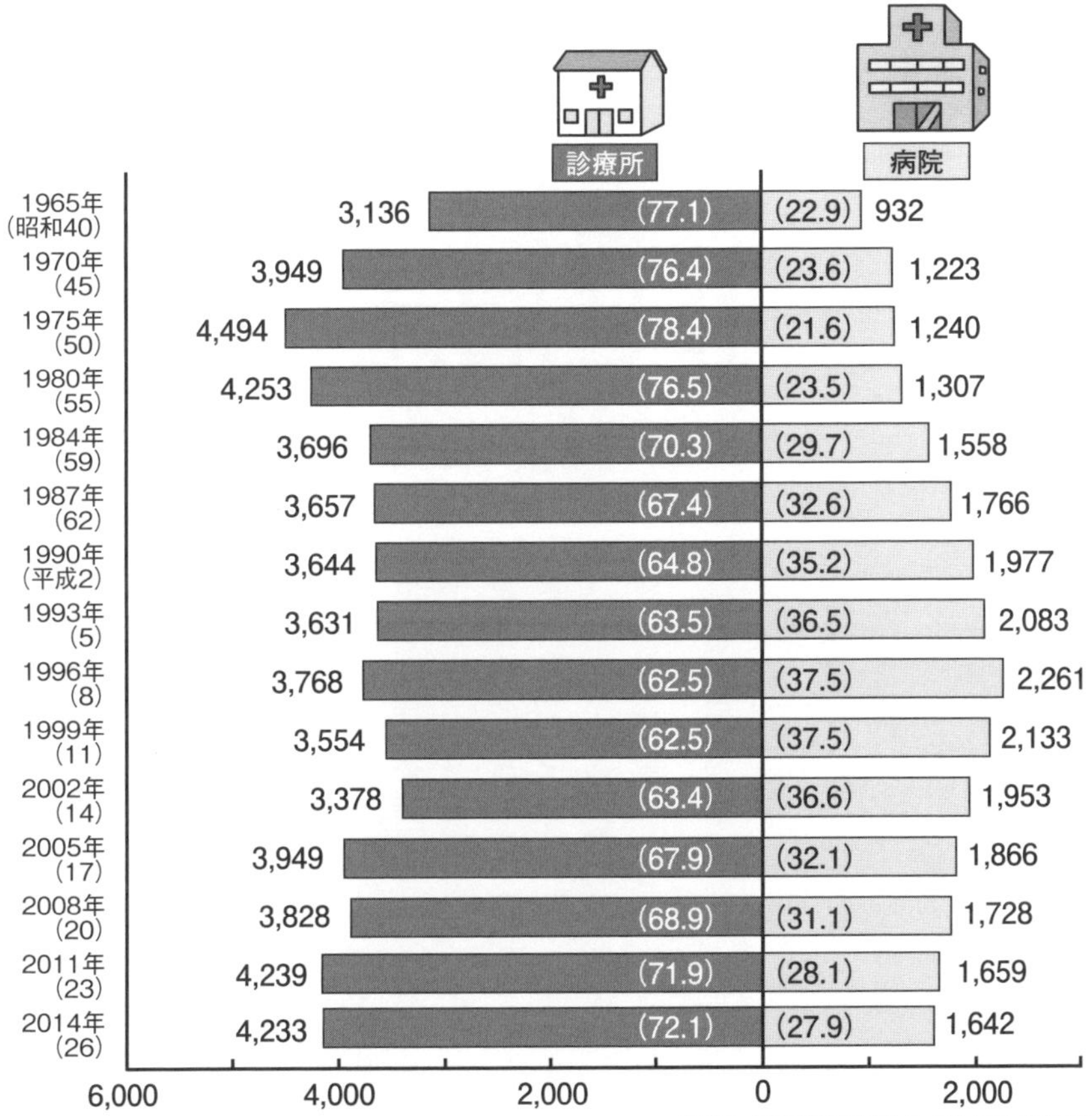

（出所）「患者調査」推計患者数（厚生労働省）

制度の内容が同じでも時代で受け止め方が違う

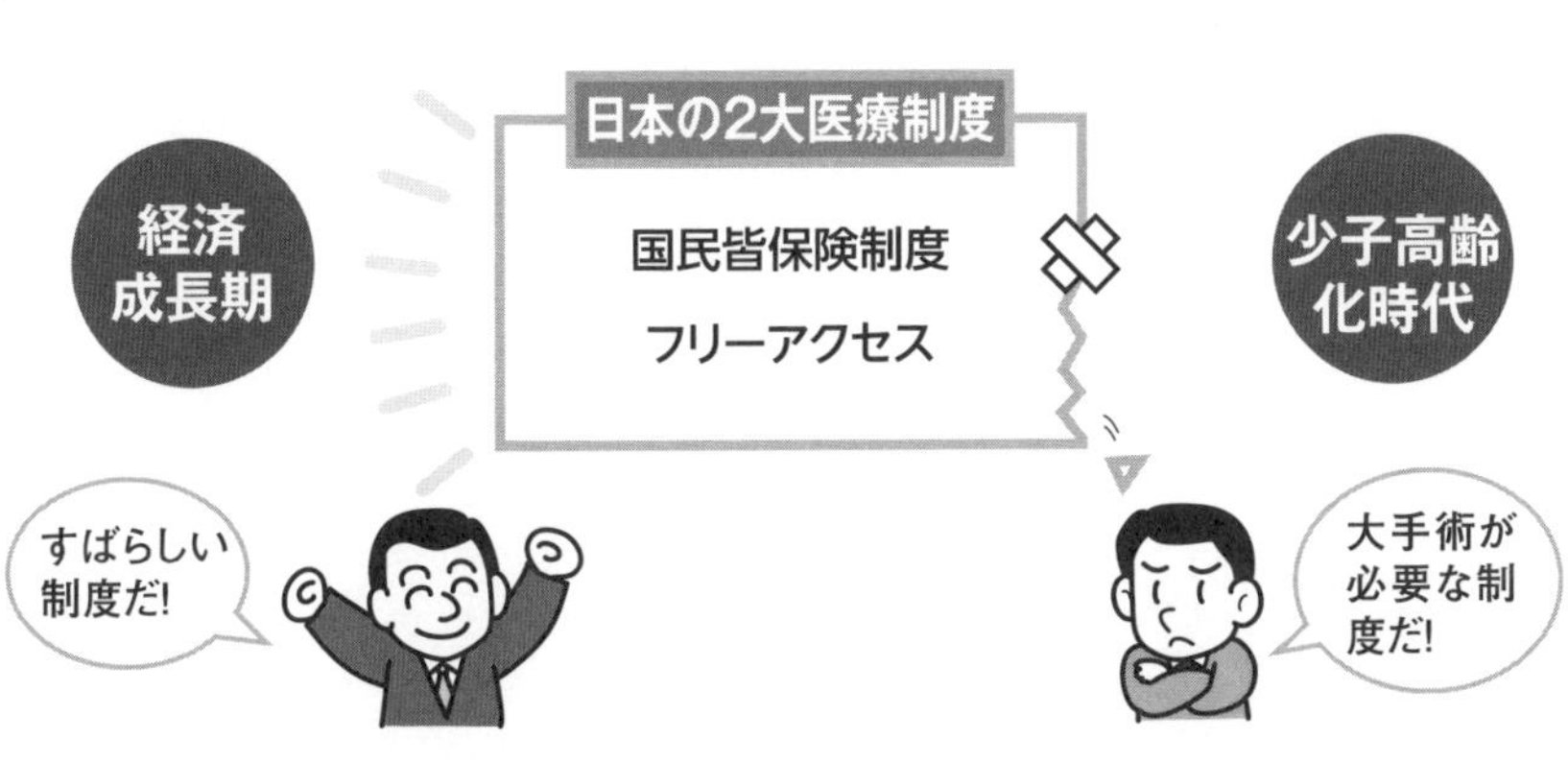
日本の2大医療制度
国民皆保険制度
フリーアクセス
経済成長期
少子高齢化時代
すばらしい制度だ!
大手術が必要な制度だ!

Hospital 7-2

患者負担はなぜ増える？

段階的に引き上げられてきた医療費の患者負担割合。この原因を探ると、日本の苦しい実情がみえてきます。

1992年度に事態は急変

厚生労働省から毎年発表される国民医療費のデータには、必ず国民所得の推移が付記されています。

この理由は、医療保険制度が国民所得が伸び続けることを前提につくられたものだからです。言い換えれば、国民医療費の伸び率が国民所得の伸び率よりも少なければ、制度改革を行なう必要がないのです。

しかし、1992年度（平成4年度）から事態は急変しました。92年度以降も国民医療費は継続して高い伸び率を示す一方、国民所得はマイナス成長を記録する年度が目立つようになりました。

つまり、医療保険制度を継続していく前提条件が崩壊してしまったのです。

患者負担しか増やせない

次ページの円グラフのように、国民医療費を財源別にみると、公費が38・8％、保険料が48・7％、患者負担が11・8％となっています。

財源別国民医療費からみても、過去のように高い経済成長が望めないため、公費と保険料を増やすことは、難しい状況です。

とくに保険料のアップは企業と従業員が折半しているケースが多く、保険料の増加が国際社会における企業競争力の低下につながる恐れがあるため、国としても慎重にならざるを得ません。

そこで、残された選択は患者の負担です。財源別に国民医療費をみると、もう患者の負担しか上げる余地はありません。

その患者の負担割合も2002〜2003年にかけて引き上げられ、サラリーマンが加入する健康保険の本人負担割合が3割になりました。

今後の方向性としては、高齢者の負担を上げる一方で、混合診療の導入などにより、保険給付の範囲を縮小することになりそうです。

国民医療費等の対前年度伸び率

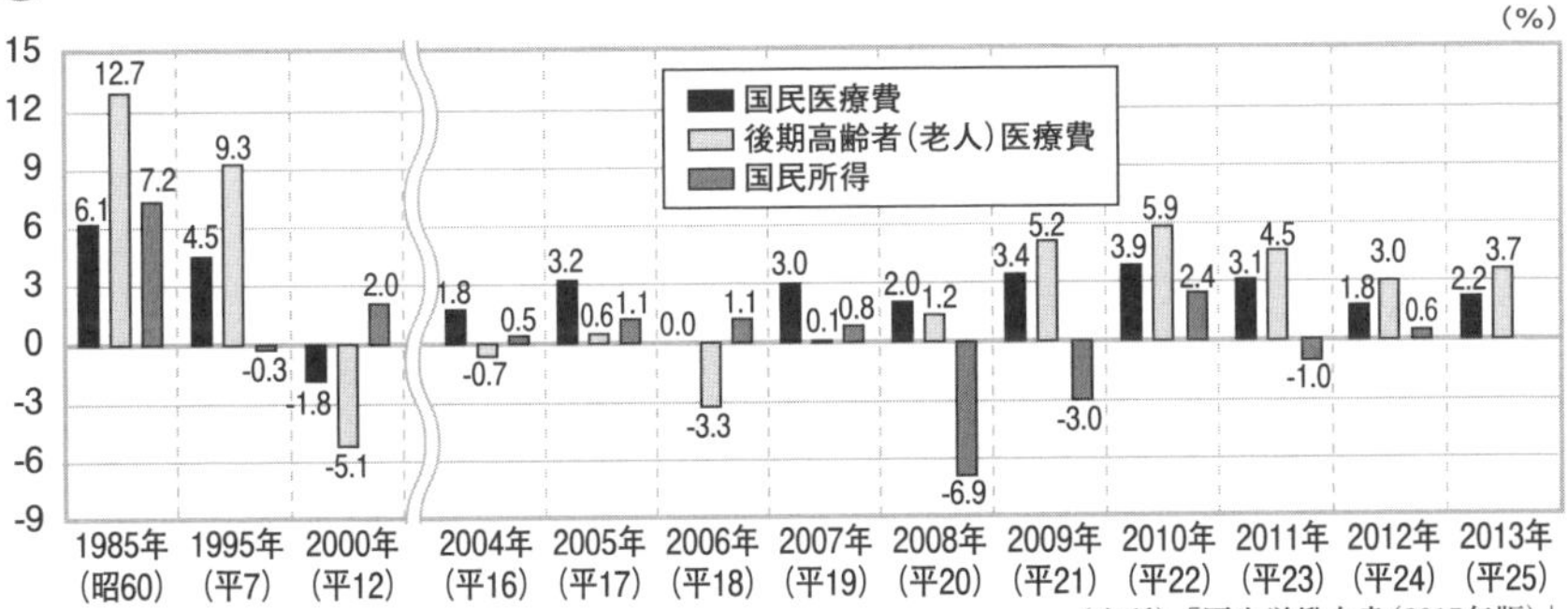

(出所)「厚生労働白書(2015年版)」

(注1) 国民所得およびGDPは内閣府発表の国民経済計算。総保健医療支出は、ＯＥＣＤ諸国の医療費を比較する際に使用される医療費で、予防サービスなども含んでおり、国民医療費より範囲が広い。2012年のＯＥＣＤ加盟国の医療費の対ＧＤＰ比の平均は9.3%。

(注2) 2013年度の国民医療費および後期高齢者医療費は実績見込みであり、前年度の国民医療費および後期高齢者医療費に当該年度の概算医療費の伸び率をそれぞれ乗じることにより推計している。

財源別国民医療費の構成割合

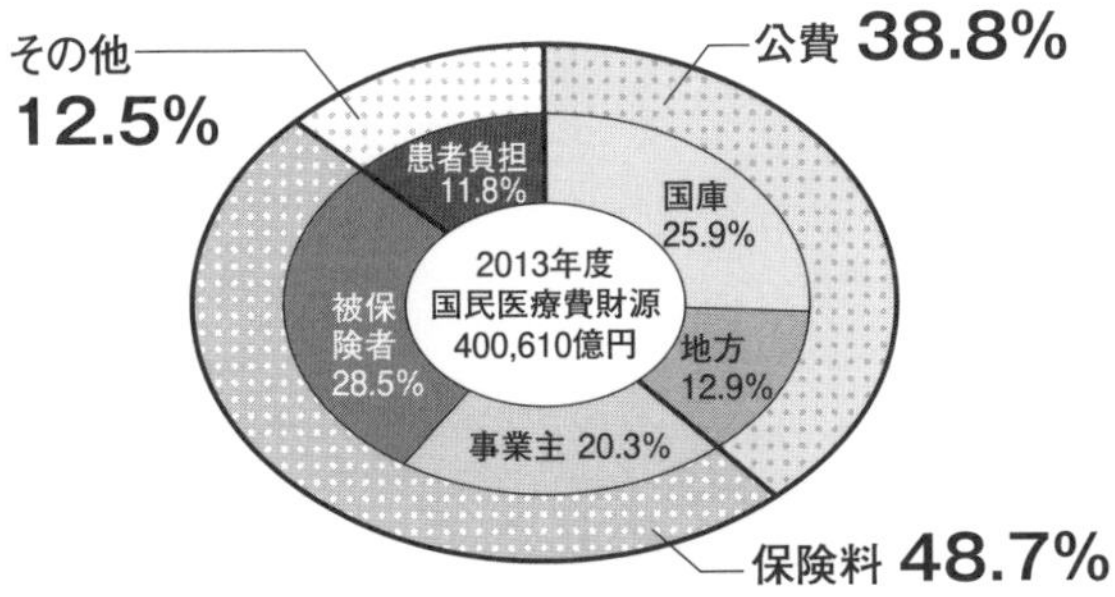

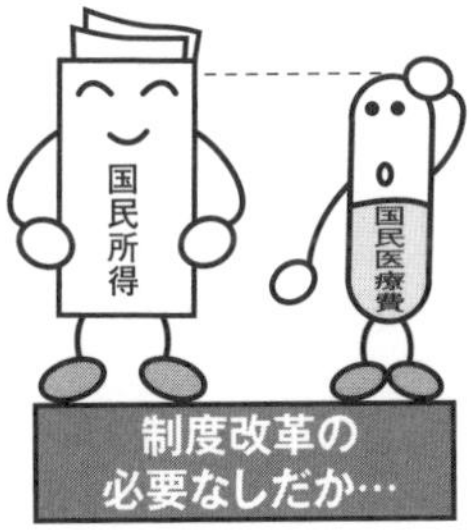
国民所得
国民医療費
制度改革の
必要なしだか…

経済不況がもたらす医療サービスの影響

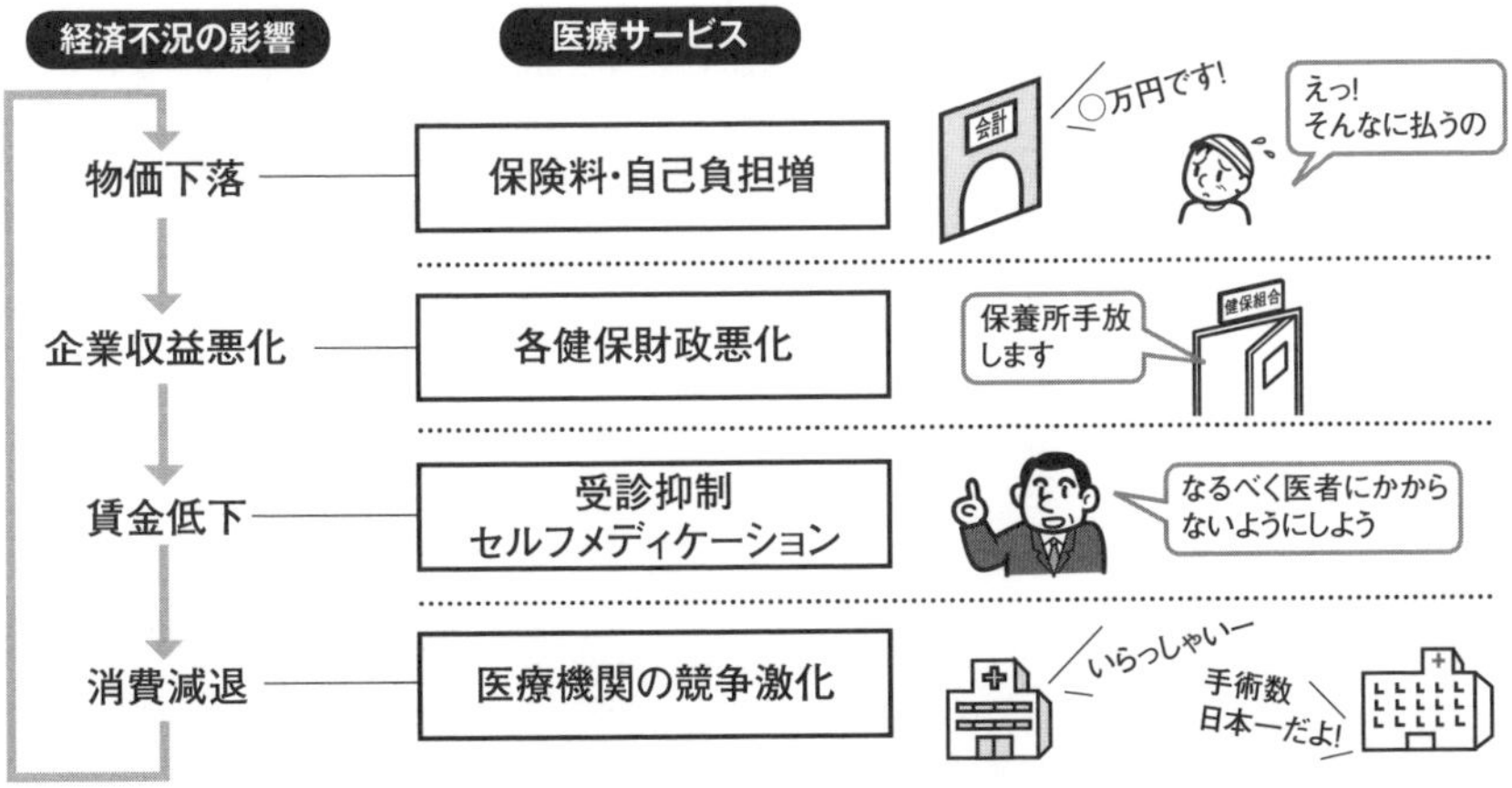

Hospital 7-3

国による病院の振り落とし

医療費の効率的配分と医療の質向上を目指して
さまざまな試みが行なわれています。

経営を左右する病院区分の実施

医療費の効率的な配分と機能分担を推進するため、２００３年9月に病床区分が行なわれました。具体的には、医療法において「その他病床」と区分していた病床を「一般病床」と「療養病床」に分離しました。この病床区分は、届出を行なわなければなりませんでした。

一般病床と療養病床のいずれかを選択することは、ある意味、医療機関にとっては急性期医療か慢性期医療かを選択することと同義でした。

一般的に、医師をはじめとする医療従事者は、急性期医療のために働きたいと考えている人のほうが多いものです。とくに、優秀な医療従事者ほど急性期医療へのこだわりが大きいといえます。

このため、数々の全国の病院は、急性期医療を行ないたいと考えてはいても、実態が慢性期医療の患者が多い病院では、療養病床へ移行するか、縮小の方向へと導かれていきました。場合によっては、病床をなくして診療所とする医療機関も出てきました。

ここで、一般病床から療養病床へ転換する弊害を３つ挙げてみます。

①医療は急性期医療が花形とされるため、慢性期医療にすることで仕事へのモチベーションが低下する

②施設基準による一般病床の1床あたりの看護師必要数と、療養病床の1床あたりの看護師必要数には、倍以上の差がある。よって、看護師の別の業務を作るか、看護師数を減少させなければならない

③一般病床と療養病床では、1床あたりの収入に大きな違いがある。療養病床は利益率が高いが、収入額は一般病床に比較して低くなる。したがって、多額の負債を抱える病院では、療養病床に転換することもままならない

診療報酬による厳しい縛りも

診療報酬においても、病院に対する厳しい政策が進行しています。

前述した病床区分において、一般病床を選択した病院には、さらに大きな試練が待ち受けています。

一般病床は、急性期医療を行なって

機能分化による病院の振り落とし

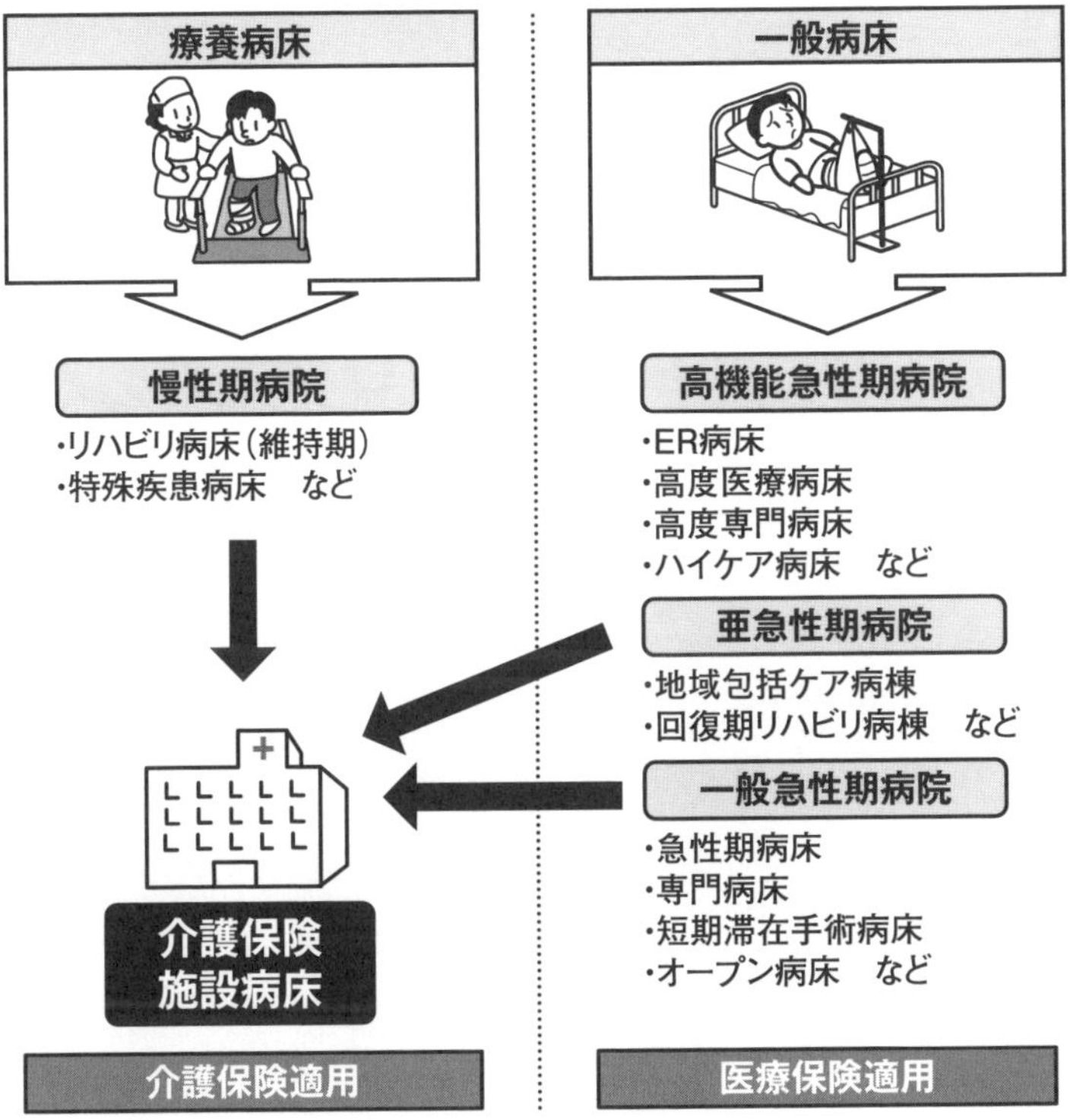

病院が生き残る道

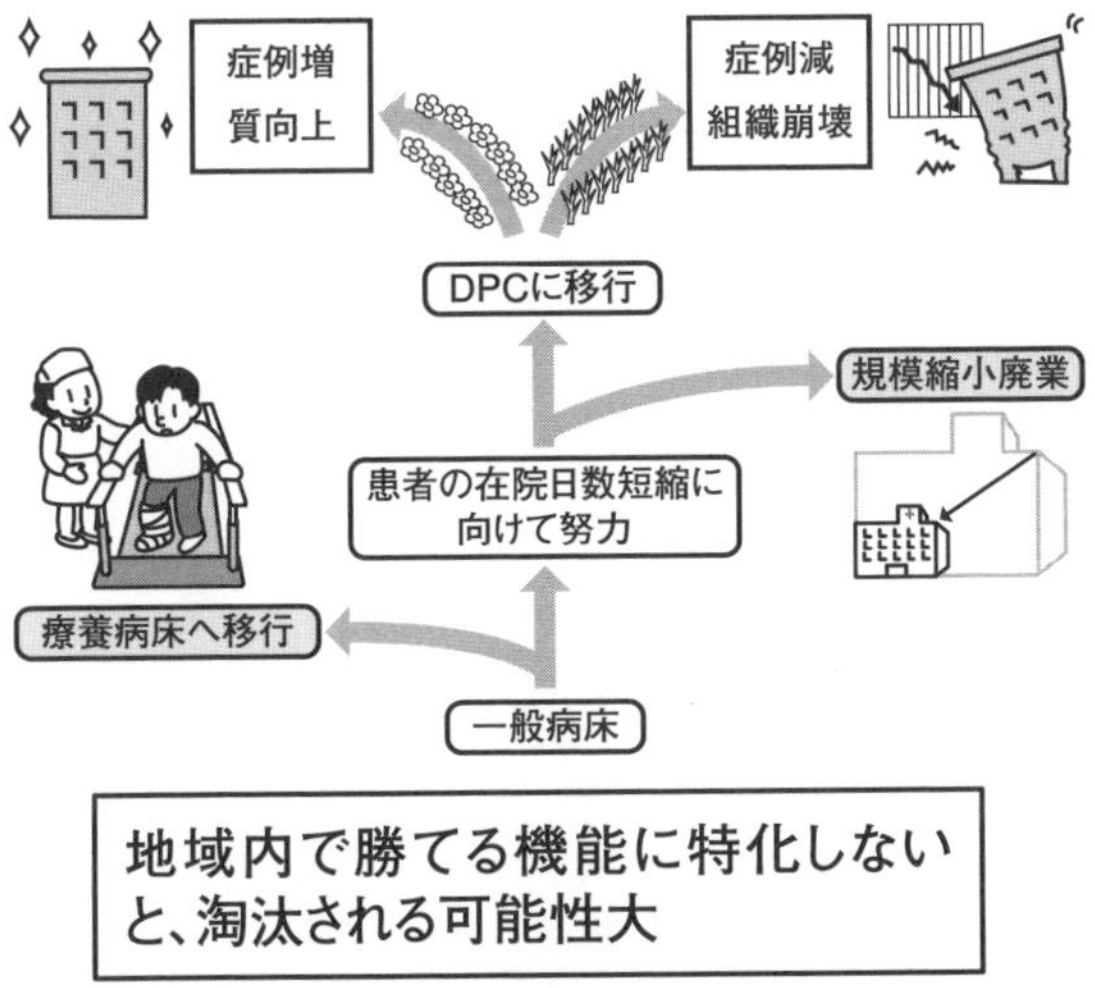

いかなければならないため、近い将来、※DPCへの移行は避けられません。DPCに移行すれば、症例数を増加させなければならず、また、治療を標準化していかなければなりません。

今後、療養病床も介護へと移行が進められていきます。医療政策に振り回された病院は、今後、規模の縮小や廃業へ追い込まれる可能性があります。

※ 6章・3参照。

Hospital 7-4

医薬分業とは？ 院外処方のウラ

病院でもらった処方箋を薬局に持ち込み薬をもらうという、このシステムの誕生理由をみてみましょう。

いまでは当たり前になった「医薬分業」の狙いは、医師と薬剤師がそれぞれの専門分野で業務分担し、より安全で効果的な薬物療法を行なうことにあります。

この20年間で一気に拡大

医薬分業は、日本が外圧を受けて推進を図ってきたシステムです。１９４６年にＧＨＱのサムス准将が「医師が薬を売り薬剤師が雑貨を売っている」と日本の医療を痛烈に批判しました。

その後、１９４９年にアメリカ薬剤師協会使節団が医薬分業を勧告してから、日本の医薬分業が少しずつ進んできました。

しかし、昔は「薬価差益」（医療機関・薬局が請求できる価格と、仕入価との差額の利益）が莫大だったため、医療機関は、なかなか医薬分業に踏み切りませんでした。

その後、医薬分業をすることによる経済的メリットが拡大したことと、薬価差益が徐々に縮小されたことにより、この10年間で医薬分業は一気に拡大しました。

ちなみに、１９９４年度に15・８％だった医薬分業率（処方箋受取率）は、２０１５年2月には70・２％にまで拡大しています。

評価が低い医薬分業

医薬分業のメリットは、薬局が患者ごとの薬歴リストを作成するなど、「投薬チェックシステム」が確立されることです。

これにより、掛け持ち受診による「重複投与」などの危険性を防止できると期待されています。しかし患者サイドからみると、まだまだ医薬分業のメリットが認知されているとはいえません。

患者からの評価が低い理由としては、処方箋どおりに薬を出すだけの〝調剤マシーン〟のような薬局が多いことや、薬剤師のコミュニケーション能力が低いことなどが原因だと思われます。

２００６年４月からスタートした薬剤師教育６年制や、各薬局の教育体制によって、先に掲げた問題点が改善されることが望まれます。

医薬分業経験者の受け止め方（複数回答）

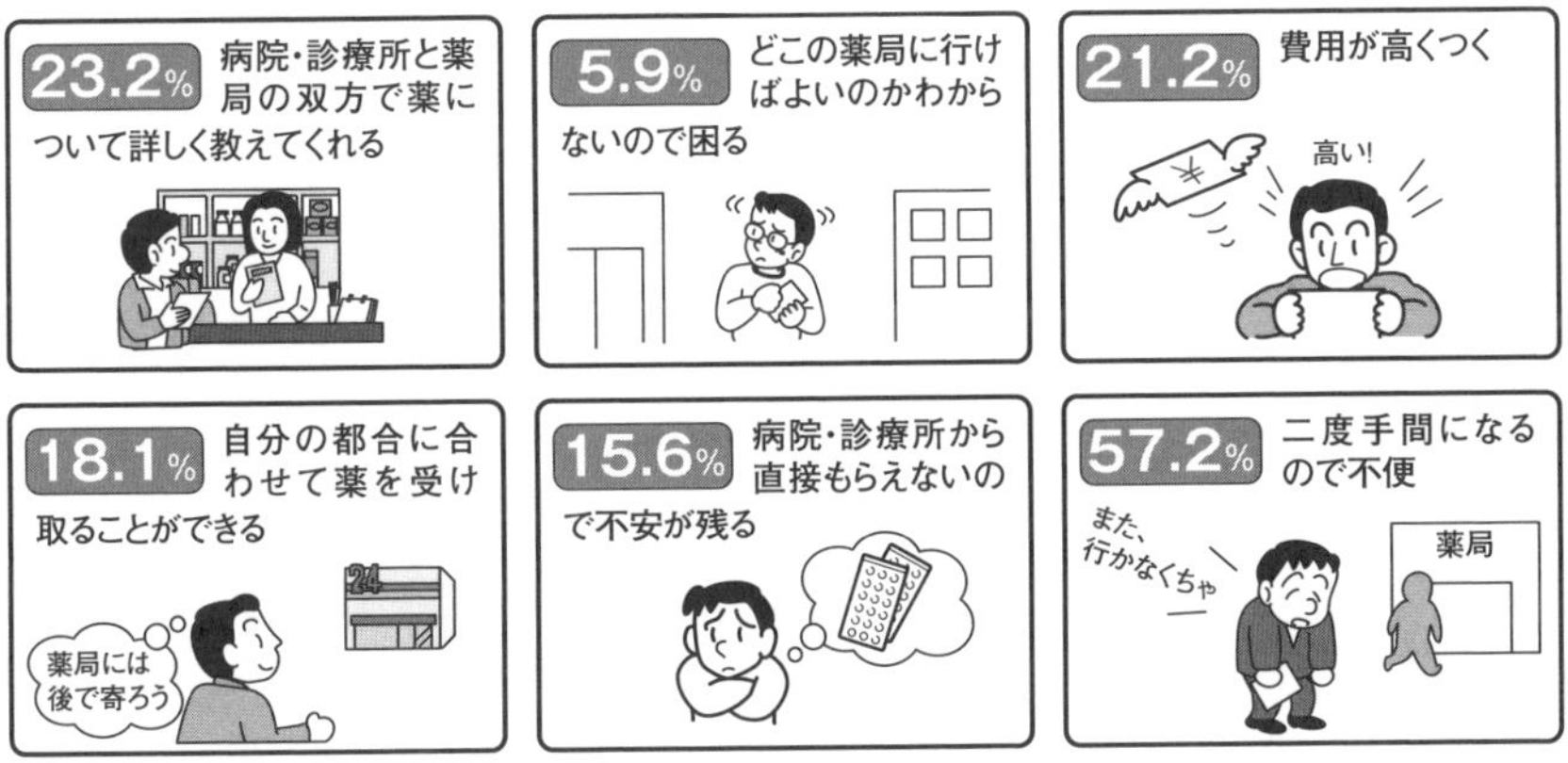

（出所）内閣府の経済社会総合研究所「医薬分業の進捗状況と保険財政への影響」

医薬分業の体制

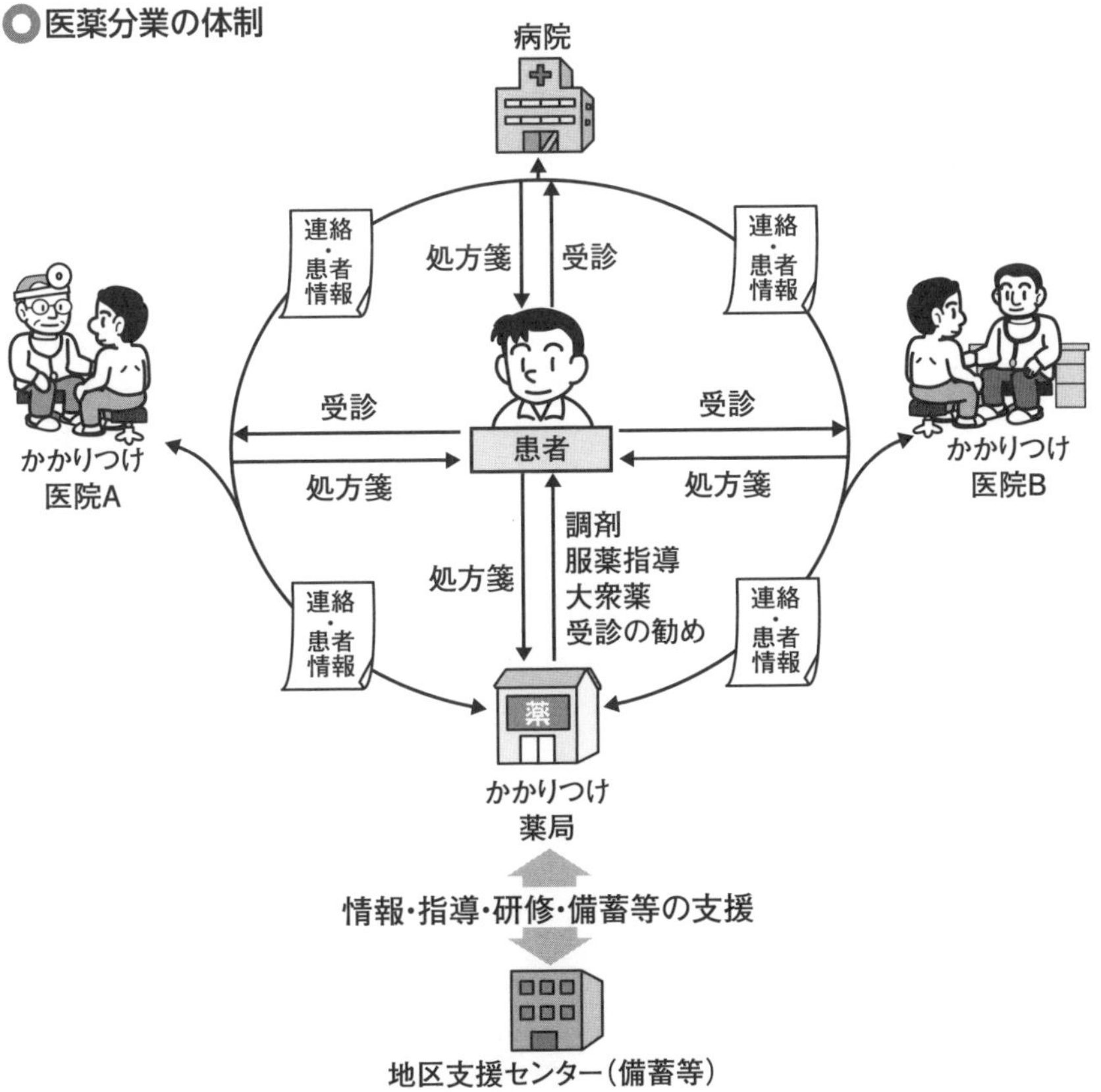

Hospital 7-5

ジェネリック医薬品の光と影

有効性と安全性が約束された薬が安価で手に入る。
そんな〝いいこと尽くし〟の話にウラはないのでしょうか？

ジェネリック医薬品（GE）とは、有効性と安全性が十分に確かめられた新薬の特許が切れたあと、厚生労働省からの承認を得て発売される、医療用医薬品のことです。

つまり、GEは開発コストが新薬開発よりも格段に低くなるため、薬価も新薬の約2〜7割となっています。

同じ効き目って本当？

「同じ効き目なのに安い薬がある」とうたったテレビCMや新聞広告を目にしたことがあるかと思います。医療費を抑制したい厚生労働省としてもGEの使用を促進すべく誘導策を講じていますが、欧米のGEシェアまでは遠い道のりです（次ページ上図参照）。

日本でGEの市場が拡大されない理由はいくつか挙げられますが、貧富の差が少ないというのも、ひとつの要因だと考えられています。

そのほかでは、GEメーカーは「同じ効き目」と宣伝していますが、医療現場の多くはこれを信じていません。医療現場の厳しい目に耐え得る厳密な試験をするシステムがないからです。

ジェネリック医薬品とゲーム理論

普段の買い物とは違って、医療の場合は妥協は許されません。「安全性に不安はあるけど、まぁ、いいか」とは決してならないのです。ですから、1gでも不安要素があれば、たとえメリットが100kgあったとしても、この天秤は左に傾かないのです。

ゲーム理論の例題として「中古車市場」があります。買い手にとって優良車の価値は200万円、不良車は100万円で、中古車の60%が不良車とした場合、買い手の期待値は200×0・4＋100×0・6＝140万円となります。これに対して、売り手にとっての価値が140万円以上の場合、売り手が不良車ばかりを売るため市場が崩壊するというものです。

この中古車市場の例題のように、信頼性のない商品が、ある一定の割合を超えてしまうと、ユーザーは購入してくれません。この事例は現在の後発品市場が全体的にボトムアップしないと、シェアを上げるのは厳しいということ、つまりGEシェアを上げる難しさを表わしています。

主要なジュネリック医薬品市場

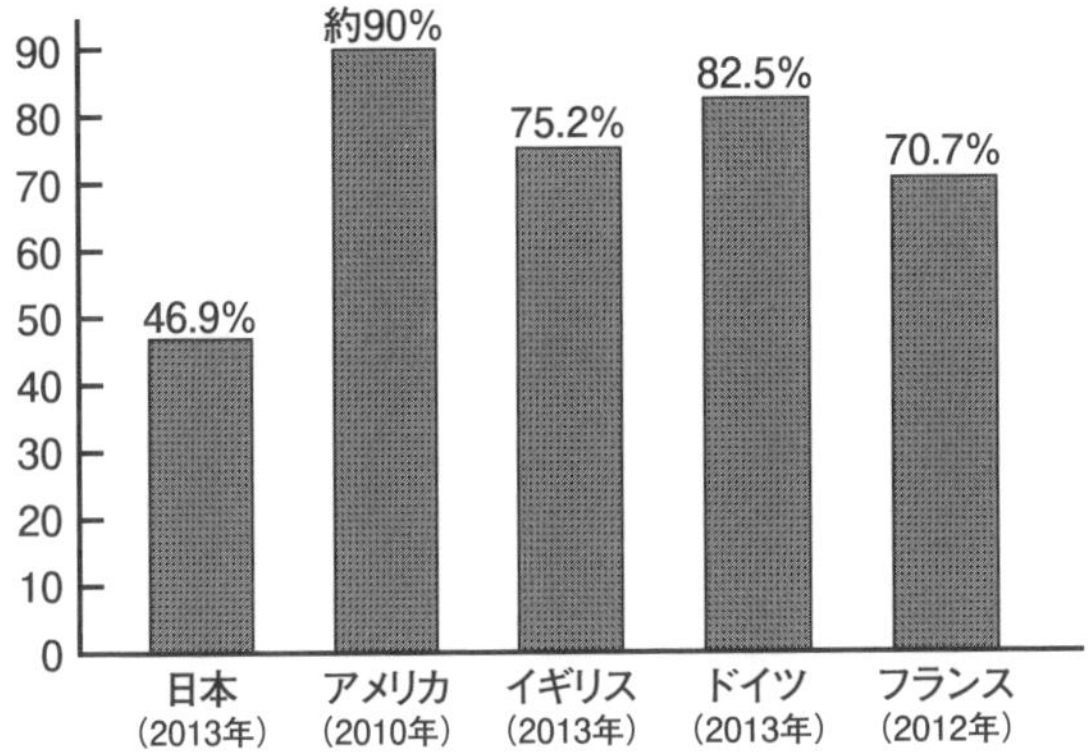

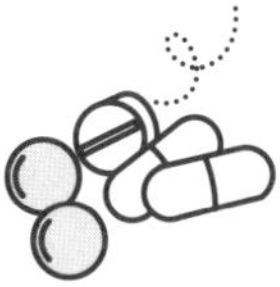

（出所）財務省

ジュネリック医薬品のメリットと不安要素

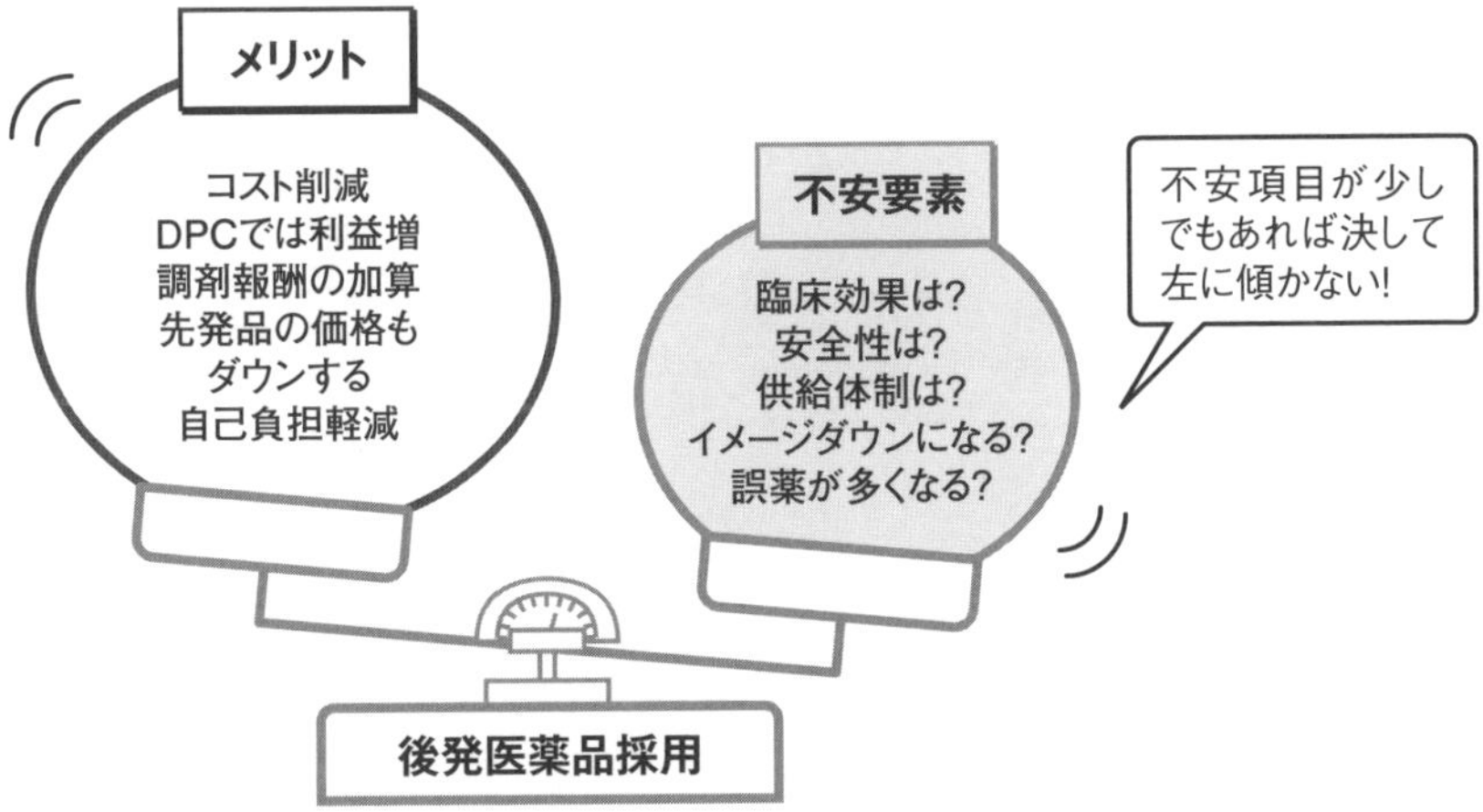

調剤医療費に占める代替可能な先発品の金額割合

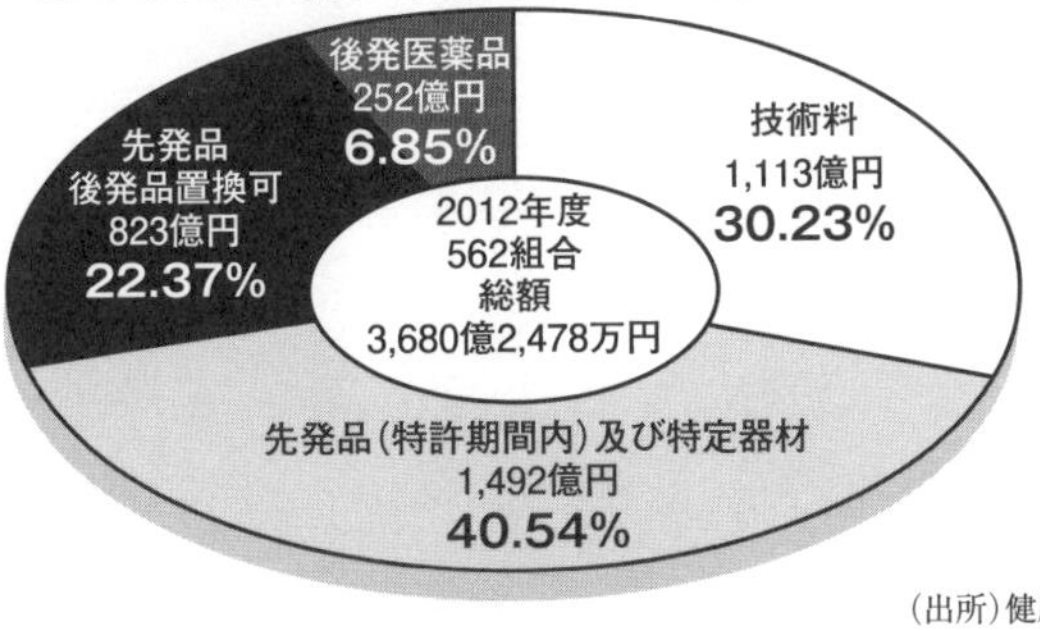

（出所）健康保険組合連合会

Hospital 7-6

医療制度改革は現在進行中

医療制度改革は、単なる診療報酬の抑制から、「予防医療」へと変化しています。

医療改革を目的とした医療政策が進行しています。次ページ上図のように、人口構造の変化や経済の長期低迷、疾病構造の変化、医療の高度化などは、医療費の増加と医療財源確保の厳しい状況を引き起こしています。

そこで国では医療費を抑制するため、受診者を減らしたり、医療費そのものを削減する施策を行なってきました。

自己負担の増大

かつて、健康保険の医療費自己負担（加入者本人分）が1割という時代がありました。その後、２００２年10月からは医療費の自己負担は３割になり、老人医療費も無料から定額の５３０円／回などという時代もありました。医療費の増加を抑えるための医療費自己負担を増やすことが繰り返し行われてきました。

経済学の需要と供給の理論によれば、次ページ下のグラフのように、需要Ｄは価格に応じて数量が変化するとされています。このことを利用して、医療費の増加を防ごうと当局側は考えました。ところが、医療経済学者によると医療需要Ｄは非弾力的であり、価格の変動に対して医療需要に変化は生じないという結論になり、効果は限定的だと論じられました。

健康保険の自己負担が増加した結果、外来診療は医療経済学の理論どおりに、入院診療は医療経済学者指摘したとおりとなり、その後、外来患者数は減少した一方、入院患者数は横ばいとなりました。

診療報酬改定と予防医療

医療費の増加を抑えるため、国は診療報酬を下げることも行ないます。２００２～08年度の改定率は「病院経営冬の時代」といわれていたとおり、非常に厳しい状況でした。診療報酬点数によって医療行為の単価が決まるため、改定内容は医療機関にとって死活問題となります。医療機関の再編や合理化を促すための医療費抑制方法ともいえます。

診療報酬抑制による医療費抑制策は、すぐに限界に達しました。経営体力を失った医療機関が地方を中心として医

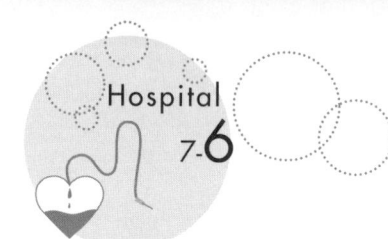

療崩壊を起こしたのです。このため、診療報酬による医療費抑制の流れは「予防医療」へと、医療政策の主軸が移っていきました。

現在では、人口構造の変化や生活スタイルの変化から、生活習慣病になる人が増加しています。これに応じて生活習慣病に関連する国の医療費負担も大きくなってきたことから、病気にさせない（予防する）ことが医療費削減につながるという考え方に変化していったのです。

なぜ医療制度改革が必要なのか

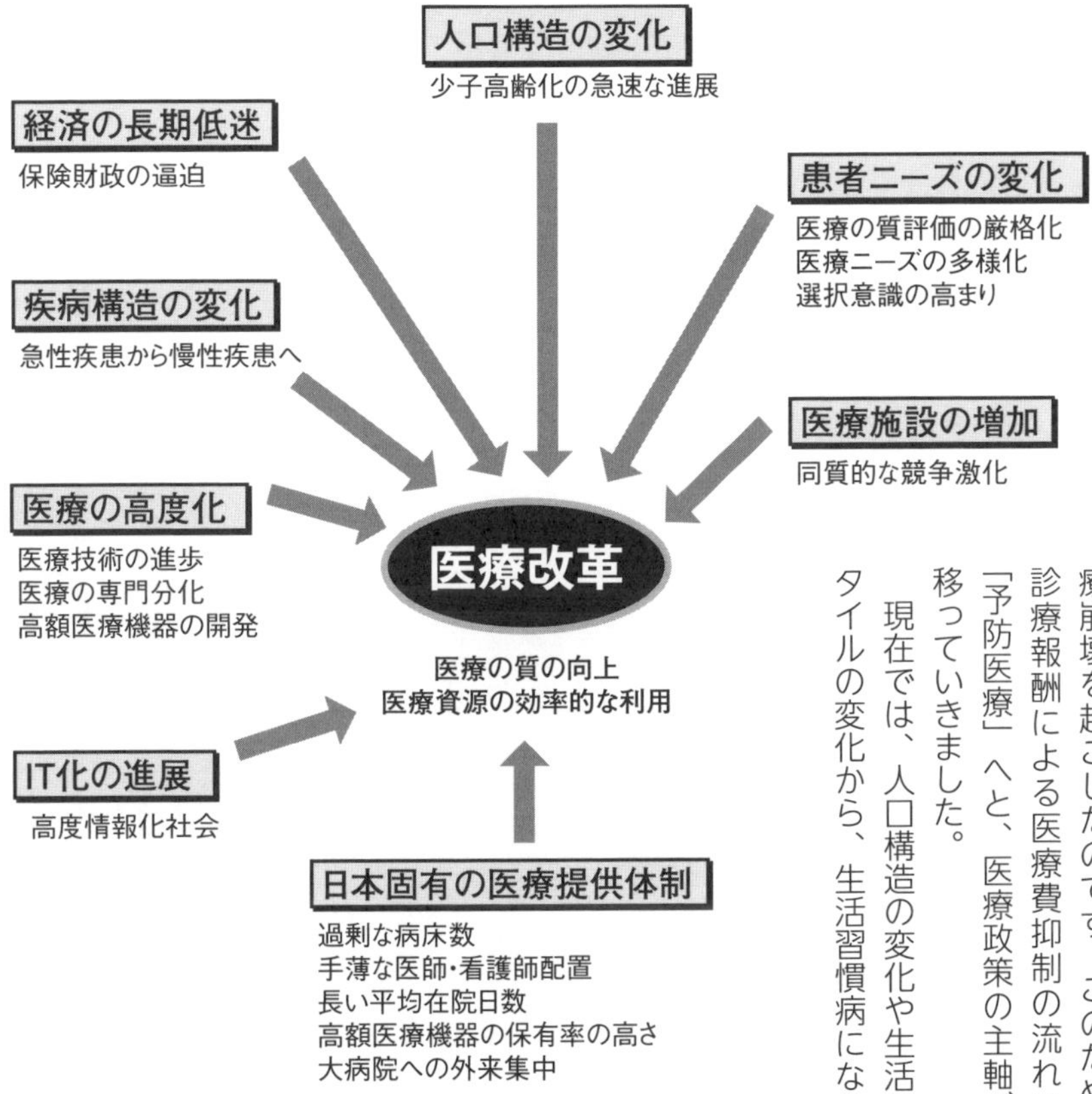

経済の需要曲線と医療費の需要曲線

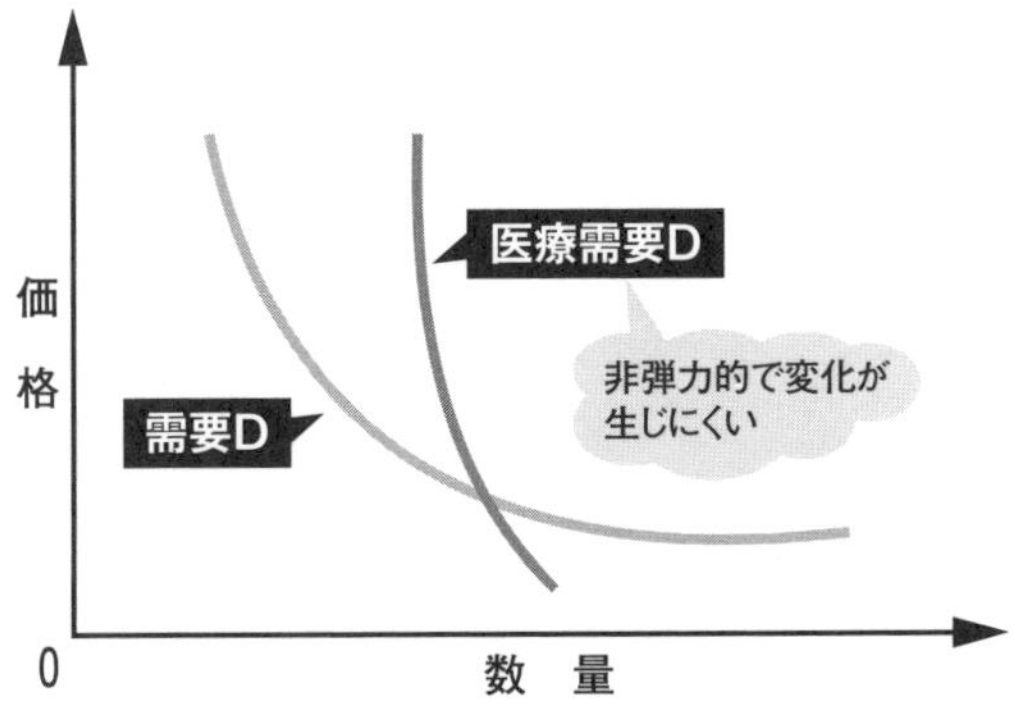

Hospital 7-7

医療費の包括化はどうなるのか？

医療費の包括化は、診療報酬抑制、請求の簡素化を目的とし、今後の主流となるかもしれません。

医療費の請求方式

医療費の請求方式は世界的に、①出来高払い制度、②疾病別包括支払い制度、③人頭払い制度が代表的だといわれています。

「出来高払い制度」は、医療行為、たとえば、レントゲンや投薬など治療行為を個々に積み上げて医療費を決める支払い制度です。

「疾病別包括支払い制度」は、たとえば「盲腸の手術による入院であればいくら」と決めて支払う制度です。入院日数や使用機材に違いがあっても支払金額は一緒となります。

「人頭払い制度」は、（契約人数）×（契約単価）＝（支払い医療費）で支払われます。契約人数は、保険の契約と同様に健康者が対象です。そして、その中で病気になった人を支払い医療費の範囲内で賄います。医療機関が予防を行なうことで、病気による受診率を低くするというインセンティブが働くしくみです。

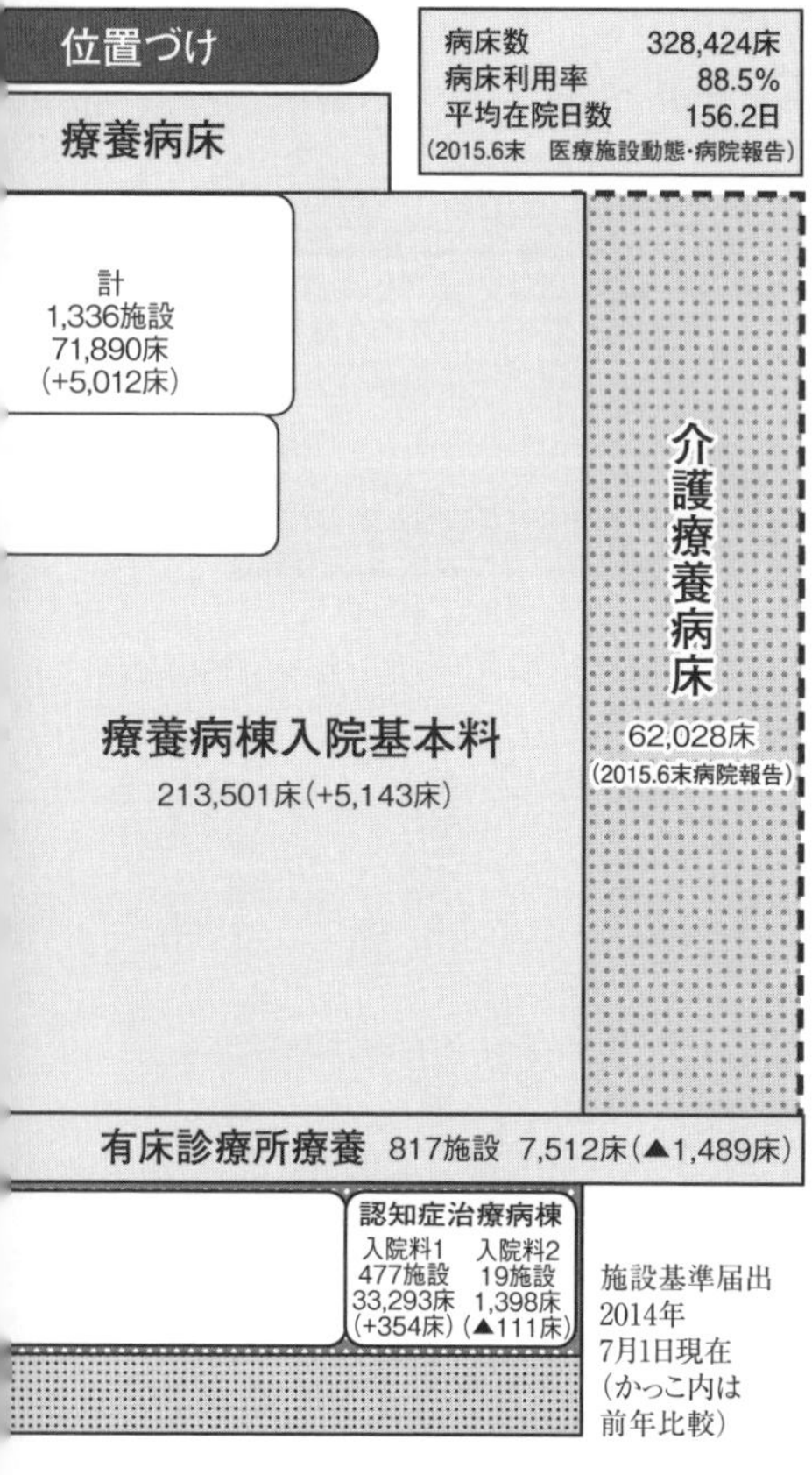

施設基準届出 2014年7月1日現在（かっこ内は前年比較）

日本の支払い制度は出来高払い

日本の支払い制度は出来高払い制度です。医師の自由裁量制のもと、最良の医療を実現するための制度です。

長年、日本の国民医療費は、他のOECD各国に比べてGDP比で低い数

診療報酬における病院の機能に応じた病床の分類（イメージ）

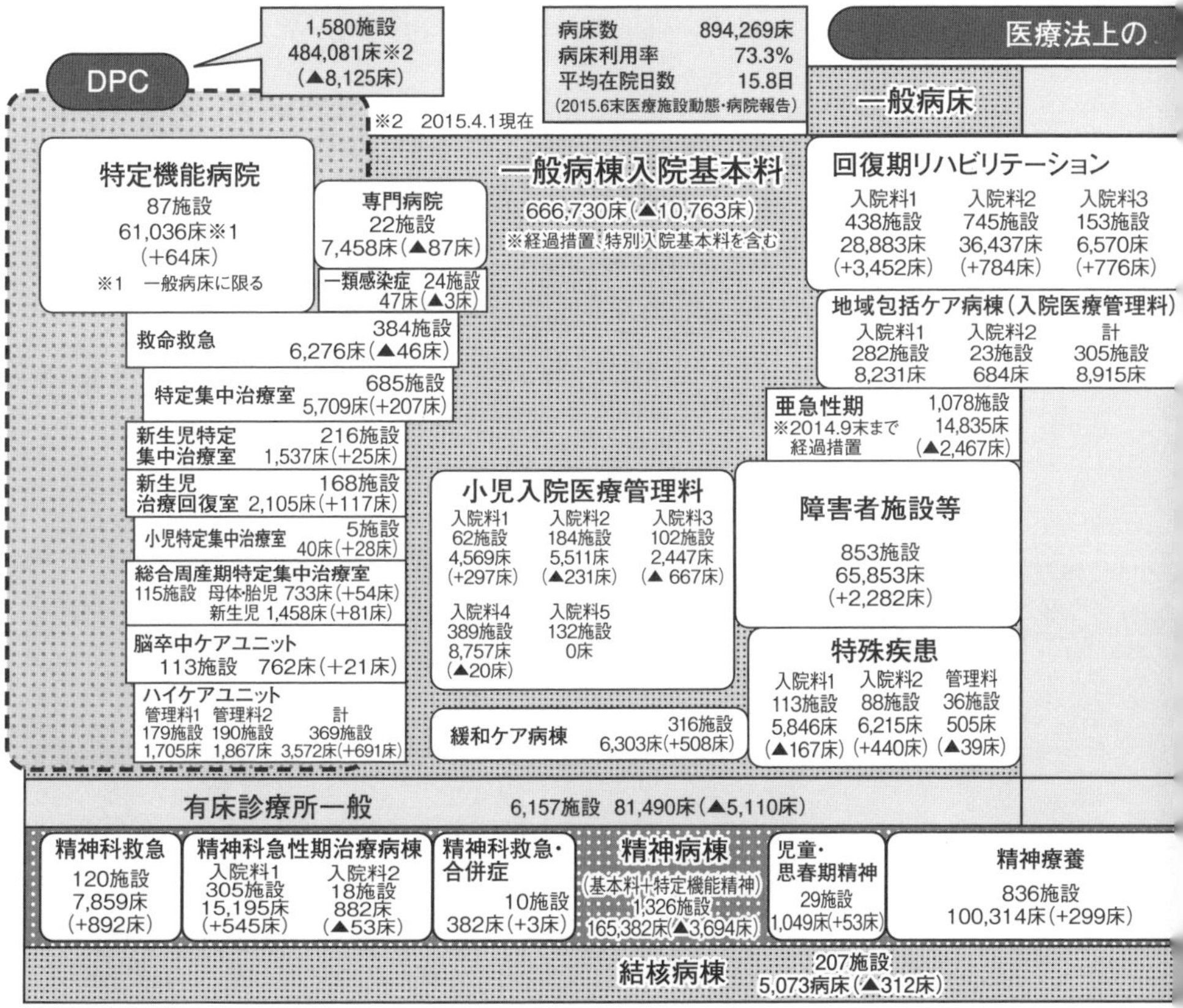

（出所）厚生労働省

値を示していました。一方、医療費高騰に苦しんできた欧米各国は医療制度改革に取り組み、疾病群別の包括支払い制度を導入してきました。

日本も近年、経済悪化による税収減少により医療費の圧縮が必要となりました。しかし、出来高支払い制度に慣れ親しんできた医療界にとって、包括化の流れは大きな抵抗となります。

日本の医療費は出来高といっている半面、包括支払いの部分もあります。出来高の支払いについて示してある診療報酬には、一部包括化されている部分もあります。

2004年4月の診療報酬改定でDPC（疾病別1日あたりの包括支払い）への民間病院の参加が試験的に可能となりました。また、亜急性期医療が包括化となりました。これにより、急性期医療・亜急性期医療・慢性期医療と、すべて包括支払いによる入退院も実現しています。

Hospital 7-8

日本とOECD各国との医療の違い

日本と各国の病院に関する数字を病床数、医療従事者数などから比較してみます。

序章‐3でも説明しましたが、日本の医療提供体制はＯＥＣＤ各国と比較して、いびつになっています。

次ページ上表の「医療提供体制の各国比較」をみてもわかるように、日本のデータはバランスがよいとはいえません。この表の項目を以下ひとつずつみていきましょう。

１０００人あたり病床数

現在進められている医療制度改革は、この〝多すぎる病床数〟を削減することを目的としています。

厚生労働省によると、現在の入院回数をベースに平均在院日数を10日として試算すると、急性期病床は42万床になるそうです。

この数値は、現在から約20万床も削減される計算です。薬が使われるのは急性期がメインであるため、このような試算が現実化すれば、製薬会社、医薬品卸は多くの〝プラチナ顧客〟を失うことになります。

平均在院日数

日本における一般病床の平均在院日数は、この10年間で5日くらい短縮されています。

今後は14日を目標に、さらなる短縮に向かうでしょう。

病床１００床あたり医師数

病床数が削減されれば上がっていく数値です。

病床の削減により、〝医師の転職先〟が話題になったり、今後は、転職のエージェントが増えてくることが予想されます。

病床１００床あたり看護職員数

医師数と同様に、病床数が削減されれば上がります。

人口1人あたり外来受診回数

日本の数値も少しずつ下がってきていますが、いずれは10を切るようになるでしょう。

とくに、２００２年4月に長期投薬の規制が大幅に緩和されたことに加え、14年度の診療報酬改定では、外来を抑制する内容が盛り込まれました。

医療提供体制の国際比較

(2010年)

国名	平均在院日数	人口1000人あたり病床数	病床100床あたり臨床医師数	人口1000人あたり臨床医師数	病床100床あたり臨床看護職員数	人口1000人あたり臨床看護職員数
日本	32.5 (18.2)	13.6	16.4	2.2	74.3	10.1
ドイツ	9.6 (7.3)	8.3	45.2	3.7	136.7	11.3
フランス	12.7 (5.2)	6.4	50.9#	3.3#	131.5#	8.5#
イギリス	7.7 (6.6)	3.0	91.8	2.7	324.7	9.6
アメリカ	6.2 (5.4)	3.1	79.4	2.4	350.8#	11.0#

(出所)「OECD Health Data 2012」
(注) 1.「人口1000人あたり病床数」、「病床100床あたり臨床医師数」及び「病床100床あたり臨床看護職員数」について、アメリカは2009年のデータ。 2.「#」は実際に臨床に当たる職員に加え、研究機関等で勤務する職員を含む。 3. 病床100床あたり臨床医師数ならびに臨床看護職員数は、総臨床医師数を病床数で単純に割って100をかけた数値である。 4. 平均在院日数のカッコ書きは、急性期病床(日本は一般病床)における平均在院日数である。

OECD加盟国の医療費の状況

(2012年)

国名	総医療費の対GDP比(%)	順位	1人あたり医療費(ドル)	順位	備考
アメリカ合衆国	16.9	1	8,745	1	
オランダ	11.8	2	5,099	4	
フランス	11.6	3	4,288	11	
スイス	11.4	4	6,080	3	
ドイツ	11.3	5	4,811	6	
オーストリア	11.1	6	4,896	5	
デンマーク	11.0	7	4,698	7	
カナダ	10.9	8	4,602	8	
ベルギー	10.9	8	4,419	10	
日本	10.3	10	3,649	15	
ニュージーランド	10.0	11	3,172	20	※
スウェーデン	9.6	12	4,106	12	
ポルトガル	9.5	13	2,457	23	
スロベニア	9.4	14	2,667	22	
スペイン	9.4	14	2,998	21	※
ノルウェー	9.3	16	6,140	2	
イギリス	9.3	16	3,289	18	
ギリシャ	9.3	16	2,409	24	
イタリア	9.2	19	3,209	19	
オーストラリア	9.1	20	3,997	13	※
フィンランド	9.1	20	3,559	16	
アイスランド	9.0	22	3,536	17	
アイルランド	8.9	23	3,890	14	
スロバキア	8.1	24	2,105	27	
ハンガリー	8.0	25	1,803	29	
韓国	7.6	26	2,291	26	
チェコ	7.5	27	2,077	28	
イスラエル	7.3	28	2,304	25	
チリ	7.3	28	1,577	30	
ルクセンブルク	7.1	30	4,578	9	
ポーランド	6.8	31	1,540	31	
メキシコ	6.2	32	1,048	33	
エストニア	5.9	33	1,447	32	
トルコ	5.4	34	984	34	
OECD平均	9.3		3,484		

(出所)「OECD Health Data 2014」
(注) 1. 上記各項目の順位は、OECD加盟国間におけるもの
2. ※の数値は2011年のデータ

Hospital
7-9

特定健診・特定保健指導で生活習慣病を予防

２００８年4月からはじまった特定健診・特定保健指導は生活習慣病を予防する取り組みです。

ああ予防医療が必要な理由ああ

高齢化の進展により、国民がかかる病気の構造が変化し、国民の死亡原因にも影響を与えています。

２０１３年の国民の死因の約６割は、生活習慣病に関連があるといわれています（次ページ円グラフ参照）。がんを除く高血圧や糖尿病などに起因する心臓疾患や脳血管疾患などによる死亡は、３割程度となっています。

さらに、生活習慣病は医療費の増加要因にも関係しています。年々増加する医療費を抑制するためには、病気を予防することが解決への近道です。

予防と特定健診・特定保健指導

ＷＨＯの定義によると、予防医療は１次予防から３次予防に分類されます。１次予防は病気にならないように予防することで、２次予防は病気を早期に発見し、早期に治療すること、３次予防は病気の重症化や合併症の発症を予防することです。特定健診と特定保健指導は、１次予防の範囲を行ないます（次ページ下図参照）。

特定健診は、悪い生活習慣を発見し、ときには病気の早期発見につながります。特定保健指導は、特定健診により発見された「生活習慣が悪く、このままでは病気になってしまう恐れがあると判断された人」を対象に、病気にならないようにするための指導（健康教室など）を行ないます。

この予防活動は、悪化すると重篤な病気を引き起こすケースがある生活習慣病をターゲットにしています。

疾病管理のはじまり

世界的に、病気になるのを予防したり、病気が悪化することを防ぐ「疾病管理」を行なう傾向にあります。疾病管理により医療費を削減することが可能になるともいわれています。

特定健診と特定保健指導が行なわれることで、日本でも生活習慣病に関する疾病管理がはじまったといえます。悪い健康習慣に陥った人を行動変容させることで病気を予防し、病気の早期発見・早期治療により生活習慣病の悪化を防ぐのです。日本の医療費財源が厳しくなるにつれ、疾病管理の重要性が増してくるのです。

生活習慣病の医療費に占める割合と死亡割合（2011年度）

一般診療医療費の構成割合

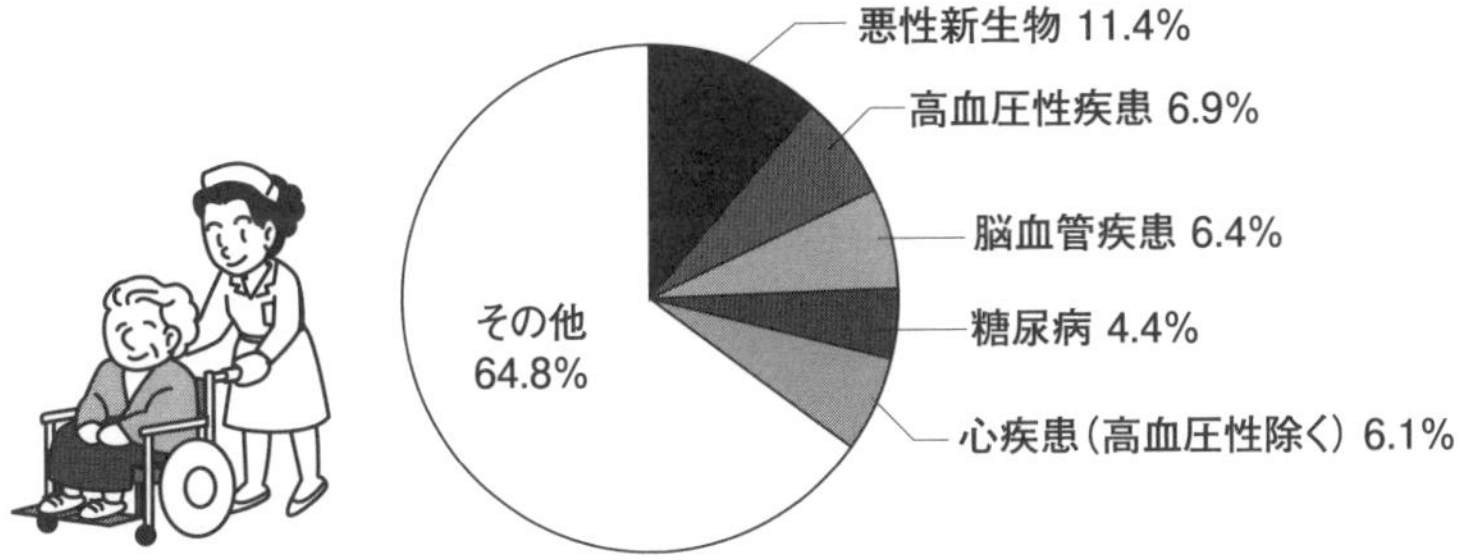

（注）グラフ構成比の数値は四捨五入しているため、内訳の合計が100％にならない。
（出所）厚生労働省「国民医療費」（2011年）

死因別死亡割合

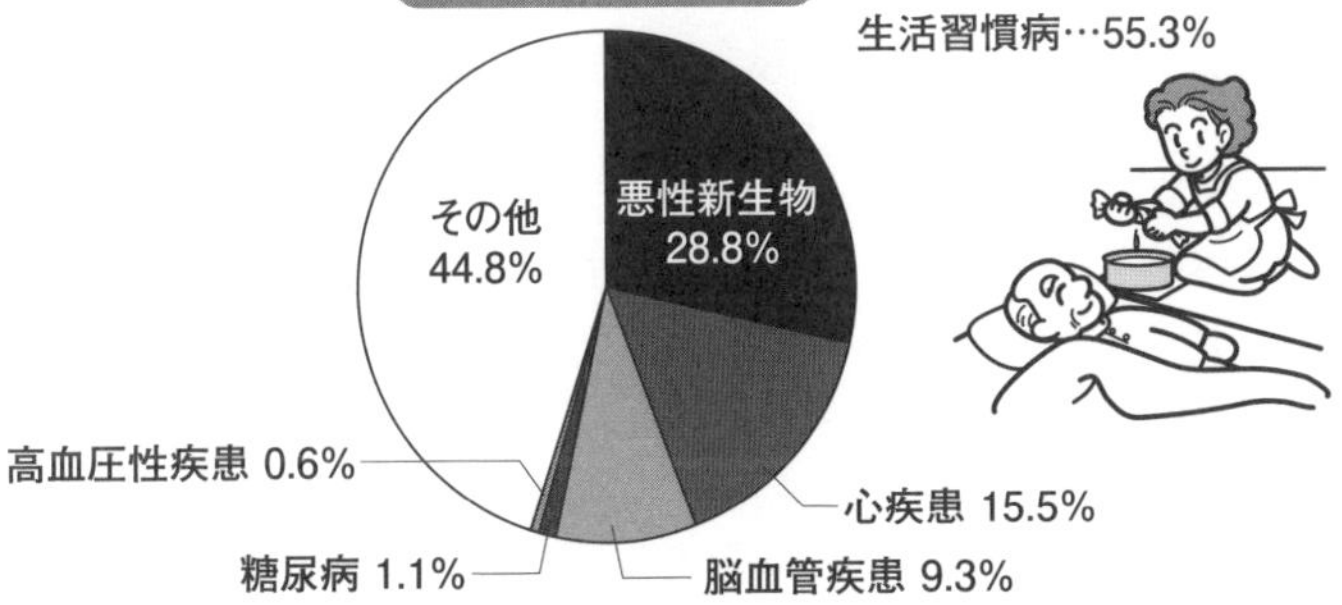

（出所）厚生労働省「人口動態統計」（2013年）

生活習慣病の疾病管理概念

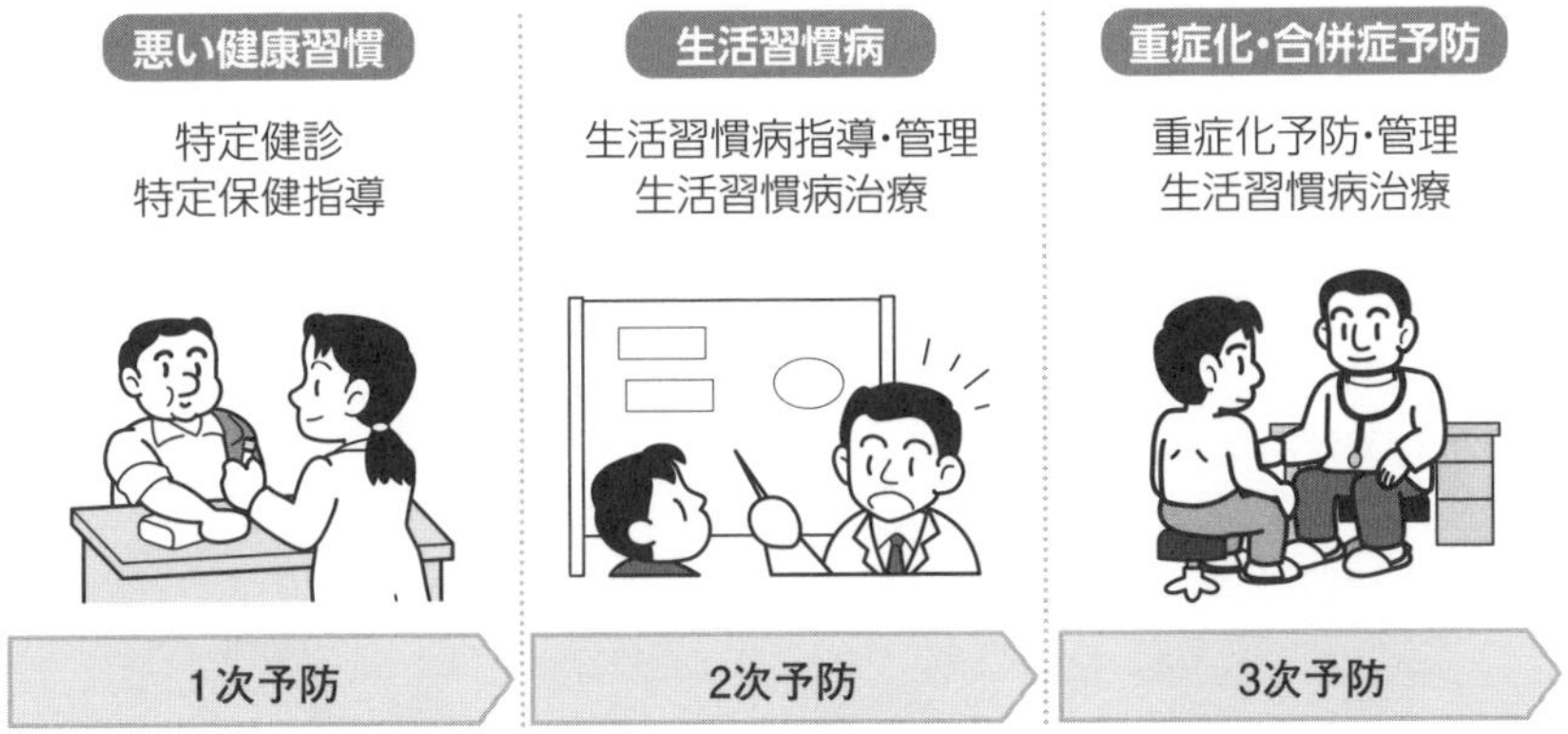
悪い健康習慣
特定健診
特定保健指導
1次予防
生活習慣病
生活習慣病指導・管理
生活習慣病治療
2次予防
重症化・合併症予防
重症化予防・管理
生活習慣病治療
3次予防

Column 7

患者が薬を選択する時代がやってくる!?

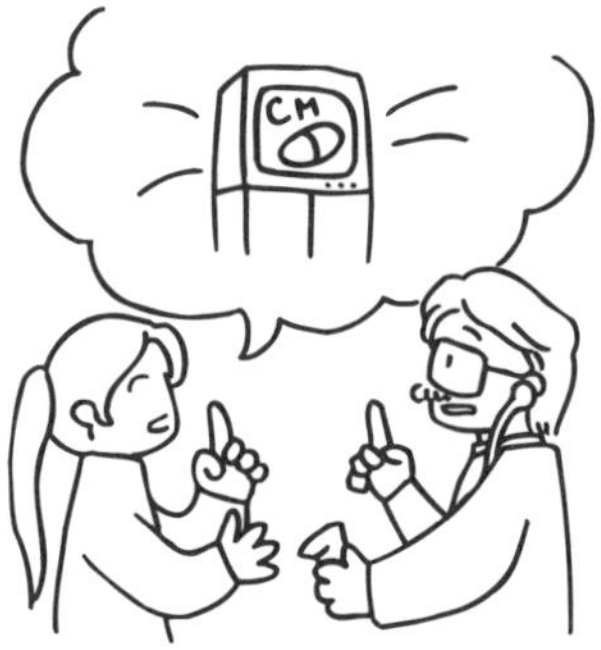

最近、テレビや新聞などのメディア広告の中で、受診を促すような広告を見たことはありませんか？　こうした患者向けの広告のことをＤＴＣ（Direct to consumer：消費者直接広告）といいます。

日本では、医療用医薬品（医療機関で受け取る医薬品）の商品名を広告することは禁じられています。そのため、各製薬企業は、疾患の知識を啓蒙したり（例：「爪が白くなるのは、爪の病気ですよ！」など）、イメージ的な映像（とくにバイアグラ）を駆使して、患者を医療機関に向かわせるために必死になっています。

数多い疾患の中でも、とくに、ＥＤ（勃起不全）、爪の水虫、うつ病、片頭痛、慢性閉塞性肺疾患（ＣＯＰＤ）といったマーケットが未開拓の疾患がターゲットになっています。ＤＴＣを展開しないと患者が病気を自覚しないため、どんな良薬でも売れない、ということが起こり得るのです。

ちなみに、爪の水虫は医師の間でも“病気”とは認識されていませんでしたが、外資系製薬会社の見事なマーケティング戦略が功を奏し、いまでは年間550億円を超える市場となりました。

ＤＴＣの本場アメリカの製薬企業が１年間に使うＤＴＣ費用は、約3000億円にも上ります。商品名を出すことも認められており、テレビCMでは商品名が連呼されています。そのため、患者が医師に「あの薬を処方してください」と品名を指定するケースが増えています。

それに対して日本のＤＴＣ市場は、アメリカの10分の１にも満たない水準です。近い将来、商品名による広告が解禁されれば、患者による“指名”が増えることは間違いありません。そうなると、製薬会社は従業員をリストラして浮いたコストをＤＴＣに投下するようになるでしょう。

8章

病院・医療ビジネスの最新トレンド

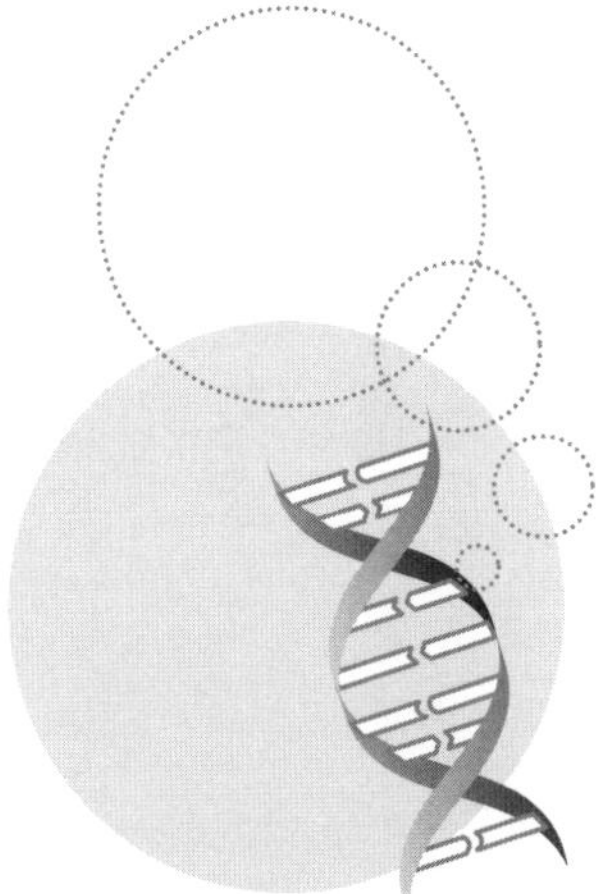

Hospital 8-1

機能分化というポジショニング

病院は独自のポジショニングを確立しないと、その経営が難しくなってきています。

最近の医療政策は、効率的で質の高い医療の提供を促す方向に動いています。そこで、病院は生き残りをかけてポジショニングを決めなければなりません。

ポジショニングとは、序章-2でも述べましたが、未分化の病院が機能分化しなければならないことを表わしています。

病床によるポジショニング

診療報酬と介護報酬という区分により、次ページ図のような、病床や施設の分類ができます。

病院には、一般病棟や療養病棟などの選択肢があります。一般病棟の中にも、亜急性期病床や回復期リハビリテーション病棟といった選択肢があります。

療養病棟については、回復期リハビリテーション病棟、特殊疾患療養病棟、医療療養病棟、介護療養病棟といった分化が考えられます。

一般病床で急性期を極めるためには、DPCを算定することが前提条件です。回復期リハビリテーション病棟にすることは、リハビリテーションに対するウエートを置いた病院づくりをすることになります。

また、特殊疾患療養病棟にするということは、重症度の高い長期療養の患者が多いか、神経難病患者が多い病院ということになります。医療療養病棟と介護療養病棟については、老人が多く、長期療養者が多い病院といった位置づけとなります。

ポジショニングが成功した病院の例

ポジショニングが成功した病院も多数あります。以下に、機能分化が成功しブランドを築いた民間病院をいくつか紹介してみましょう。

- **神尾記念病院**（東京都・千代田区）
  耳鼻咽喉科の専門病院として1911年に創業。日本全国から診療に患者が訪れる専門病院。
  http://www.kamio.org/
- **聖路加国際病院**（東京都・中央区）
  1902年創業の財団法人立の急性期病院。東京でも屈指のブランド病院で、日本初の全床個室の病棟がある。

病棟と機能分化によるポジショニング

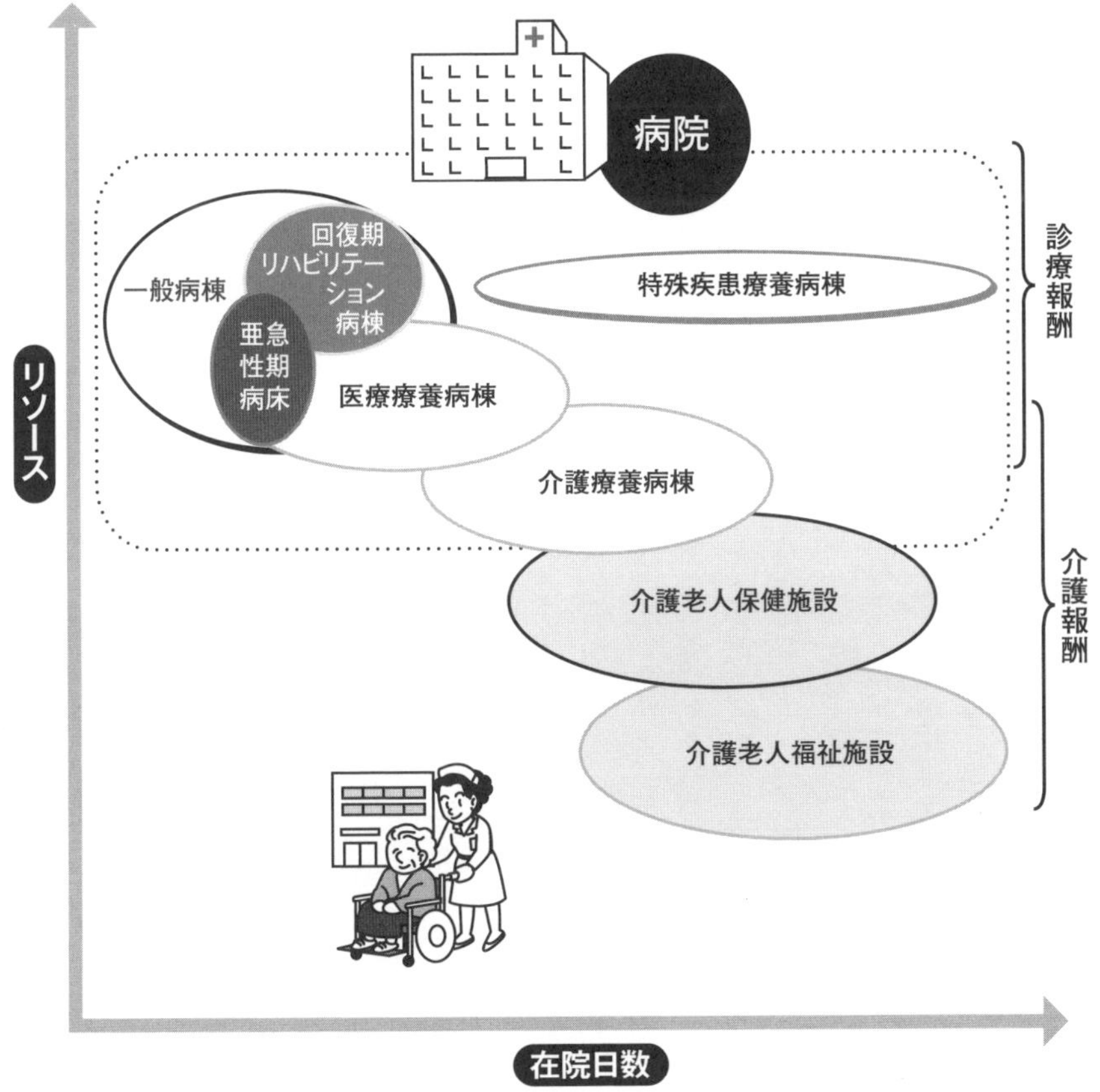

http://www.luke.or.jp/

・**初台リハビリテーション病院**（東京都・渋谷区）

リハビリテーションに特化し、全国のリハビリテーションをけん引する病院。

http://www.hatsudai-reha.or.jp/

・**伊藤病院**（東京都・渋谷区）

甲状腺専門で全国から患者が訪れる有名病院。年間の来院患者は20万人を超える。

http://www.ito-hospital.jp/ index.cfm

＊＊＊

これからは、大学病院、国公立病院、民間病院を問わず、機能分化を行なって、独自のブランドを築きあげることが病院経営において重要になります。

Hospital 8-2

病院ＩＴ化の最前線をみる

病院は遅れた業界といわれることがありますが、電子カルテをはじめ、今後ＩＴ化は一気に加速します。

よく、「病院経営は遅れている」「電子化が遅れた業界である」といわれていますが、本当にそうなのでしょうか。

ここでは、病院のＩＴ化について探ってみます。

電子カルテとはどんなもの？

日本の電子カルテシステムは、千葉県鴨川市にある亀田メディカルセンターからはじまりました。１９９５年に本格運用をはじめ、亀田クリニックをオープンすると同時に本格運用が開始されました。当時は商業用インターネットも創生期で、ＬＡＮ[※1]を構築していない企業も多く、一般的な病院も同様でした。

その当時は、どの病院でも医師が学会の資料作成にパソコン（ＭＡＣ）を使っていたのと、病院事務員が診療報酬の計算や給与計算のためにコンピュータを使っていた程度でした。１９９９年になって、島根県立中央病院に電子カルテが導入され、一気に電子カルテブームが起こりました。

電子カルテには2種類のシステムがあります。ひとつは、院内にサーバを設置し管理するタイプ、もうひとつは、クラウドと呼ばれるインターネット上のサーバを利用するタイプです。前者は、大病院に多く大手のソフトウェアベンダーにより開発された高額なシステム、後者は、診療所などを中心とした利用に応じて費用を支払うシステムとなっています。

病院のＩＴ化は？

現在、日本の病院では、オーダリングが一般的になりつつあります。また、グループウェアが導入されている病院も多く見られるようになりました。

先端的な病院では、電子カルテと安全管理に対するシステムが同時に導入されています。たとえば、医師がオーダリングシステムで点滴の指示を出したとします。看護師が点滴を行なうためには患者のリストバンドのバーコードと点滴のバーコードをＰＯＳ[※2]端末で照合されないと、患者に点滴を打てないしくみになっています。

また、経営にＩＴ導入を行なう動きも活発です。現在では、オーダリング

電子カルテのデータ入力例

所見入力

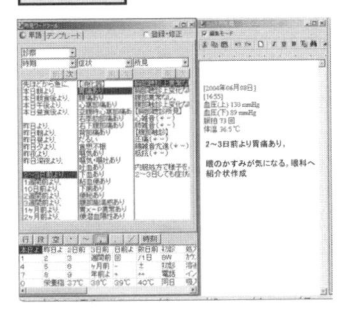

記録終了

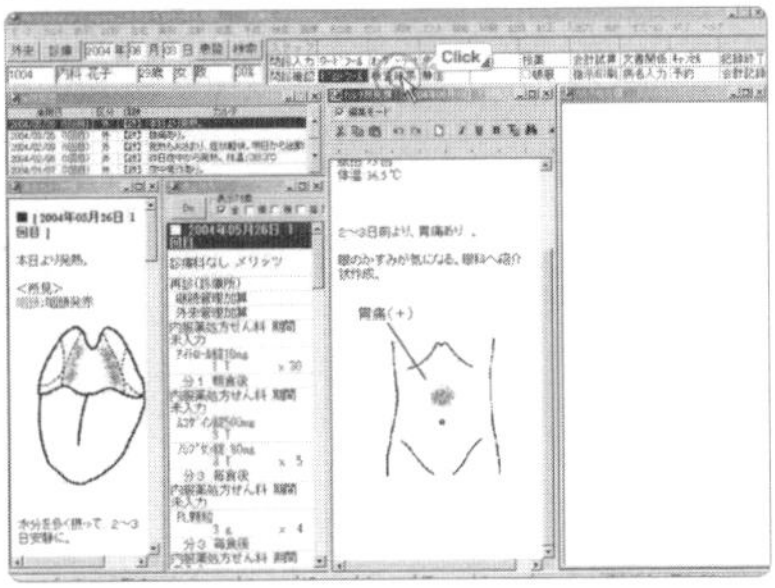

会計記録

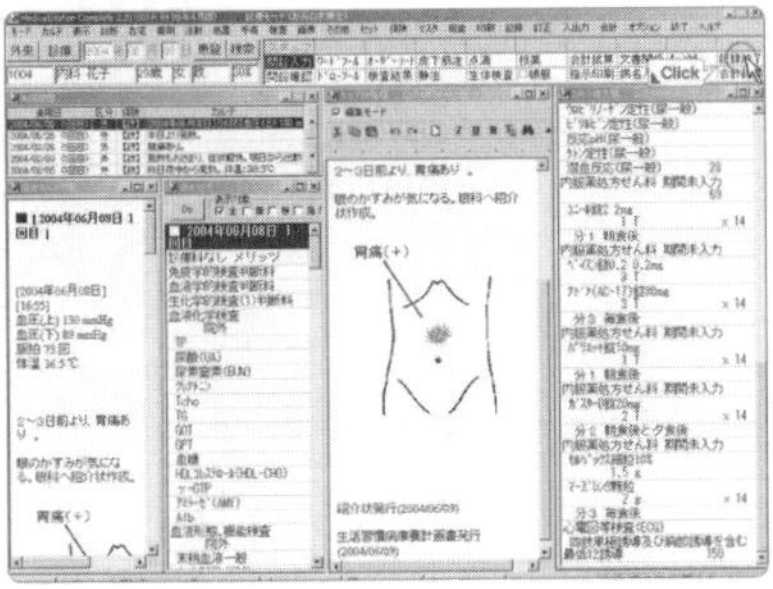

（出所）（株）ビー・エム・エルのホームページより
（http://www.bml.co.jp/medical_station/）

により使用量を計算し、物品が自動発注されるしくみも整ってきました。また、疾病別の原価計算が瞬時に行なえるシステムやBSC※3に対応したシステムも登場してきました。

医療業界は一度走り出したら止まりません。凝り性ともいえます。今後IT導入はどこまで広がるのか注目したいところです。

オーダリングシステム

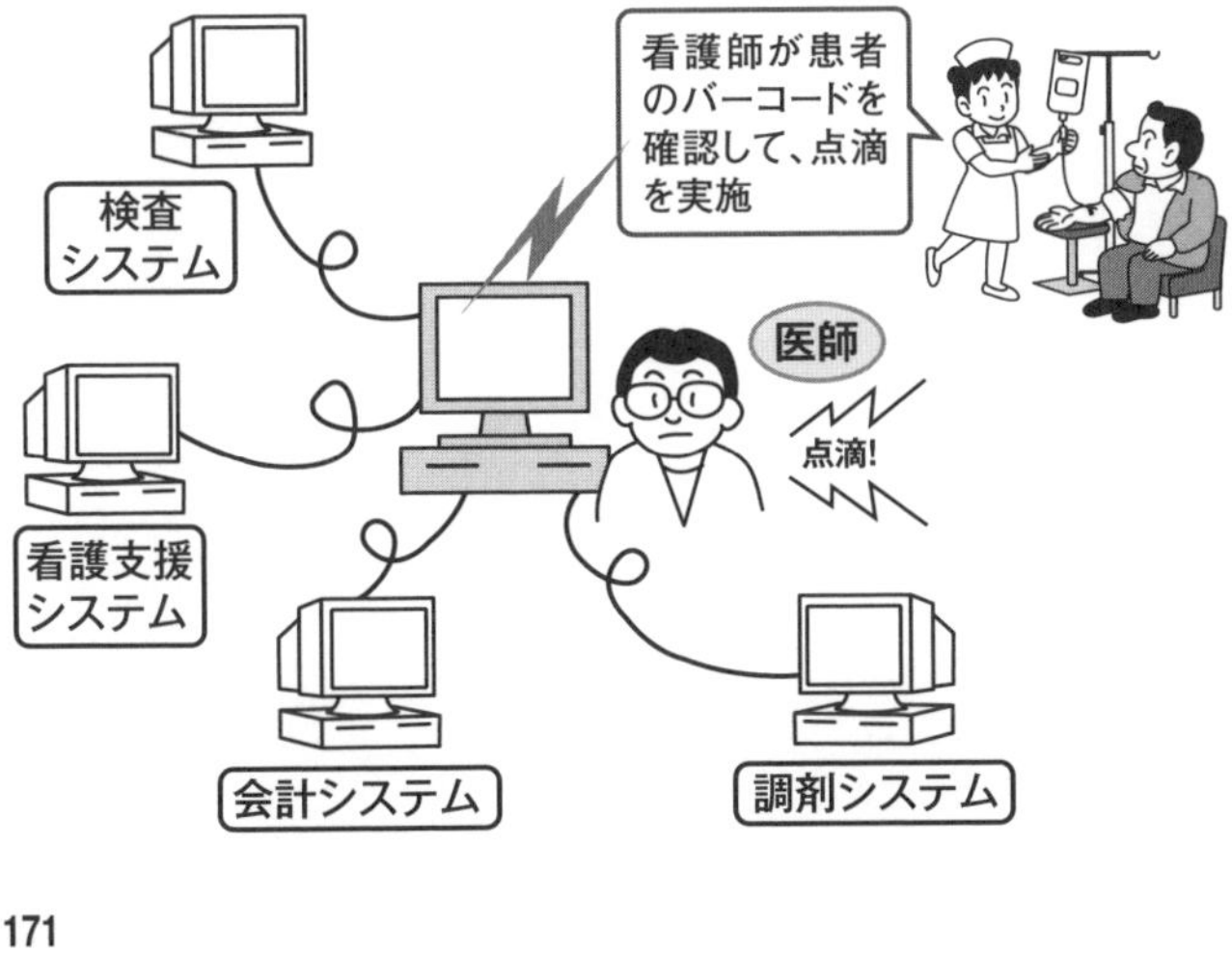

※1 LANとは、Local Area Networkの略。
※2 POSとは、Point of Serviceの略。
※3 BSCとは、Balanced Score Cardの略。

Hospital 8-3

医療過誤を防ぐ国と病院の取り組み

人の命を預かる病院ではミスは許されません。安全への取り組みに十分過ぎるということはありません。

残念なことですが、医療事故や医療過誤の事件がテレビや新聞を賑わしています。一般社会の医療不信は、いまも続いているのは間違いありません。

国の取り組み

日本におけるこれまでの医療安全対策は、2002年4月にまとめられた「医療安全推進総合対策」に基づいて、関係者、関係機関、関係団体、関係企業、地方自治体、国により、それぞれの役割に応じた取り組みが進められてきました。

この対策では、医療安全の確保と医療における信頼の確保を中心として、「医療機関における安全管理体制の整備」「各都道府県に患者相談窓口としての医療安全支援センターの設置」「事故事例やヒヤリ・ハット事例の収集・分析事業の実施」などの施策が推進されてきました。

しかし、その後も十分な医療安全体制が確立されていないため、05年には医療安全対策検討会議から厚生労働省に「今後の医療安全対策について」(ワーキンググループ報告書)が提出されました(次ページ図参照)。

この報告書では、〝医療の質の向上〟という観点をいっそう重視することが強調され、次の3本の柱が重点項目として位置づけられました。

①医療の質と安全性の向上
②医療事故等事例の原因究明・分析に基づく再発防止対策の徹底
③患者、国民との情報共有と患者、国民の主体的参加の促進

厳しくなる製品採用基準

とくに、07年の第5次医療法改正では、医療安全を厳しく求められたため、リスクマネジメントに対する医療現場の意識は一変しました。

医薬品に関しては、医薬品安全管理手順書を整備しなければならなくなり、医薬品の採用に関しても外観類似などについて厳しくなりました。ある病院では、採用される見込みだった新薬が、すでに採用していたハイリスク薬の特徴的形状に酷似していることが問題視され、採用が見送られました。

こうした規制強化は、企業のマーケティング戦略にも、大きな影響を及ぼしています。

国が推進する医療安全対策

主な提言	対応
医療の質と安全性の向上 ▶無床診療所、歯科診療所、助産所、および薬局に対し、一定の安全管理体制の構築を制度化 ①安全管理指針マニュアル整備 ②医療安全に関する研修実施 ③事故等の院内報告 ▶医療機関における院内感染対策の充実 ①院内感染防止の指針・マニュアル整備 ②院内感染に関する研修実施 ③感染症の発生動向の院内報告 ④院内感染のための委員会設置（病院または有床診療所のみ） ▶医薬品・医療機器の安全確保 ①安全使用に係る責任者の明確化 ②安全使用に係る業務手順の整備 ③医療機器に対する定期的な保守点検 ▶医療従事者の資質向上 ▶行政処分を受けた医療従事者に対する再教育の義務づけ	●医療安全管理体制の強化（2006年法改正等） ●院内感染制御体制整備の義務づけ（2006年省令改正） ●医薬品・医療機器等の安全使用に係る責任者の配置等の義務づけ（2006年省令改正） ●医療安全管理者の業務指針および養成のための研修プログラム作成指針（2007年3月） ●行政処分を受けた医師等に対する再教育の義務化（2006年法改正等）
医療事故等事例の原因究明・分析に基づく再発防止対策の徹底 ▶事故事例の原因究明・分析に基づく再発防止対策の徹底 ▶医療関連死の届出制度・原因究明制度、および医療分野における裁判外紛争処理制度の検討	●医療事故情報収集等事業の推進(2004年度～) ●「医療安全情報」の提供（2006年度～） ●診療行為に関連した死亡の調査分析モデル事業（2005年度～） ●医療紛争における調整・調停を担う人材の養成研修事業（2006年度～） ●医療事故による死亡の原因究明・再発防止等についての検討（2007年4月～） ●産科医療補償制度（2009年1月～） ●医療裁判外紛争解決（ADR）機関連絡調整会議（2010年3月～） ●死因究明に資する死亡時画像診断の活用に関する検討（2010年9月～2011年7月） ●医療の質の向上に資する無過失補償制度等のあり方に関する検討（2011年8月～） ●医療事故調査制度施行（2015年10月～）
患者、国民との情報共有と患者、国民の主体的参加の促進 ▶患者、国民との情報共有と患者、国民の主体的参加の促進 ▶医療安全支援センターの制度化	●患者安全共同行動（PSA）の推進（2001年度～） ●医療機関等に対して患者等からの相談に応じることについて努力義務（2006年法改正） ●医療安全支援センターの制度化（2006年法改正等） ●医療対話推進者の業務指針及び養成のための研修プログラム作成指針（2013年1月）
医療安全に関する国と地方の役割 ▶国、都道府県、医療従事者の責務および患者、国民の役割等の明確化 ▶法令の整備、研究の推進および財政的支援等	●医療安全支援センター総合支援事業の推進(2003年度～) ●周産期医療施設のオープン病院化モデル事業(2005～2007年度) ●国、地方公共団体、医療機関の責務の明確化(2006年法改正) ●医療安全管理体制推進のための研究等（厚生科研） ●集中治療室（ICU）における安全管理指針等(2007年3月)

Hospital 8-4

病院の買収が増えている!?

M&Aによって“儲かる病院”をつくる動きがあります。ただし、質の高い医療を提供しなければ成功しません。

最近、M&A支援を事業としていない筆者にも、「病院を買収したいという投資家がいるのですが、よい案件をご存じありませんか?」と尋ねられるケースが増えています。

“投資家”という言葉がポイントです。思わず相談者に「投資家ですか?」と質問しました。すると、「マンション投資の流れが終わりに近づいてきたので、投資家は『次は病院だ!』と考えているのです」との返答でした。

医療は儲かる?

なぜ、医療界は投資家から注目を集めているのでしょうか? 理由は簡単、確実に成長が見込めるマーケットだからです。他のビジネスでは、成長するかどうかは長期にわたって注視しなければわかりません。それに対して、医療を中心としたヘルスケア産業は注目の的なのです。

投資家は病院を買収して、そこに経営のプロを送り込み、収益性の高い経営を行ないます。たしかに、医療と経営を一緒に論じることに批判的な意見が多いことは事実です。しかし、質の高い医療を行なうためには、ソフトとハードに投資をし続けなければなりません。病院も経営体であることに変わりはありません。

買いたい病院の条件は200床以上

とくにコスト削減については、まだまだ改善の余地があります。

関西にある約300床のM病院の例を挙げてみましょう。M病院は2000年以降、利益率が低下していたことを機に、それまでの増収対策に加え、コスト削減に取り組みはじめました。コスト削減・標準化プログラムをコンサルタント会社に依頼し、薬剤を中心に整形外科、手術室などを中心に、合計で8000万円近くのコスト削減に成功したのです。

他の病院でも、M病院のようにプロジェクトによって組織内の意識改革を推進し、問題解決をスピードアップさせるケースが多いようです。

ある程度の規模の病院(200床以上)では、コストの削減によって大幅な収益改善が実現しやすいものです。

M&Aのプロセス

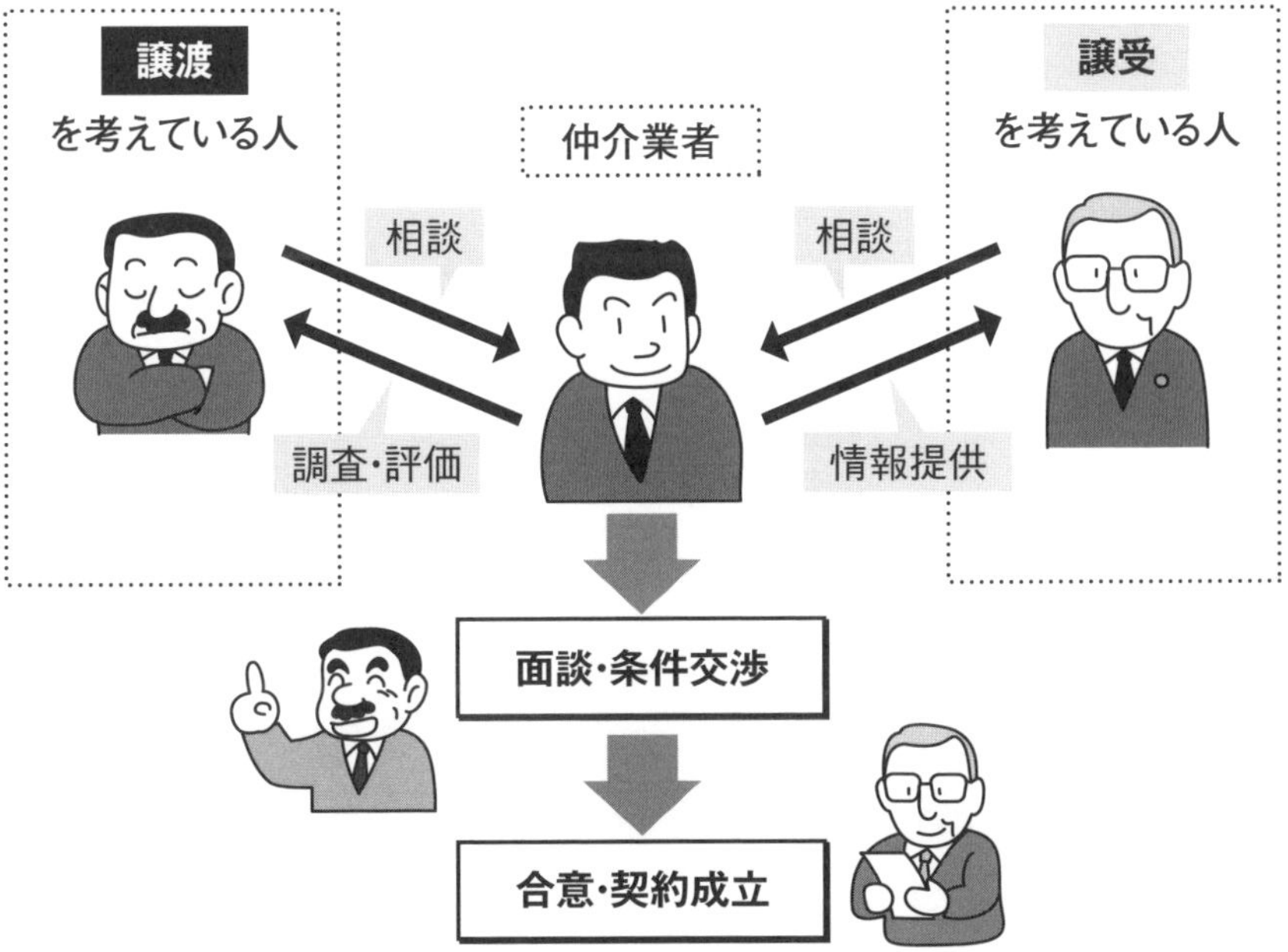

M&Aの譲渡・譲受情報の例

譲渡情報

種　別	売買	種　目	売病院
所在地	青森県	科　目	内科、その他
病床数	100床以上	建　物	約1200坪
不動産	土地約1500坪	設　備	MRI、ヘリカルCT等
価　額	6億円　相談の上		
備　考	医療法人の引継ぎ、外来1日200名以上、入院約93パーセント		

種　別	売買	種　目	売病院
所在地	山梨県	科　目	内科、外科、整形外科、その他
病床数	200床位	建　物	約1300坪
不動産	土地約450坪		
価　額	20億円		
備　考	私鉄駅徒歩2分、商業地、外来多数		

譲受情報

種　別	売買	種　目	一般病院
希望地域	関東圏	病床数	200床以上
理　由	病院拡大のため		

種　別	売買	種　目	老健施設、特老ホームなど
希望地域	全国	病床数	200床以上
理　由	企業の福祉参入のため		

しかし、投資家が買いたい２００床以上の病院は、なかなか売りに出されません。売りに出されるのは、１００床未満の中小病院が多いようです。

Hospital 8-5

医療モールが増えている理由

各専門医が1か所に集まった形態が医療モールです。コンセプトを設定したモールも登場しそうです。

病院に行くと、内科、小児科、整形外科、胃腸科、心療内科など、多種の診療科を受診することができます。そのため、患者が多数集まります。

これに対して、診療所は「内科・小児科」と掲示されていると、患者は「小児科は専門ではないのだろう」と判断しがちです。子供をもつ親としては、「小児科・内科」に連れていきたくなります。

そんななか、専門の違う複数の医師がひとつの建物に入居する「医療モール」がここ数年で急成長しています。たいていの場合、立地条件が非常によい位置に設けられているため、各医師は集客に苦労することもなく、開業コストも2～3割程度低くできます。

最もメリットが大きい調剤薬局

この医療モールに最も注目しているのが調剤薬局です。これまで、薬局経営の戦略は、「大病院の門前に建てろ！」でしたが、制度改革の流れにより、大病院の外来患者が減少傾向にあります。

その点、医療モールに参画すれば、集客面と〝独占〟というふたつのメリットが得られるのが調剤薬局が注目している理由です。なお、医療モールビジネスのしくみは次ページ上図のとおりです。

巨大化し、地域を巻き込む時代へ

２０１４年3月7日にオープンした、地上３００ｍで日本一の超高層ビル「あべのハルカス」。14年中には21、22階（合計約１２００坪）に日本最大級のメディカルフロアがオープンする予定です。

中核施設には、大阪市立大学医学部附属病院の「先端予防医療センター」が決定しており、「地域医療機関と連携しながら5大疾病、生活習慣病や肝臓病などの早期発見と早期治療を目的とする健診ゾーン、大学病院本院との連携のもとニーズが高い特色のある診療を行なうゾーン、および市民の健康増進に関する啓蒙活動や健康相談窓口など、様々な高次機能をもつ『健康インフラ拠点』を創出する」（近畿日本鉄道）としています。

ほかにも、専門医13診療科目を誘致する予定です。

○医療モールビジネスのしくみ

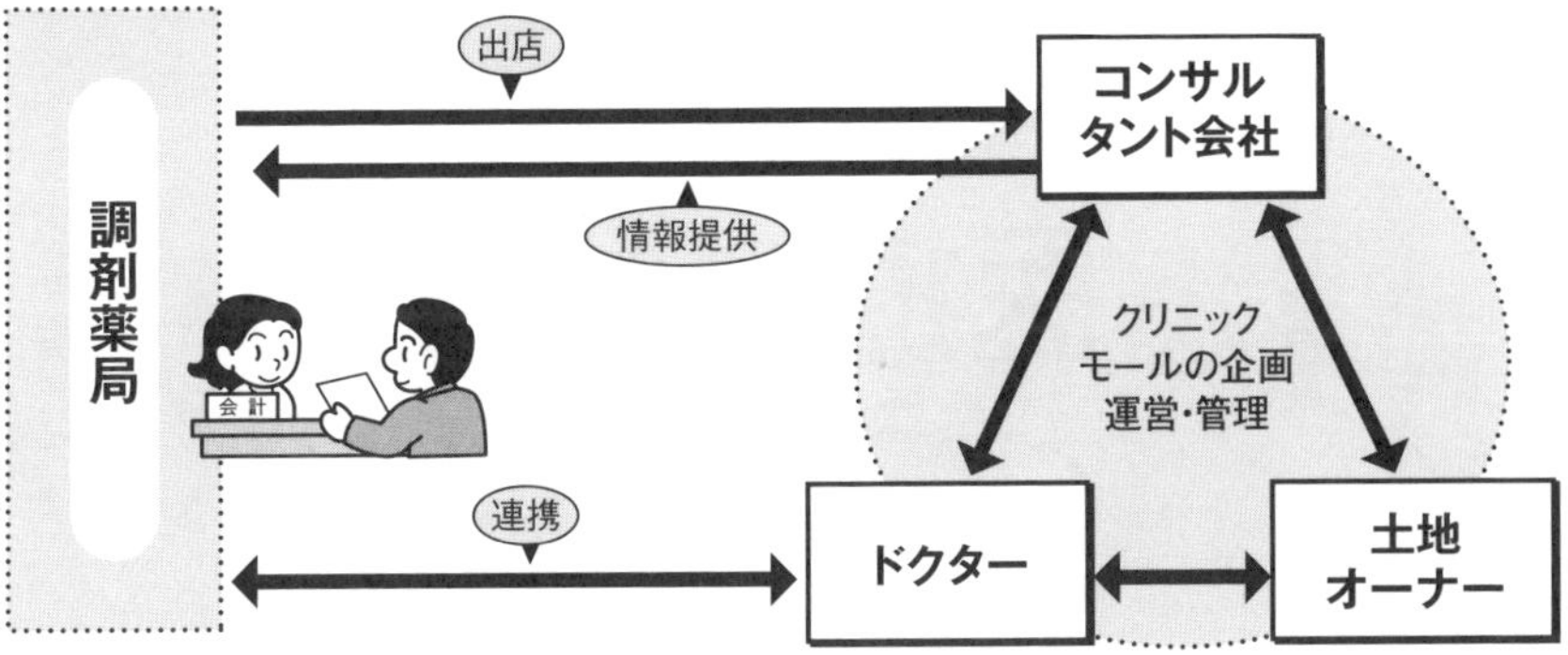

(出所)クラフト社が発表した資料を参考に作成

○大病院が外来医療を縮小すると病院前の薬局は経営難に

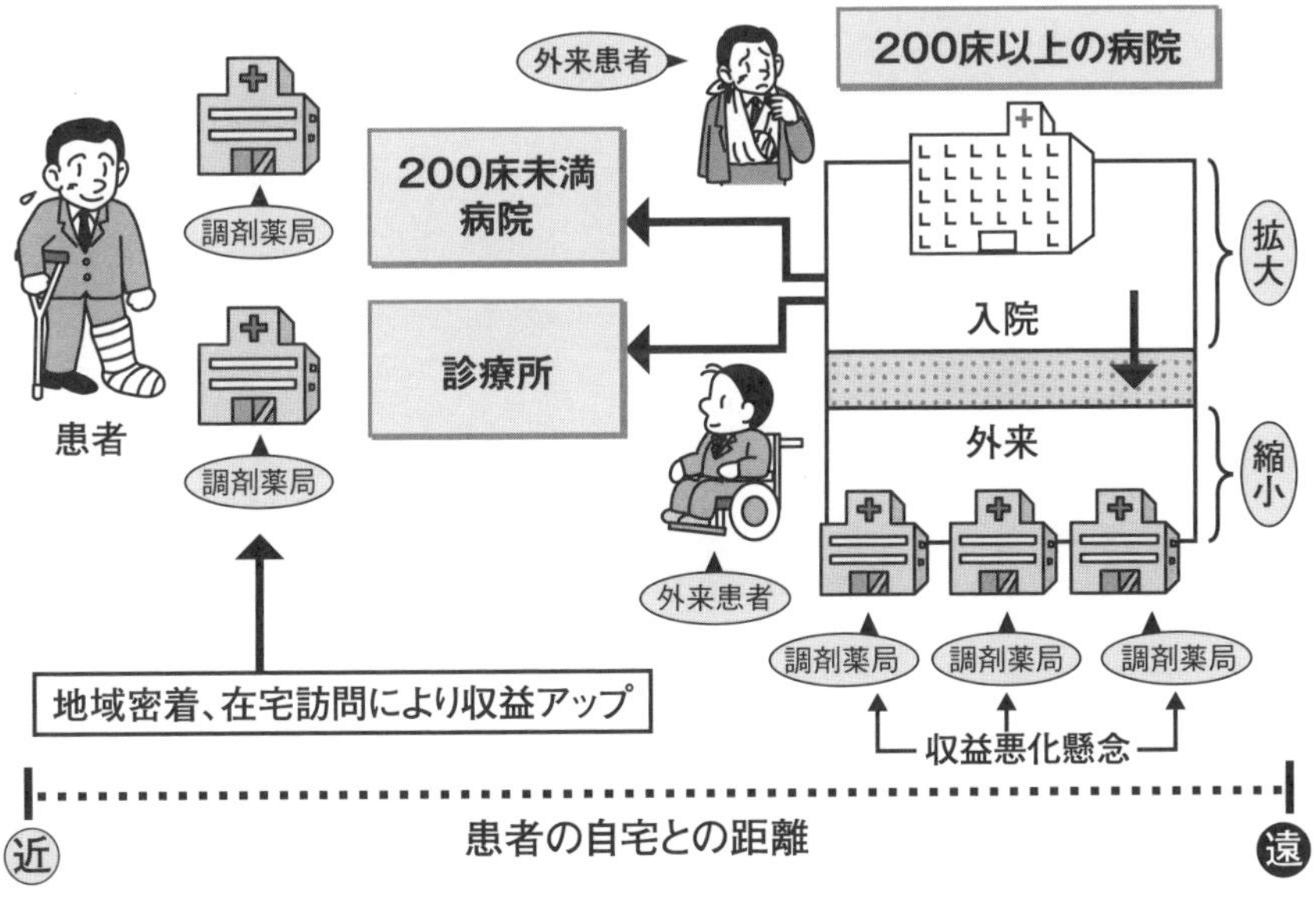

○医療モールが増える理由

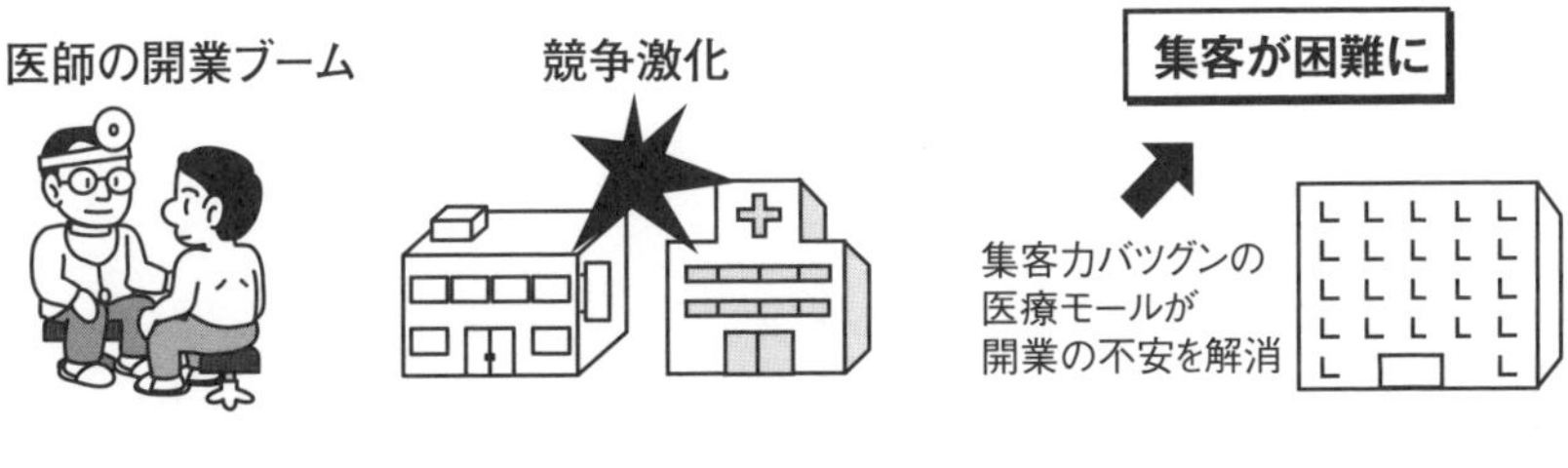

Hospital 8-6

医療の質をどう向上させるか

医療事故に対する社会の関心の高まりに先がけて、医療の質向上についての研究会が開催されています。

日本医療機能評価機構

　米国における医療の質への取り組みは、1910年、医療の質の低下を憂慮したCodman.M.D.による質改善のためのレポートシステム提案にはじまります。

　1953年には、JCAH[1]によって病院評価の基準が発行されました。1987年、JCAHはJCAHO[2]と名称変更し、米国における医療施設の第三者評価活動を活発に行なう民間団体へと成長しました。

　日本では1995年、このJCAHOを模した日本医療機能評価機構が厚生労働省、日本医師会などの後援により設立されました。

　日本医療機能評価機構は、医療機関を第三者が評価することにより、医療機関が質の高い医療を提供していくための支援を行なうことを目的としています。ちなみに、2016年4月1日時点での認定病院は、2225施設となっています。

　病院機能評価[3]は「病院組織の運営と地域における役割」「患者の権利と安全確保の体制」「療養環境と患者サービス」「医療提供の組織と運営」「医療の質と安全のためのケアプロセス」「病院運営管理の合理性」の領域に分類されています。各領域は、大項目、中項目、小項目から構成されています。

各病院の質向上への取り組み

　ここで、医療の質向上への取り組みを行なう主な病院の例をみてみましょう。

麻生飯塚病院（福岡県・飯塚市）

　1994年からTQM[4]を取り入れ、医療の質の向上に取り組んでいます。また、1994年には、『病院におけるTQM活動』という本も出版しています。

http://www.aso-group.co.jp/aih/

済生会熊本病院（熊本県・熊本市）

　入院へのクリニカルパスの導入において、日本で一番有名な病院です。クリニカル・パスは、診療の標準化を行なうだけでなく、診療の改善を行なう

「認定証」とＩＳＯの比較

日本医療機能評価機構	ＩＳＯ
一般病院・精神科病院・療養病院を対象に第三者評価を行なう組織。病院の現状と問題点を明確化し、改善の成果が認められる病院に認定証を発行している。 当該病院が所定の調査票に記入・回答し提出する「書面審査」と、複数のサーベイヤーが訪問してそれぞれの専門的な見地から中立的・客観的な判断・評価を行なう「訪問審査」で構成されている。2016年4月1日現在、2225病院が認定証の発行を受けている。 病院機能評価を受けるメリットとしては、「病院の現状が客観的に把握できること」「患者サービスの効果的な改善」などが挙げられる。	国際標準化機構（ISO：International Organization for Standardization）の略で、国際的に通用する仕事の規格を制定している組織。代表的な規格に「ISO9001」（品質マネジメントシステム）、「ISO14001」（環境マネジメントシステム）がある。 「ISO9001」は、全産業を対象に製品またはサービスの品質を保証する管理システムで、2015年4月現在、3万4238件が取得。うち、492件が医療および社会事業で認証を受けている。 医療・福祉施設における「ISO9001」取得のメリットとしては、「地域住民、患者に対してのイメージアップ」「医療事故防止の手順とチェック体制の構築」「経営体質の向上」などが挙げられる。

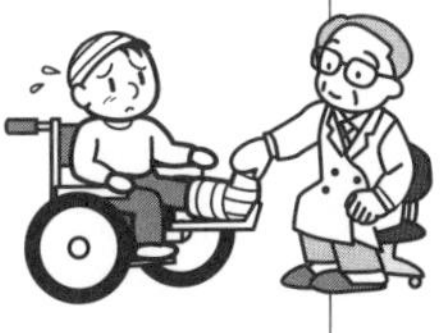

ためのツールとなります。
http://www.skh.saiseikai.or.jp/whatsnew_index.html

康生会武田病院（京都市・下京区）
１９９６年、医療機関としてはじめて健診センターでＩＳＯ９００１の認証取得しました。その後、１９９７年には、ＩＳＯ１４００１の認証取得を行なっています。
http://www.takedahp.or.jp/

＊＊＊

国も個々の病院も、さまざまな手法で質の改善に取り組んでいます。今後もこの動向が続いていくことは間違いないでしょう。

※１ ＪＣＡＨとは、the Joint Commission on Accreditation of Hospitalsの略。
※２ ＪＣＡＨＯとは、the Joint Commission on Accreditation of Healthcare Organizationsの略。
※３ 評価体系Ver.4.0に準ずる。
※４ ＴＱＭとは、Total Quality Managementの略。

Column 8

営利法人の病院経営への参入が反対される理由

病院経営への株式会社参入が議論されています。マスコミなどの報道では、営利法人参入への参加・反対について、どちらを支持しているのかわからない論調の記事を見受けます。

両派が主張するのは、それぞれ以下のようなことです。参入賛成派は、「営利法人のほうが効率的経営が行なえるので医療費の削減になるし、サービスがよくなる」と主張しています。一方の反対派は、「採算のよい医療ばかりを選択し、不採算の医療を行なわなくなる可能性がある」と主張しています。これに対して、賛成派は「やってみなければわからないのではないか」と反論しています。

病院経営が先進的であるといわれている米国では、以下の事例のように、株式会社で不祥事が多発しているのも確かです。

事例1

ある株式会社立病院で、異常に心臓の手術が多く行なわれていました。立入り検査の結果、手術が必要ない患者にまで心臓の手術を行なっていたことが判明しました。これは、医師の報酬が売上に対するインセンティブ方式だったために起こった事件であるとされています。

事例2

ある株式会社立病院で、合併症の確率が他の病院に比べて極端に多いといった事件がありました。米国は、疾病群分類別の包括支払いのため、合併症があると医療費の支払額が増え、病院の収入もアップするしくみになっています。そのため、合併症がないにもかかわらず「あり」としたアップコーディングといわれる不正請求が行なわれました。これもまた、病院幹部の報酬へのインセンティブ方式が引き起こしたといわれています。

これらの事例のように、米国では病院を巻き込んだ大胆な犯罪が発生しています。ただ、この原因がはたして株式会社化によるものか、その関連性については疑問が残ります。しかし、営利法人は非営利法人とは違い、出資者といわれるステークホルダーから資本のリターンを求められるため、利益を上げる努力をしなければなりません。その過程で無理な利益創出を行なわなければならない可能性も出てきます。

今後、営利法人の参入がどうなるかは不明ですが、日本国民にとって不利にならない決定がなされることを望みます。

参考文献

長谷川敏彦『病院経営戦略』医学書院（2002 年）

Institute of Medicine: Crossing The Quality Chasm, National Academy Press（2001 年）

医療マネジメント学会監修、武藤正樹編『急性期医療のあり方と外来分離』じほう（2002 年）

池上直己、J.C. キャンベル『日本の医療』中公新書（1996 年）

厚生労働省「厚生労働白書＜平成 27 年版＞」ぎょうせい（2015 年）

『病院業界事情ハンドブック』日本政策投資銀行

木村憲洋、川越満『2016-2017 年度版＜イラスト図解＞医療費のしくみ』日本実業出版社（2016 年）

木村憲洋、秋山健一『病院の仕事としくみ』ナツメ社（2008 年）

根橋一夫、毛利智彦、大嶋繁『21 世紀のＭＲ像』ユート・ブレーン（2001 年）

通信教育講座「医療制度編 2014-2015 年度版」ユート・ブレーン（2014 年）

参考ＨＰ

厚生労働省	http://www.mhlw.go.jp/
ＪＣＡＨＯ（Joint Commission on Accreditation of Healthcare Organizations）	http://www.jcaho.org/
財団法人日本医療機能評価機構	http://jcqhc.or.jp/html/index.htm
ＷＡＭ ＮＥＴ（ワムネット・独立行政法人福祉医療機構）	http://www.wam.go.jp/
日本適合性認定協会	http://www.jab.or.jp/
The Cochrane Library	http://www.update-software.com/publications/cochrane/
医療関連サービス振興会	http://www.ikss.net/
楽患ねっと	http://www.rakkan.net/
ヘルスケア・リレーションズ	http://hr.umin.jp/
ささえあい医療人権センター COML	http://www.coml.gr.jp/
日本インターネット医療協議会	http://www.jima.or.jp/
独立行政法人労働者健康福祉機構	http://www.rofuku.go.jp/
東京女子医科大学	http://www.twmu.ac.jp/
東京慈恵会医科大学	http://www.jikei.ac.jp/

横浜市立大学	http://www.yokohama-cu.ac.jp/
聖路加国際病院	http://www.luke.or.jp/
神尾記念病院	http://www.kamio.org/
伊藤病院	http://www.ito-hospital.jp/index.cfm
八女中央病院	http://www.himeno.or.jp/web/home.nsf
麻生飯塚病院	http://www.aso-group.co.jp/aih/
済生会熊本病院	http://www.skh.saiseikai.or.jp
康生会武田病院	http://www.takedahp.or.jp/
札幌医科大学	http://web.sapmed.ac.jp/
東邦大学	http://www.toho-u.ac.jp/
長野厚生連佐久総合病院	http://www.valley.ne.jp/~sakuchp/
宇都宮社会保険病院	http://www.ushaho.jp/
株式会社日東分析センター	http://www.natc.co.jp/
独立行政法人 新エネルギー・産業技術総合開発機構	http://www.nedo.go.jp/
東京都老人総合研究所ポジトロン医学研究施設	http://www.positron.tmig.or.jp/
京都大学大学院 理学研究科 物理学第二教室 高エネルギー物理学研究室	http://www-he.scphys.kyoto-u.ac.jp/
Medical Tribune	http://www.nv-med.com/
オリンパス株式会社	http://www.olympus.co.jp/jp/
日本電子株式会社	http://www.jeol.co.jp/
独立行政法人 産業技術総合研究所	http://www.aist.go.jp/index_j.html
株式会社日立メディコ	http://www.hitachi-medical.co.jp/
日本光電工業株式会社	http://www.nihonkohden.co.jp/
フクダ電子株式会社	http://www.fukuda.co.jp/index1.html
株式会社三菱化学ビーシーエル	http://www.mbcl.co.jp
株式会社エスアールエル	http://www.srl-group.co.jp/

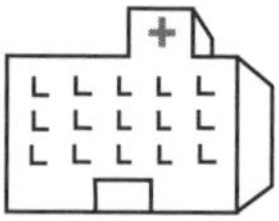

木 村 憲 洋（きむら　のりひろ）
1971年、栃木県足利市生まれ。1994年武蔵工業大学工学部機械工学科卒業後、神尾記念病院、医療法人杏林会・今井病院を経て、現在、高崎健康福祉大学健康福祉学部医療福祉情報学科准教授。
現在、医療業界の動きとしくみがわかるメルマガ「今週の医療業界」を週刊で発行している。
著書に『薬局のしくみ』『看護のしくみ』『医療費のしくみ』（以上、日本実業出版社）などがある。
e-mail　PXF00603@nifty.ne.jp
メルマガ「今週の医療業界」
（http://www.mag2.com/m/0000233305.html）

川 越　満（かわごえ　みつる）
1970年、神奈川県横浜市生まれ。1994年米国大学日本校を卒業後、製薬企業や病院向けのコンサルティングを主業務とするユート・ブレーンに入社。2016年4月からは、WEB講演会運営や人工知能ビジネスを手掛ける木村情報技術のコンサナリスト®事業部長として、出版および研修コンサルティング事業に従事している。コンサナリスト®とは、コンサルタントとジャーナリストの両面を兼ね備えるオンリーワンの職種として2004年に自身が商標登録した造語。
著書に『よくわかる医療業界』『医療費のしくみ』（以上、日本実業出版社）など。
URL　http://www.mitsurukawagoe.com
e-mail　mitsuru.kawagoe@gmail.com

<イラスト図解《ずかい》>
病院《びょういん》のしくみ

2005年 2月20日　初 版 発 行
2016年 6月 1日　第22刷発行

著　者　木村憲洋 ©N.Kimura 2005
　　　　川越　満 ©M.Kawagoe 2005
発行者　吉田啓二

発行所　株式会社日本実業出版社　東京都文京区本郷3-2-12　〒113-0033
　　　　　　　　　　　　　　　　大阪市北区西天満6-8-1　〒530-0047
編集部　☎03-3814-5651
営業部　☎03-3814-5161　振　替　00170-1-25349
http://www.njg.co.jp/

印 刷／壮 光 舎　　製 本／若林製本

この本の内容についてのお問合せは、書面かFAX（03-3818-2723）にてお願い致します。
落丁・乱丁本は、送料小社負担にて、お取り替え致します。

ISBN 978-4-534-03876-0　Printed in JAPAN